実験医学別冊

疾患研究につながる

オルガネラ
実験必携プロトコール

[編集] 田村 康, 山野晃史

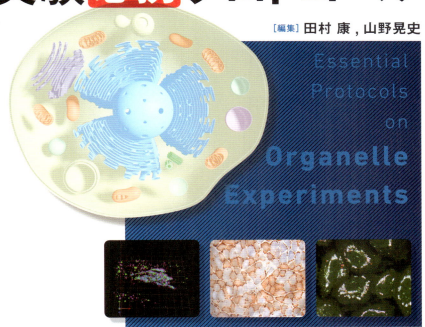

Essential
Protocols
on
Organelle
Experiments

JN194408

カバー画像解説

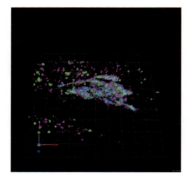

高速超解像顕微鏡システム（SCLIM）によるHeLa細胞のゴルジ体の3次元構築像（3章-2参照）

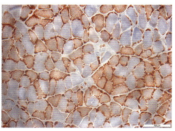

ミトコンドリアの呼吸機能が低下したマウスのヒラメ筋におけるCOX/SDH染色（1章-4参照）

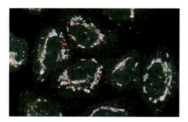

免疫染色によるHeLa細胞でのParkinのミトコンドリアへのリクルートの観察（4章-6参照）

【注意事項】本書の情報について

　本書に記載されている内容は，発行時点における最新の情報に基づき，正確を期するよう，執筆者，監修・編者ならびに出版社はそれぞれ最善の努力を払っております．しかし科学・医学・医療の進歩により，定義や概念，技術の操作方法や診療の方針が変更となり，本書をご使用になる時点においては記載された内容が正確かつ完全ではなくなる場合がございます．また，本書に記載されている企業名や商品名，URL等の情報が予告なく変更される場合もございますのでご了承ください．

❖ 本書関連情報のメール通知サービスをご利用ください

メール通知サービスにご登録いただいた方には，本書に関する下記情報をメールにてお知らせいたしますので，ご登録ください．
・本書発行後の更新情報や修正情報（正誤表情報）
・本書の改訂情報
・本書に関連した書籍やコンテンツ，セミナーなどに関する情報
※ご登録の際は，羊土社会員のログイン/新規登録が必要です

ご登録はこちらから

はじめに

　オルガネラは細胞社会に発達したインフラである．インフラが異常となれば人間の社会活動に大きな支障をきたすのと同様に，オルガネラの機能不全は細胞の正常な活動を妨げ，さまざまな疾患の原因となる．オルガネラの機能を解析し，その状態を正しく知ることは，疾患の原因解明や治療法を確立するために不可欠である．

　オルガネラ研究を専門としない研究者にとってオルガネラの機能解析は，知識や技術的な問題に加え，心理的にも大きなハードルがあるのではないだろうか．また特定のオルガネラの解析に豊富な経験をもつ研究者の中にも，専門としないオルガネラの解析に障壁を感じる人は少なくないだろう．本書では，ミトコンドリア，小胞体，ゴルジ体，エンドソーム・リソソーム（液胞）・オートファゴソーム，ペルオキシソーム，またこれらのオルガネラ間に形成されるオルガネラ膜コンタクトサイトについて章を設け，冒頭にそれぞれに関する概要をまとめている．普段，オルガネラ研究に携わっていない研究者や学生でも各オルガネラの基礎的な性質から最新の知見までを学べる構成となっている．また，本書の実験プロトコールは各オルガネラを専門とする第一線の研究者によって執筆されている．長年の経験に基づいた，高い専門性を有する実験プロトコールは，オルガネラ研究のエキスパートにとっても十分満足できる内容であると確信している．

　かつてオルガネラは空間的に独立した構造体であると考えられていた．しかし現在では，複数のオルガネラが物理的に結合して，各々の状態を相互に感知し，状況に応じてオルガネラの機能を調節することがわかってきている．このようなオルガネラ像のパラダイムシフトによって，複数のオルガネラを同時に解析する必要性が増したことは間違いないだろう．編者の一人，田村が実際に携わった研究においても，もともとミトコンドリアの形態維持や，ミトコンドリアタンパク質の輸送に関与すると考えられていたタンパク質が，実は小胞体からミトコンドリアへの脂質輸送の実行因子であると判明したことがある．ミトコンドリアを対象にした研究であっても，ミトコンドリアとは異なる視点をもって研究する重要性を示す好例であると思う．本書が，読者の皆様の研究にオルガネラの視点を追加するきっかけとなれば幸いである．

　最後に，ご多忙の中，執筆を快諾してくださった先生方，本書の企画を持ちかけてくださった羊土社の高木亮輔さんに心から感謝申し上げます．

2024 年 10 月

田村　康，山野晃史

実験医学別冊

疾患研究につながる
オルガネラ実験必携プロトコール

各細胞小器官からオルガネラコンタクトまで、実験法のセオリーと熟練のノウハウ

━━━━ Contents

◆ **はじめに** ⋯⋯⋯⋯⋯⋯⋯⋯⋯⋯⋯⋯⋯⋯⋯⋯⋯ 田村　康，山野晃史　　3

■ 第1章　ミトコンドリア

1 概論─ミトコンドリアの多彩な機能と動的な構造変化
⋯⋯⋯⋯⋯⋯⋯⋯⋯⋯⋯⋯ 小笠原絵美，前田真希，石原直忠　　8

2 動物細胞からのミトコンドリア画分調製法と
in vitro 輸送アッセイ ⋯⋯⋯⋯⋯⋯⋯⋯⋯⋯ 花田有希，岡　敏彦　　16

3 ミトコンドリアダイナミクスの解析 ⋯⋯⋯⋯ 石原玲子，石原直忠，石原孝也　　25

4 ミトコンドリアDNAの突然変異の病原性解析
DNA解析から膜電位・呼吸活性の評価まで ⋯⋯ 石川　香，玉城大敬，中田和人　　38

5 ミトコンドリアクリステの動態観察 ⋯⋯⋯⋯⋯⋯⋯⋯⋯⋯⋯⋯⋯ 多喜正泰　　51

■ 第2章　小胞体

1 概論─小胞体の機能と品質管理システム ⋯⋯⋯⋯⋯⋯⋯⋯⋯⋯ 西頭英起　　61

2 小胞体環境を評価する ⋯⋯⋯⋯⋯⋯⋯⋯⋯⋯⋯⋯⋯⋯⋯⋯⋯ 潮田　亮　　67

3 小胞体ストレス応答の活性化解析 ⋯⋯⋯⋯⋯ 濱田良真，三宅雅人，親泊政一　　78

4 小胞体関連分解ERADの解析方法 ⋯⋯⋯⋯⋯⋯⋯⋯⋯⋯⋯⋯ 門脇寿枝　　93

第3章　ゴルジ体

1 概論—ゴルジ体の構造・機能・品質管理 ……… 吉田秀郎，佐々木桂奈江　105

2 ゴルジ体のライブイメージング ……… 戸島拓郎，中野明彦　111

3 糖タンパク質におけるN型糖鎖修飾の構造解析 ……… 矢木宏和　121

4 ゴルジ体関連分解GOMEDの解析方法 ……… 桜井　一，清水重臣　130

5 ゴルジ体ストレス応答解析 ……… 佐々木桂奈江，吉田秀郎　141

第4章　エンドソーム・リソソーム・オートファジー

1 概論—エンドソーム・リソソーム・オートファジーの機能
……… 松井貴英，山本　林　154

2 小腸上皮細胞におけるエンドサイトーシスの観察
……… 白濱-野田佳苗，孫-和田戈虹，和田　洋　160

3 液胞膜とオートファジックボディの単離方法
……… 佐々木美智子，大隅良典，堀江-川俣朋子　169

4 哺乳類オートファジーの純形態電顕解析とCLEM法
……… 田村直輝，和栗　聡　181

5 オートファジーの定量法 ……… 山本　林，白川麻耶　192

6 ミトコンドリア選択的オートファジーの誘導と解析法 ……… 山野晃史　205

第5章　ペルオキシソーム

1 概論—ペルオキシソームの機能と生合成機構 ……… 奥本寛治　216

2 ペルオキシソームの形態・動態観察 ……… 杉浦　歩　223

3 ペルオキシソームへのタンパク質輸送の解析 ……… 奥本寛治　234

4 ペルオキシソームの脂肪酸β酸化活性の測定 ……… 奥本寛治　243

第6章 オルガネラコンタクト

1 概論—オルガネラ膜間コンタクトサイト ……………………… 田村　康　250

2 ER-ミトコンドリアコンタクトサイトの定量と観察
………………………………… 渡邊征爾，酒井昭平，山中宏二　255

3 CsFiNDを用いたオルガネラ間コンタクトサイト
特異的な近接ラベリング手法 ……………… 藤本慎太郎，田代晋也，田村　康　265

4 電子顕微鏡によるER-ミトコンドリアコンタクトの
定量的解析 …………………… 青山幸恵子，齊藤知恵子，窪田芳之，平林祐介　273

5 ER-ミトコンドリアコンタクトサイト画分の単離 …………… 椎葉一心　285

6 小胞体・ミトコンドリア内腔のカルシウム動態の
経時可視化解析 …………………… 鈴木純二，金丸和典，飯野正光　293

7 ER-ミトコンドリア間脂質輸送反応の解析 ……………………… 田村　康　304

◆ **索引** ……………………………………………………………………… 312

◆ **執筆者一覧** ……………………………………………………………… 316

実験医学別冊

疾患研究につながる
オルガネラ実験
必携プロトコール

各細胞小器官からオルガネラコンタクトまで、
実験法のセオリーと熟練のノウハウ

第1章　ミトコンドリア

第2章　小胞体

第3章　ゴルジ体

第4章　エンドソーム・リソソーム・オートファジー

第5章　ペルオキシソーム

第6章　オルガネラコンタクト

第1章 ミトコンドリア

1 概論—ミトコンドリアの多彩な機能と動的な構造変化

小笠原絵美, 前田真希, 石原直忠

はじめに

　　ミトコンドリアは真核細胞内で酸素呼吸により主要なエネルギー生産を担う細胞小器官（オルガネラ）である．ミトコンドリアは α プロテオバクテリアの細胞内共生を起源としており，その内部共生が真核生物の進化を決定づける必須の過程であったと考えられている．その名残としてミトコンドリアは内部に自身のDNA（ミトコンドリアDNA：mtDNA）を保持している．mtDNAにはタンパク質として酸素呼吸機能に必須な13種類の呼吸鎖複合体サブユニットがコードされており，その発現のためにミトコンドリア独自の転写，翻訳系を保持している．そのため生体にとってmtDNAを適切に維持し機能発現させることが必須である．一方で，ミトコンドリアには1,000種類以上のタンパク質が存在しているが，前述の13種の呼吸鎖複合体サブユニットを除くほとんどすべてのミトコンドリアタンパク質が核ゲノムにコードされている[1]．これはミトコンドリアの祖先となる細菌の遺伝子の多くが細胞内共生後に核ゲノムへ移動したこと，また新たにミトコンドリアの機能や制御にかかわる遺伝子が核ゲノムに現れたことによると考えられている．近年の研究の進展により，ミトコンドリアを構成するタンパク質のうち40％以上がヒトの疾患とかかわると言われている．このようにミトコンドリアがわれわれの体内できわめて重要な機能をもっていることがわかってきている．

ミトコンドリアの機能とその破綻による病態

　　ミトコンドリアは特徴的な二重膜からなるオルガネラである（図1）．ミトコンドリア内膜には呼吸鎖複合体を含む膜タンパク質が多く存在し，生体膜としてタンパク質の存在比率がきわめて高い．内膜にはミトコンドリアに特異的なリン脂質であるカルジオリピンが豊富に含まれている．呼吸鎖複合体の電子伝達によりプロトン（H^+）を膜間腔に排出することで内膜には膜電位（電気化学ポテンシャル）が形成され，共役したATP合成に使用される（酸化的リン酸化）．一方で，外膜は比較的タンパク質比率が低い．外膜はミトコンドリアと細胞質および他のオルガネラとのインターフェイスとしての重要な機能をもち，porin/VDACによりイオンを含む低分子物質を自由に拡散させており，さらにミトコンドリア前駆体タンパク質の選別・輸送機構や，細胞死制御，また自然免疫応答などの細胞応答のた

8　疾患研究につながる　オルガネラ実験必携プロトコール

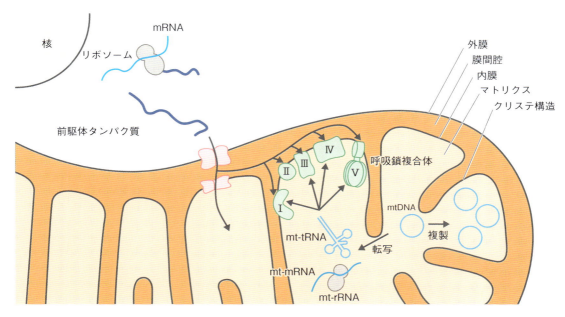

図1 ミトコンドリアで働くタンパク質の生合成経路

めの因子群が存在している[2)3)]．また近年には，外膜と他のオルガネラとの接触を介しオルガネラ同士が協調することで起きるさまざまな生命現象も明らかにされてきた（詳細は**第6章**を参照）．特にミトコンドリアと小胞体との関連は，リン脂質の合成・細胞内カルシウムイオン（Ca^{2+}）の制御・ミトコンドリア分裂の制御・輸送中のタンパク質の選別移動等のさまざまな重要な機能を果たしている[4)]．

1. ミトコンドリアの多彩な機能

　　古くからの，そして最新のミトコンドリアの研究から，ミトコンドリアはきわめて多彩な機能をもつことがわかってきた（図2）．この多面的なミトコンドリアを統合的に理解し制御することは現在の生命科学の大きなブレイクスルーにつながると考えている．

1）エネルギー産生

　　ミトコンドリアは酸素呼吸により細胞内の主要なエネルギー生産を担うオルガネラである．ブドウ糖・脂肪酸・アミノ酸等が細胞内に取り込まれると，ブドウ糖は細胞質の解糖系を介してマトリクスのTCA回路の材料となる．また脂肪酸はマトリクスに輸送されβ酸化を経て電子伝達系にて代謝される．なお極長鎖脂肪酸はペルオキシソームでβ酸化される．ミトコンドリア内膜にある呼吸鎖複合体での電子伝達系によりH^+がマトリクスから膜間腔側へ汲み上げられることによって内膜を介した膜電位が形成され，電子伝達系の最後には呼吸鎖複合体Ⅳ（シトクロムcオキシダーゼ）により酸素が使用される．内膜の膜電位を用いたF_oF_1-ATPaseの回転によってATPが合成される．これらの過程により酸素を用いて効率よくエネルギー生産を行う．この酸素呼吸は生体内の主要なATP合成機構であり，

①エネルギー産生

　酸素呼吸，ATP合成
　TCA回路，β酸化　等

②代謝（物質の合成と分解）

　アミノ酸，ステロイドホルモン
　リン脂質，鉄，ヘム
　鉄–硫黄クラスター　等

③細胞制御

　Ca^{2+}，活性酸素種，mtDNA
　→ 細胞死，免疫，細胞分化　等

**図2　細胞機能への多彩な
ミトコンドリアの働き**

このミトコンドリアの機能を効率化，活性化することができれば，より多くのエネルギーを生み出し，また体内の代謝活性を上昇させることで，糖尿病や肥満等を含む多くの生活習慣病の予防につながることが期待されている．

2）　酸化ストレスと抗酸化作用

ミトコンドリアは酸素呼吸を行う副産物としてさまざまな活性酸素種を発生するため，生体内の酸化ストレスの主要な発生源であり，病態増悪および老化の主要な原因の一つとも考えられている．そのため，ミトコンドリア内外には酸化ストレスを抑えるためのさまざまな機構が存在している．一方で活性酸素種が細胞応答等に有用な意義をもつことも知られている．

3）　代謝

ミトコンドリアは生体内で使用されるさまざまな物質の合成と分解，すなわち代謝機能においても重要な役割をもっている．マトリクスにあるTCA回路ではさまざまな中間産物が合成されるが，これら代謝物は内膜の代謝物輸送体によりミトコンドリア内外を行き来し，アミノ酸や核酸などの生体構成成分の材料として，細胞増殖等のさまざまな細胞機能を支えている．前述した酸素呼吸により合成されたATPは，ミトコンドリア内膜のATP-ADPキャリアー（AAC）/アデニンヌクレオチド輸送体（ANT）によって細胞質に送られ，同時にADPがミトコンドリア内に交換輸送されることで，細胞はATPを利用でき，ミトコンドリアは新たなATPを合成できるようになる．

ミトコンドリアは，リン脂質，ステロイドホルモン，ヘム等の代謝にも重要な働きをもっている[2) 3)]．リン脂質は小胞体など分泌経路の膜系とミトコンドリアにおいて協調的に合成されている[5)]．ステロイドホルモンの合成ではまず，遊離コレステロールが輸送体を介してミトコンドリアに輸送され，内膜のCYP11A1（シトクロムP-450scc）によって側鎖が切断され，すべてのステロイドホルモンの前駆体であるプレグネノロンが生成される．これがさらに小胞体とミトコンドリア間を行き来しながら各種ステロイドホルモンが合成されていく．また細胞内の鉄代謝において，電子伝達系の成分など生体内の必須酵素群の機能に必要である鉄–硫黄クラスターの合成は，ミトコンドリアの最も重要な生命機能の一つと考えられている．ヘムの合成では，ヘム合成の材料となる5-アミノレブリン酸（5-ALA）が

ミトコンドリア内で合成された後に，細胞質でさらなる反応を受け再びミトコンドリアに運ばれ鉄が配位しヘムとなる．

4）細胞応答の制御

またミトコンドリアは細胞応答においても重要な働きをもつ．ミトコンドリアは小胞体とともに細胞内の主要なカルシウムイオン（Ca^{2+}）ストアとしての機能をもっている．ミトコンドリア内膜にはミトコンドリアカルシウムユニポーターMCU複合体などのカルシウムチャネルが存在し，細胞刺激時にミトコンドリアは細胞質からすばやく効率的にCa^{2+}を取り込む．また細胞死の制御において，外膜のBcl-2ファミリータンパク質群の複合体を介して，膜間腔からシトクロム c などのアポトーシス誘導因子群が放出されることを契機として細胞死が実行される．また内膜の膜透過性遷移チャネル（MPTP）の活性化によるイオン輸送が細胞死等の制御にも関与している．自然免疫応答においては，外膜のmitochondrial antivirus signaling（MAVS）タンパク質は，細胞質中のRNAセンサー（RIG-I/MDA-5）と結合し，その下流の転写活性化に関与している．MAVSの機能はミトコンドリアの呼吸活性やミトコンドリア形態制御因子等によって制御されることもわかっており[6]，なぜミトコンドリア上で抗ウイルス応答反応が起きるのか，その理由の本質解明が待たれる．

さらに近年では，ミトコンドリアからDNAが放出され，それが免疫応答等の細胞応答を惹起することが報告されている[7]が，外膜と内膜の二重膜がどのように核酸を透過させるのか，またその生理・病理における意義など，分子理解の今後の進展が期待されている．さらに，ミトコンドリアが細胞膜を介して細胞外へ，あるいは細胞間で輸送・交換される可能性も議論されており，単離したミトコンドリアを病態組織に注入することで，機能回復・病態抑制をめざす研究が活発に検討されている．ミトコンドリアの新しい分子特性理解と治療戦略構築の両面から，研究発展が期待されている．

2. ミトコンドリアの機能低下による病態

ミトコンドリアは生体エネルギー生産に必須な機能をもつため，その機能低下は身体に重篤な病態をもたらす．ミトコンドリア機能に必須な遺伝子の変異をもとにして起きる病態を総称してミトコンドリア病とよばれている．ミトコンドリアは全身の細胞に存在しているため，ミトコンドリア病は全身のありとあらゆる組織・細胞に影響が及ぶ可能性があり，非常に幅広いさまざまな病態を示すことが知られている．エネルギー要求性の高い骨格筋・心筋や中枢神経系に強い病態がみられることが多い．脳卒中様症状を示すMELAS（メラス）のほか，ミオクローヌスを伴うMERRF（マーフ），眼筋麻痺を伴うCPEO，Leigh（リー）脳症などが知られている[8]．前述のように，ミトコンドリアで機能する因子は核ゲノムとミトコンドリアゲノムの両方にコードされており，ミトコンドリア病の原因としても両方のゲノムにおける変異の可能性がありうる．特に近年では患者由来サンプルのエクソーム解析から，核ゲノムのミトコンドリア病の原因遺伝子が多く知られるようになった．

これらの典型的なミトコンドリア病以外でも，ミトコンドリアの機能低下がさまざまな疾患や病態につながることが知られている（図3）．加齢に伴いさまざまな組織の機能が低下するが，このときミトコンドリアの機能低下が観察される．老化個体では変異mtDNAの

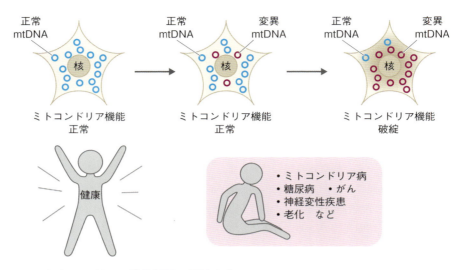

図3　ミトコンドリア機能低下と関連疾患

蓄積が観察されており，老化とミトコンドリアの関連は古くから議論されている．また神経変性疾患や糖尿病・肥満等の代謝関連疾患にもミトコンドリア機能低下が関連すると考えられている．

ミトコンドリアの形成とダイナミクス

　　ミトコンドリアが機能するためには，ミトコンドリアで働くタンパク質が発現し正しく配置・形成されること，二重膜が形成され適切な構造がつくられること，mtDNAが正しく機能発現しまた複製され遺伝されること，等が必要である．ミトコンドリアは核との協調のもとに呼吸鎖複合体を形成しており，また独特かつ精密な機能連携機構を有している．

1. ミトコンドリアを構成する分子群

1) mtDNA

　　ミトコンドリアは細菌の共生進化の名残として，内部にmtDNAを保持している．哺乳動物のmtDNAは約16 kbpの環状DNAであり，HeLa細胞やMEF細胞においては，mtDNAは細胞あたり数百コピー以上存在している．mtDNAには，ミトコンドリア内での翻訳に必要なリボソームRNAやtRNAに加えて，タンパク質として13種類の呼吸鎖複合体がコードされている．mtDNAは内部のDNA polymerase γ（PolG）を中心とした分子群により，核ゲノムとも細菌とも異なる独特な機構で複製される[9]．

2) 呼吸鎖複合体

　　ミトコンドリアの電子伝達系において，4つの呼吸鎖複合体とATP合成酵素が酸化的リン酸化によるATP合成に機能している．呼吸鎖複合体は，内膜における複雑なさまざまな

過程を経て形成される．ミトコンドリア内でのタンパク質合成には，自身のmtDNAがコードするtRNAおよびrRNAからなるミトコンドリアリボソームが用いられる．mtDNAがコードするすべての呼吸鎖複合体サブユニットは膜貫通型の疎水性の高いタンパク質であり，合成後にすみやかに膜に埋め込まれ，さらに核ゲノムがコードするものを含む他のサブユニットと結合し複合体が形成される．内膜の呼吸鎖間の電子伝達には電子キャリアとしてユビキノンやシトクロムcが機能する．また複数種の呼吸鎖複合体が結合することで「呼吸鎖超複合体」を形成し，高活性化することにも近年注目が集まっている．

3）前駆体タンパク質の輸送

　ミトコンドリアのタンパク質のうち，mtDNAにコードされた13の呼吸鎖サブユニットの他は，すべて核ゲノムにコードされており，細胞質リボソームで翻訳された後にミトコンドリアに輸送される（詳細は後述，**1章-2**を参照）．マトリクスで機能するタンパク質の多くはそのN末端部分にミトコンドリアマトリクス局在化シグナル（MTS）をもち，外膜のTOMおよび，内膜のTIMと名付けられた前駆体輸送を仲介するトランスロケーターや受容体を介してマトリクスへと輸送された後にMTSを切断され成熟型となって機能する．前駆体タンパク質はアンフォールドした状態でトランスロケーターの細い穴（孔）を通りぬけるため，目的の区画へ輸送された後に正しい立体構造を形成する必要がある．そのため，ミトコンドリアのさまざまな区画にはタンパク質のフォールディングを促進する分子シャペロンが存在する．外膜・内膜や膜間腔で機能するタンパク質も同様に，さまざまなタイプの輸送シグナルをもち，それを認識するトランスロケーターによって正しい区画へと輸送される．

2. ミトコンドリアのダイナミックな形態制御

　二重膜構造のミトコンドリアにおいて，内膜は内部に陥入した「クリステ構造」を形成し，膜面積を増やすことで呼吸活性等のキャパシティを拡大させている．ミトコンドリアは主に細く長い構造（あるいは短い構造との共存）をもっており，その形態は組織分化や細胞応答等に伴って大きく変動する．哺乳動物細胞の生細胞観察を行うと，ミトコンドリアは細胞内で活発に移動し，また融合と分裂を介してその形態を変化させる様子が観察できる[10]（詳細は後述，**1章-3**を参照）．哺乳動物細胞内ではミトコンドリアの輸送には主に微小管とそのモータータンパク質群が関与している．神経細胞ではミトコンドリアが軸索内で活発に動き適切に配置されている．

1）融合と分裂

　ミトコンドリアの形態は融合と分裂のバランスにより制御されており，融合促進により長いネットワークが，また分裂活性化により小さく断片化したミトコンドリアが形成される．この融合と分裂には種を超えて保存されたGTPaseタンパク質群が関与している[3) 11)]．融合を制御する因子として，外膜のGTPaseであるmitofusin（Mfn）1とMfn2が，また内膜のGTPaseであるOPA1が知られている．Mfn2は小胞体とミトコンドリアの接触にも関与しており，さまざまな細胞応答系により制御される．OPA1は複数のスプライスバリアン

トが発現しており，さらにそれぞれに特異的なタンパク質切断を受ける．ミトコンドリア機能低下時には内膜のプロテアーゼOma1によりL-OPA1の膜貫通ドメインが切断されS-OPA1となる．また内膜のAAAプロテアーゼYme1Lによる切断も受ける．これらの切断により融合活性が抑制され，また機能低下したミトコンドリアが品質管理されると考えられている[12]．一方で分裂に関しては，哺乳動物細胞において，細胞質のダイナミン様GTPaseタンパク質Drp1は，外膜上の受容体群（Mff，MiD49，MiD51，Fis1など）を介してミトコンドリア分裂点に局在化しミトコンドリア分裂を促進する．Drp1はリン酸化，ユビキチン様修飾などさまざまな翻訳後修飾を受けることでその活性が制御される．

2) mtDNAの維持と核様体

多くの哺乳動物細胞において，細胞あたり数百コピー以上のmtDNAがミトコンドリアマトリクスに存在している．mtDNAの蛍光顕微鏡観察を行うと，ミトコンドリア内に多くのドット状の核様体を観察することができる（詳細は後述，**1章-3を参照**）．mtDNAはDNA結合タンパク質であるTFAMと結合し核様体構造を形成している．またSSBP1，DNAヘリカーゼのTwinkle，DNAポリメラーゼのPolGなどもmtDNAと結合し核様体に含まれる．核様体の生細胞観察を行うことで，ミトコンドリア内を核様体が活発に動いている様子が観察できる．しかしこれまでミトコンドリア内の細胞骨格やモーター分子は見出されていない．そこでわれわれはmtDNAに結合するタンパク質のなかから，AAA-ATPaseドメインをもつ内膜タンパク質ATAD3に着目し解析を行い，ATAD3のATP加水分解に伴い核様体がミトコンドリア内を移動することを示した[13]．さらに，ミトコンドリア分裂因子を抑制するとミトコンドリアが長くなるのみならず内部で核様体が集合し巨大化すること，このとき，呼吸鎖複合体形成の低下や細胞死の誘導の遅延につながることを見出している[14]．最近，核様体を小さく分散させることで，呼吸鎖複合体の形成を回復させうることもわかってきた．核様体の形成とその変動の意義の解析はミトコンドリアの機能制御を理解するうえで発展が期待されている．

おわりに

今回概説したように，ミトコンドリアは多彩な機能をもっており，細胞機能にきわめて重要である．また組織分化や環境に応じてミトコンドリアはその構造と形態をダイナミクに変化させる．これらの特性を十分に理解し，標的組織のミトコンドリアをその環境に合わせて最も適切に変動させることができれば，ミトコンドリアを高機能化し，また病態治療への展開も期待される．そのためには，ミトコンドリアの特性と機能の分子機構をより詳細にまたそれらの関連性を統合的に理解する必要がある．

この研究はミトコンドリア病のみならず，心機能不全や糖尿病等の代謝関連疾患など，ミトコンドリア機能低下のかかわる多くの疾患群の治療・病態緩和・予防に有用となる可能性も考えられる．今後さらにミトコンドリアの基礎的な挙動に注目され解析が進められ，またそれらが疾患理解・臨床に活用されることを期待している．

◆ 文献

1）Pagliarini DJ, et al：Cell, 134：112-123, doi:10.1016/j.cell.2008.06.016（2008）
2）Suomalainen A & Nunnari J：Cell, 187：2601-2627, doi:10.1016/j.cell.2024.04.037（2024）
3）Quintana-Cabrera R & Scorrano L：Mol Cell, 83：857-876, doi:10.1016/j.molcel.2023.02.012（2023）
4）Rowland AA & Voeltz GK：Nat Rev Mol Cell Biol, 13：607-615, doi:10.1038/nrm3440（2012）
5）Funai K, et al：Curr Opin Cell Biol, 63：162-173, doi:10.1016/j.ceb.2020.01.006（2020）
6）Hanada Y, et al：Nat Commun, 11：5711, doi:10.1038/s41467-020-19287-7（2020）
7）Marchi S, et al：Nat Rev Immunol, 23：159-173, doi:10.1038/s41577-022-00760-x（2023）
8）Schon EA, et al：Nat Rev Genet, 13：878-890, doi:10.1038/nrg3275（2012）
9）Suomalainen A & Battersby BJ：Nat Rev Mol Cell Biol, 19：77-92, doi:10.1038/nrm.2017.66（2018）
10）Ishihara N, et al：Biochem Biophys Res Commun, 301：891-898, doi:10.1016/s0006-291x(03)00050-0（2003）
11）Chan DC：Annu Rev Pathol, 15：235-259, doi:10.1146/annurev-pathmechdis-012419-032711（2020）
12）Ishihara N, et al：EMBO J, 25：2966-2977, doi:10.1038/sj.emboj.7601184（2006）
13）Ishihara T, et al：Proc Natl Acad Sci U S A, 119：e2210730119, doi:10.1073/pnas.2210730119（2022）
14）Ban-Ishihara R, et al：Proc Natl Acad Sci U S A, 110：11863-11868, doi:10.1073/pnas.1301951110（2013）

第1章 ミトコンドリア

2 動物細胞からのミトコンドリア画分調製法と *in vitro* 輸送アッセイ

花田有希，岡　敏彦

はじめに

多彩な細胞機能を担うミトコンドリアにおける興味深い点は，大多数のタンパク質が核DNAにコードされており，細胞質のリボソーム上で翻訳され，ミトコンドリアへの輸送を介して機能することである[1]．さらに，個々のタンパク質はミトコンドリア内において適材適所に局在化することに加え，一部のタンパク質はミトコンドリア外へ再度移行することにより，独自の機能を発揮している．

ミトコンドリア画分を用いたタンパク質の輸送解析は，タンパク質のオルガネラへの輸送の解析手法として最も古いものの一つである．1960年代後半にラット肝臓[2]からのミトコンドリアの単離方法が確立され，1980年代には酵母[3]からの単離ミトコンドリアを用いたタンパク質の輸送解析が精力的に進められてきた．しかし，当時のミトコンドリア画分の調製方法は一定の量の試料を必要としたため，少量しか得られない培養細胞はもとより，ヒトやマウスの組織を用いた実験に適さなかった．近年は，ミトコンドリアを単離するキット製品が多数販売され，組織および培養細胞への適用も進んでいるが，成分に界面活性剤を含むことで用いる実験内容が制限され，加えてキットが高価であることに導入を躊躇されている研究者の方々もいらっしゃるのではないだろうか．

本稿では，細胞破砕液より濃縮したミトコンドリア画分を，①簡便に，②少量の出発材料（培養細胞）から，③膜や活性を維持し（intact），④用いる実験内容を制限しない界面活性剤フリーで調製するコストパフォーマンスに優れた手法を紹介する．また，解析系の一例として，培養細胞より得られたミトコンドリアへの *in vitro* タンパク質輸送系の実例を示し，原理や注意点について述べる．これらを通して，ミトコンドリア実験の経験の少ない研究者の方々にも，ミトコンドリアというオルガネラとその局在タンパク質の特性や面白さを体感していただき，ご自身の実験系への応用に思考をめぐらせていただければ幸いである．

> **準　備**

1. ミトコンドリア画分の調製

- [ ] HeLa細胞
- [ ] リン酸バッファー（PBS）
- [ ] セルリフター（コーニングインターナショナル社，#3008）またはセルスクレーパー
- [ ] ホモジナイズバッファー（マンニトール／スクロース）：10 mM HEPES-KOH（pH 7.4），220 mMマンニトール，70 mMスクロース
- [ ] 0.1 mg/mL ウシ血清アルブミン（BSA）
- [ ] プロテアーゼ阻害剤（cOmplete™ EDTA-free プロテアーゼインヒビターカクテル：メルク社，#1873580）
- [ ] シリンジ1 mL（テルモ社）
- [ ] 27G針（テルモ社）
- [ ] 保存用バッファー（トレハロースを含む）：10 mM HEPES-KOH（pH 7.4），300 mM トレハロース
- [ ] 冷却遠心機
- [ ] タンパク質定量の試薬（Lowry法）

2. *in vitro* 輸送アッセイ

- [ ] T$_N$T® T7 Quick Coupled Transcription/Translation System（プロメガ社，#L1170）
- [ ] T7 RNAポリメラーゼに固有のプロモーター配列を含む，基質タンパク質のORFを組み込んだプラスミド
- [ ] 10×EGS：5 mM酢酸マグネシウム，200 mM コハク酸ナトリウム，10 mM ATP，50 mM NADH〔これらをホモジナイズバッファー（マンニトール／スクロース）に溶解〕
- [ ] ローディングバッファー：62.5 mM Tris-HCl（pH 6.8），2％SDS，10％グリセリン，0.001％ブロモフェノールブルー，5％（v/v）β-メルカプトエタノール
- [ ] 2.5 mM CCCP（carbonyl cyanide 3-chlorophenylhydrazone）（DMSOに溶解：メルク社，#C2759）
- [ ] 4 mg/mL トリプシン溶液
- [ ] 8 mg/mL トリプシンインヒビター水溶液
- [ ] 冷却遠心機
- [ ] SDS-PAGE，ウエスタンブロッティングの装置
- [ ] 抗HA抗体（富士フイルム和光純薬社，#014-21881）

プロトコール

1. 培養細胞からのミトコンドリア画分の調製

　今回は汎用される動物細胞として，ヒト子宮頸がん細胞であるHeLa細胞を用いた手法を紹介する．われわれは10 cmディッシュ1枚，あるいは6ウェルプレートを用いて播種したHeLa細胞を3～6ウェル分まとめたものを1サンプルとして使用することが多い．薬剤処理等を行う場合は，10 cmディッシュに比べて6ウェルプレートを用いる方が細胞播種の偏りが少なく効果が確かめやすい．個々の細胞の特性や実験内容に応じ，細胞の播種方法や以下に示す回収方法，破砕方法等は最適化をしていただきたい．

　また，ここで紹介するミトコンドリア画分の調製法（図1）は，厳密に言えば「ミトコンドリア濃縮画分の調製」であり，小胞体等の他のオルガネラを完全に排除したものではない点に注意が必要である．より純度の高いオルガネラ画分を必要とするアッセイ系を検討されている場合は，後述の**6章-5**を参照されたい．

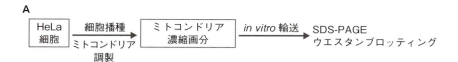

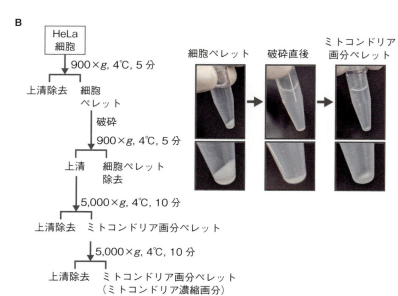

図1　ミトコンドリア画分の調製
A）ミトコンドリア画分の調製と in vitro 輸送アッセイの流れ．HeLa細胞から調製したミトコンドリア画分を用い，in vitro 輸送アッセイを行い，SDS-PAGEとウエスタンブロッティングにより検出する．
B）ミトコンドリア画分の調製チャート．HeLa細胞を溶液中でシリンジ破砕し，遠心分離によりミトコンドリア画分を得る．破砕前の細胞ペレット（900×g 遠心1回目），破砕直後，ミトコンドリア画分のペレット（5,000×g 遠心1回目）の写真を示す．

1）培養細胞の準備

❶ HeLa細胞を10 cmディッシュに播種し，2日間培養する．回収時に80％コンフルエンシー程度が望ましい．高すぎるコンフルエンシーの場合，回収した細胞の懸濁および破砕が不十分となり，ミトコンドリアの回収率が低下する．

❷ 必要に応じて培地交換や薬剤処理を行う．

2）細胞分画（手動とTokken社製 Organelle collector を用いた方法を紹介）

❶ HeLa細胞が付着した10 cmディッシュから，培地を捨てる．

❷ リン酸バッファー（PBS）10 mLで，残った培地を洗浄する．

❸ 冷やしておいたホモジナイズバッファーを1 mL加え，スクレーパーで丁寧に優しく細胞をディッシュからかきとる．

❹ 細胞を含んだ液を丁寧に1.5 mLチューブに移す．これ以降の作業は常にチューブを氷上で冷やして行う．

❺ 冷却遠心機で遠心（900 × g，4℃，5分）する．

❻ 新しい1.5 mLチューブにプロテアーゼ阻害剤（最終濃度1×）を添加したホモジナイズバッファーを1 mLとり，0.1 mg/mL BSA溶液を20 μL加え，混和しておく[*1]．

❼ 遠心が終わったチューブから沈殿の細胞をとらないように，丁寧に上清を取り除く．

❽ ❻で用意したホモジナイズバッファー全量を細胞の沈殿に加え，ピペッティングで穏やかに懸濁する[*2]．

❾ 氷上で15分間静置する[*1][*3]．

❿ 氷上にチューブを立てたまま，針（27G）が付いた1 mLシリンジを使い，細胞の懸濁液をシリンジに吸い上げる．

⓫ その後すぐにシリンジからチューブに懸濁液を強く押し出す．

⓬ ❿と⓫を常に氷上で30回くり返し，細胞膜を破壊する．

❿〜⓬の代替：Organelle collectorを用いた細胞破砕法（図2）
われわれの研究室では，多検体を同時にシリンジで細胞破砕することを目的として独自に開発を進めてきたOrganelle collector（Tokken社）を使用している（写真は3代目の機器）．サンプルを冷却しつつ，シリンジの上下動を最大で4本同時に実施できる．作業者によるバラツキがなく，安定した調製ができる．この機械では上下動を15〜20回行えば，充分にHeLa細胞を破砕できる[*4]．

⓭ 冷却遠心機で遠心（900 × g，4℃，5分）する．

[*1] BSAは輸送能をあげるために入れる方が良いとされているが，ミトコンドリア画分の調製に必須ではない．

[*2] 決して激しく懸濁しない！

[*3] 細胞種によって，低張液による浸透圧低下に対する細胞膜の緩み方に差がある場合も考えられるため，一部の細胞をとり顕微鏡下で観察し，必要に応じて時間を調整するとよい．

[*4] 回数が多いと，ミトコンドリアの収量は増えるが純度が低下する．

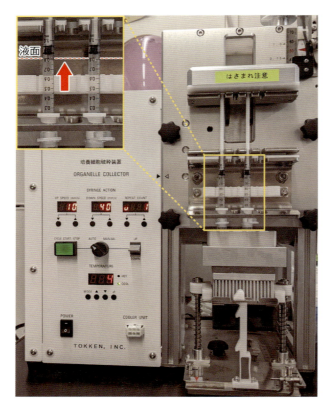

図2　Organelle collector (Tokken社) を用いた方法の紹介

われわれの研究室では，手動の方法と合わせて，機械を用いてシリンジによる細胞破砕を行っている．Tokken社と協力し改良を重ねた現行機（写真）は，冷却機能を備え，最大4本のシリンジを同時に自動操作できる．

⑭ 遠心後，沈殿をとらないようにして上清を新しいチューブに移す．

⑮ 冷却遠心機で遠心（5,000×g，4℃，10分）する．

⑯ 遠心後，沈殿をとらないようにして，上清を捨てる．

⑰ 冷やしておいた保存用バッファー（トレハロースを含む）※5を1 mL加え，沈殿を丁寧にピペッティングで懸濁する．

⑱ 冷却遠心機で遠心（5,000×g，4℃，10分）する．

⑲ 遠心後，沈殿をとらないようにして上清を捨てる．

⑳ 冷やしておいた保存用バッファー（トレハロースを含む）を80 μL加え，先端をハサミでカット※6したP-200チップを用い，沈殿を丁寧にピペッティングで懸濁する．

㉑ タンパク質定量用のサンプルとして，懸濁したミトコンドリア画分から正確に5 μLだけ新しいチューブにとる．

㉒ 残りのミトコンドリア画分をすべて別のチューブに移し（再凍結を避けるため小分けするとよい），液体窒素で凍結後に，－80℃

＊5　トレハロースはマンニトール/スクロースと比較して高い粘性をもつことで不凍液に近い効果を果たすと考えられ，ミトコンドリアの活性を維持したまま凍結できる[4]．

＊6　ピペッティング時のミトコンドリア膜の損傷を回避するため．

フリーザーに保存する.

3）ミトコンドリア画分のタンパク質定量（ここではLowry法を紹介，Bradford法やBCA法も可）

0，20，40，60，100 μg/mLのアルブミン水溶液（200 μL）を検量線作成に用い，ミトコンドリア画分（5 μL）を蒸留水で50倍に希釈した溶液（200 μL）をLowry法にて濃度測定する[*7].

2. タンパク質のミトコンドリアへの *in vitro* 輸送アッセイ

ミトコンドリアは1,000種類を超えるタンパク質より構成されているが，各々のタンパク質が正しい区画に適切に配送されることがミトコンドリアの機能にとって重要である．例えば，ミトコンドリアのマトリクスタンパク質の多くはN末端にプレ配列をもつ前駆体として合成され，ミトコンドリア外膜に存在するTOM複合体に認識される（図3A）[5]．次に，内膜に存在するTIM複合体に受け渡されマトリクスへと運ばれた後に，切断酵素（mitochondrial processing peptidase：MPP）によりプレ配列が切断されて正しい立体構造へと折りたたまれて成熟型となる.

先ほど調製したミトコンドリア画分を用いた実験例として，タンパク質のミトコンドリア内への輸送を *in vitro* で再構成する輸送アッセイについて説明する．ここでは，人為的にマトリクスへ運ばれるようにデザインしたモデルタンパク質（Su9-DHFR-2HA）[6] を用いて，ミトコンドリアへの輸送の膜電位依存性と経時的な変化を解析する手法を紹介する（図3，4）．輸送されたタンパク質はMPPにより切断されるため，SDS-PAGEにおける分子量の違いで前駆体と成熟型を区別できる.

1）基質タンパク質の調製

われわれは，基質タンパク質の合成にウサギ網状赤血球溶解液を用いたプロメガ社の$T_N T^{®}$シリーズ転写・翻訳システムを使用している．この系ではファージ由来のT7 RNAポリメラーゼを用いるため，T7 RNAポリメラーゼに固有のプロモーター配列を含むDNA断片を鋳型として転写が行われる．合成された転写産物は，同じ溶液中に含まれるウサギ網状赤血球からの抽出成分（リボソームやtRNAなど）を使って翻訳される．したがって，輸送アッセイを行う基質タンパク質のORFを組み込んだ鋳型DNAを用意するだけで，目的の基質タンパク質を1ステップで合成することができる．ここでは，ミトコンドリア輸送配列（プレ配列）として強力な輸送効

[*7] 本方法では1〜2 mg/mLのミトコンドリア画分が得られる.

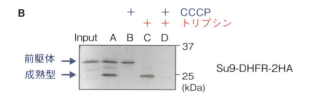

図3 ミトコンドリアタンパク質の輸送機構と in vitro 輸送アッセイの原理

A）ミトコンドリアタンパク質の輸送機構．N末端にミトコンドリアへ局在化するためのプレ配列をもつ前駆体タンパク質は，ミトコンドリア外膜のTOM複合体を通り，内膜のTIM複合体へと受け渡される．正電荷に富んだプレ配列は，内膜において形成される膜電位（ΔΨ）によりTIM複合体を通過してマトリクス内へと到達する．MPP（mitochondrial processing peptidase）によりプレ配列が除去されると，折りたたまれ成熟型タンパク質となり機能する．B）in vitro 輸送アッセイの原理．基質タンパク質は，調製したミトコンドリアと反応させると，一部はマトリクスまで到達し成熟型となる．このとき脱共役剤CCCPを添加しておくと，ミトコンドリア膜電位の消失により輸送が停止し，前駆体としてミトコンドリアの外に残る．続いて，トリプシン処理を行うと，ミトコンドリアの膜により保護された成熟型タンパク質のみが残存する．

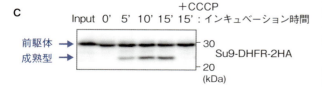

図4 モデル基質タンパク質を用いたミトコンドリアへの in vitro 輸送アッセイ

A）モデル基質タンパク質．N末端にプレ配列（Su9と表記）と，C末端に抗体検出用のHAタグ（2HA）を付加した細胞質タンパク質DHFR（dihydrofolate reductase）をモデル基質タンパク質として用いた．B, C）in vitro 輸送アッセイの結果とCCCPの阻害効果．（B）輸送後の反応液をウエスタンブロッティングにより抗HA抗体で検出すると，モデル基質タンパク質Su9-DHFR-2HAは前駆体とMPP切断後の成熟型の2つのバンドとして検出される（レーンA）．トリプシン処理により，輸送されなかった前駆体タンパク質は分解され成熟型のみが残る（レーンC）．CCCP処理によりミトコンドリア膜電位を消失させたB, Dのサンプルは，基質タンパク質がミトコンドリアマトリクスまで到達せずミトコンドリア外に残るため成熟型は検出されない．Bでみられる前駆体は，Dでトリプシン処理することで分解される．（C）輸送反応を0, 5, 10, 15分で停止すると成熟型は5分で検出されはじめ，10分で飽和していることがわかる（トリプシン処理は無し）．成熟型はCCCP添加時には観察されない．

を発揮するアカパンカビ由来のATP合成酵素のプレ配列（1-89 aa）（Su9と表記）[7]，細胞質タンパク質DHFR（1st メチオニンと終始コドンを除く），抗体検出用タグとしてヘマグルチニン（HA）をタンデムにつないだ2HAを付加したモデルタンパク質Su9-DHFR-2HA（図4A）をプロトコールに従って合成し，基質タンパク質を得る．

2）基質タンパク質の *in vitro* 輸送アッセイ

❶ 1.5 mLチューブ4本にA，B，C，Dを記入し，氷上に置く．

❷ 下記の試薬を順番にチューブに加える[*8]．

Ⅰ．ホモジナイズバッファー（マンニトール/スクロース）	X μL
Ⅱ．10 × EGS	5 μL
Ⅲ．Su9-DHFR-2HA	10 μL

❸ 残ったSu9-DHFR-2HAの溶液から2.5 μLを別のチューブに移し，ローディングバッファーを18 μL加えて，混ぜた後に−30℃フリーザーに保存する（"Input"のサンプルとなる）．

❹ BとDのチューブに，2.5 mM CCCP[*9]を1 μL加え，ピペッティングする．

❺ 25 μgのミトコンドリア画分（Y μL）を加え，丁寧にピペッティングで懸濁する（ただし，なるべく冷やして行う）．

❻ 20℃の恒温槽で30分間インキュベートする．

❼ 反応後，氷上でチューブを2〜3分間冷却する．

❽ CとDのチューブに，4 mg/mLトリプシン溶液を2.5 μL加え，氷中で30分間静置する．

❾ この時間に，チューブAとBを冷却遠心機で遠心（7,700 × g，4℃，10分）する．

❿ 遠心後，沈殿をとらないように上清を取り除き，20 μLのローディングバッファーを加え，すばやく懸濁し，95℃のヒートブロックで10分間加熱する．

⓫ 加熱後は，氷上で1〜2分置き，チューブが冷えたら，−30℃フリーザーに保存する．

⓬ CとDのチューブを氷中で30分間静置した後，8 mg/mLトリプシンインヒビター水溶液を2.8 μL加え，氷中で5分間静置する．

⓭ 冷却遠心機で遠心（7,700 × g，4℃，10分）する．

⓮ 遠心後，沈殿をとらないように上清を取り除き，20 μLのローディングバッファーを加え，すばやく懸濁し，95℃のヒートブロックで10分間加熱する．

*8　**1-3）ミトコンドリア画分のタンパク質定量**で求めた濃度を用い，25 μg（Y μL）のミトコンドリア画分を算出し，X = 35 − Yで計算する．25 μgのミトコンドリア画分Y μLをステップ❺で加える．

*9　脱共役剤．H[+]に特異的に結合する脂溶性化合物であり，ミトコンドリア内膜において形成されるプロトン勾配を消失させる．

⓯ 加熱後は，氷上で 1 〜 2 分置き，チューブが冷えたら，−30℃
フリーザーに保存する．

3）ウエスタンブロッティングによる輸送タンパク質の検出

輸送アッセイ後のサンプルと Input サンプルを用いて SDS-PAGE
を行い，PVDF 膜に転写してウエスタンブロッティングにより抗
HA 抗体で検出する（図4）．

実験結果

図4B に示す通り，基質タンパク質は前駆体と MPP 切断後の成熟型に対応する移動度の
異なる 2 つのバンドとして検出される．C のサンプルでは，トリプシン処理によりミトコン
ドリア膜を透過しなかった前駆体は分解されており，ミトコンドリア膜を透過した成熟型
のみが検出される．脱共役剤 CCCP の処理によりミトコンドリア膜電位を低下させた B，D
のサンプルは，基質タンパク質がミトコンドリアマトリクスまで到達しないため成熟型は
検出されない．B で検出された前駆体に由来するバンドは，追加でトリプシン処理を行う D
では分解されており，これらのことからミトコンドリアマトリクスへのタンパク質輸送に
はミトコンドリア膜電位が必要であることがわかる．

おわりに

本稿で調製するミトコンドリア画分は，例えばミトコンドリアを経由するアポトーシス
の際に誘発されるシトクロム c の細胞質への放出[8]や細胞質タンパク質 Bax のミトコンドリ
アへの局在化[9]の解析，あるいはミトコンドリアタンパク質のサブコンパートメント解
析[10]等に用いることができる．高純度のミトコンドリアを必要としないアッセイ系であれ
ば，今回紹介したシリンジによる簡便なミトコンドリア画分の調製法は，ご自身の研究に
ミトコンドリア解析系を加える障壁を幾分か軽くできるのではないだろうか．多くの研究
者の方々に，ミトコンドリアの面白さに触れていただければ幸いである．

◆ 文献

1）Song J, et al：Nat Rev Mol Cell Biol, 22：54-70, doi:10.1038/s41580-020-00300-2（2021）
2）Schnaitman C, et al：J Cell Biol, 32：719-735, doi:10.1083/jcb.32.3.719（1967）
3）Daum G, et al：J Biol Chem, 257：13028-13033（1982）
4）Yamaguchi R, et al：Cell Death Differ, 14：616-624, doi:10.1038/sj.cdd.4402035（2007）
5）Sayyed UMH & Mahalakshmi R：J Biol Chem, 298：101870, doi:10.1016/j.jbc.2022.101870（2022）
6）Hurt EC, et al：FEBS Lett, 178：306-310, doi:10.1016/0014-5793(84)80622-5（1984）
7）Schmidt B, et al：J Cell Biol, 96：248-255, doi:10.1083/jcb.96.1.248（1983）
8）Ban-Ishihara R, et al：Proc Natl Acad Sci U S A, 110：11863-11868, doi:10.1073/pnas.1301951110（2013）
9）Otera H, et al：J Cell Biol, 191：1141-1158, doi:10.1083/jcb.201007152（2010）
10）Tamai S, et al：J Cell Sci, 121：2588-2600, doi:10.1242/jcs.026625（2008）

第1章 ミトコンドリア

3 ミトコンドリアダイナミクスの解析

石原玲子，石原直忠，石原孝也

はじめに

ミトコンドリアは分裂と融合をくり返すことで，大きくその形態を変化させる動的なオルガネラである．培養細胞やモデルマウスの解析から，この形態変化は分化・発生や免疫応答などさまざまな細胞機能に重要であること，そして，その破綻は病態の発症や増悪につながることがわかってきた．この形態変化には，ミトコンドリアに局在して機能するGTPase群が中心的な役割を担っている[1]．融合には，外膜のMfn1，Mfn2および内膜のOPA1が機能している．Mfn2はシャルコーマリートゥース病，OPA1は常染色体優性視神経萎縮症の原因遺伝子としてそれぞれ同定されていることからも，ミトコンドリアの融合が高次機能の維持にいかに重要であるかがわかる．一方で，分裂には，細胞質に局在するDrp1が，そのミトコンドリアレセプターとして機能するMff，MiD49，MiD51によってミトコンドリアにリクルートされ機能している[2]．次世代シークエンサーを用いた解析により，神経変性を伴い出生後まもなく致死となる症例においてDrp1やMffの変異が報告されている[3]．またモデルマウスの解析から，神経・心筋・卵などではDrp1の欠損により細胞機能が果たせなくなることから，ミトコンドリア分裂も生理機能の維持に重要であることが広く理解されてきた[4]．一方で，肝臓ではDrp1を欠損させても重篤な病態が現れないことなどから，組織に依存してその機能・重要性が変動することも知られている．

ミトコンドリアは細胞内共生を起源とするオルガネラであり，その名残として独自のゲノムであるミトコンドリアDNA（mtDNA）を保持している．mtDNAには，13種類のタンパク質，22種類のtRNA，2種類のrRNAがコードされている．これらはミトコンドリアの呼吸活性の維持に必須であり，mtDNAの変異はミトコンドリア病の原因となることが知られている．mtDNAは内膜のマトリクス側にmtDNA結合タンパク質であるTFAMらと核様体という構造を形成している[5]．この核様体は，蛍光顕微鏡で観察するとミトコンドリア内にドット状に観察することができる．われわれの研究から，この核様体もダイナミクにその挙動を変化させており，動態や分布の変化によってミトコンドリア機能へ影響を及ぼすことがわかってきた[6][7]．

さらに興味深いことに，われわれを含めていくつかのグループが核様体の近傍でミトコンドリアの分裂が起こることを報告しており，ミトコンドリアの膜とゲノムは動的制御機構において協調していることがわかってきた[6][8]．さらにわれわれは，ミトコンドリア膜の

分裂を抑制するとミトコンドリアは長く伸長するが，一部で集積した核様体を内包する風船のような構造（mito-bulb）を形成することを報告した[6]．分裂因子であるDrp1と核様体の間は，ミトコンドリアの外膜と内膜の二重の膜が隔てているにもかかわらず，このような連携によってもミトコンドリア機能が制御されている．ここまで述べたような動的かつ複雑なミトコンドリアの制御機構を理解するには，ミトコンドリアの蛍光イメージングが欠かせない手法となっている．本稿では，蛍光顕微鏡を用いてミトコンドリアを観察する基本的な方法から，動態や関連分子の局在などを詳細に観察する方法まで，ミトコンドリアダイナミクスの解析に必要な実験方法を解説する．

ライブセルイメージング

ミトコンドリアの形態は，実験ステップにおけるアーチファクトな要因も含めて，さまざまな外的な影響により大きく変化する．したがって，まずは研究対象となる細胞を固定せずに生きたまま観察することがより正確な形態理解につながる．現在ではミトコンドリアのライブ観察に使用可能な試薬が多数販売されており，従来から販売されている膜電位に高い感受性をもつものだけでなく，滞留性が長く長時間染色可能な試薬などさまざまな特徴をもつ試薬も登場し，解析の目的にあった試薬を選択できるようになっている．また，mtDNAは培養液中に短時間SYBR Green I やPicoGreenといった透過性が高く生細胞には非侵襲的なDNA特異的染色試薬（DNAの二本鎖と結合して蛍光を発する色素）を加えて培養することで，蛍光顕微鏡下で生細胞観察することが可能である[9]．この場合，細胞核も染色されることがあるが，基本的にmtDNAは細胞質に広がっているミトコンドリア内で輝度の高いドットで検出されるので，観察にあたって特に問題にはならない．

準　備

- ☐ 細胞
- ☐ グラスボトムディッシュ（AGCテクノグラス社や松浪硝子工業社）
- ☐ ミトコンドリア染色試薬〔MitoTracker™ Red CMXRos（サーモフィッシャーサイエンティフィック社，#M7512）；MitoBright LT Red（同仁化学研究所，#MT11）など〕
- ☐ DNA特異的染色試薬〔SYBR™ Green I（#S7563）またはPicoGreen™（#P7589）；いずれもサーモフィッシャーサイエンティフィック社〕
- ☐ 1 M HEPESバッファー（サーモフィッシャーサイエンティフィック社，#15630080など）
- ☐ 蛍光顕微鏡

> **プロトコール**

ミトコンドリアの染色

❶ （前日）グラスボトムディッシュ，あるいは使用している顕微鏡で観察可能なディッシュに細胞を播種する[*1].

❷ 適正な濃度[*2]になるようにミトコンドリア染色試薬を培養液（DMEM/10％FCSなど）中に添加し，10〜15分 CO_2 インキュベーター内で染色する.

❸ 染色後は，温めた培養液で2〜3回洗浄する.

❹ HEPES（終濃度10 mM）入り培養液[*3]をいれて CO_2 インキュベーターで30分から1時間ほど回復培養させる.

❺ 蛍光顕微鏡で観察する（図1）.

・静止画像を取得する場合：励起光の出力レベルまたは照射時間を調整し，細胞の蛍光静止画像を取得する.

・タイムラプス観察を行う場合：一定時間ごとに観察対象となる細胞の蛍光画像を取得する. 例）共焦点レーザー顕微鏡で3枚のz軸で画像を取得する場合，30秒〜1分間隔（スキャンスピードによる）で15〜30分間タイムラプスシリーズを収集. レーザー出力はできる限り最低で行う（特に緑色蛍光）. 画像取得の詳細は，次項「**ミトコンドリア融合反応計測**」の❿を参照されたい.

mtDNA（核様体）の染色

❶ （前日）グラスボトムディッシュや使用している顕微鏡で観察可能なディッシュに細胞を播種する（同上）.

❷ DNA特異的染色試薬（SYBR™ Green I：100,000倍希釈やPicoGreen™：終濃度3 µL/mL）を培養液中（DMEM/10％FCSなど）に添加し，5分程度 CO_2 インキュベーター内で染色する（ミトコンドリアと同時に染色する場合には，ミトコンドリア染色試薬とともに培養液に添加する）.

❸ 染色後は，温めた培養液で2〜3回洗浄する[*4].

❹ HEPES（終濃度10 mM）入り培養液をいれて CO_2 インキュベーターで30分から1時間ほど回復培養させる.

❺ 蛍光顕微鏡で観察する（同上）（図1）.

*1 ミトコンドリア，mtDNAを観察する際には，細胞はあまり密になりすぎない方が観察しやすいため，使用する細胞の大きさや増殖速度に合わせて播種する細胞数を調節する.

*2 染色試薬に推奨濃度が記載されていることが多いが，細胞種によって適正な濃度は異なることから必ず濃度を個別に検定する.

*3 CO_2 制御機構付きインキュベーターがついていない顕微鏡を用いて長時間タイムラプス観察などを実施する際には，HEPESを加えることでpHの変動を最小限にすることができる.

*4 SYBR™ Green I やPico Green™はインターカレーターの特性をもち，長時間染色すると核様体が徐々に凝集していくことがあるので，しっかり洗浄する.

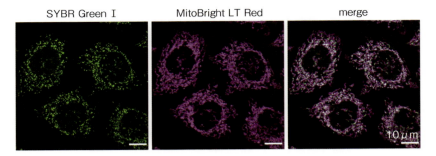

図1　HeLa細胞のミトコンドリアと核様体のライブイメージング像
HeLa細胞をSYBR™ Green I（サーモフィッシャーサイエンティフィック社，#S7563）とMitoBright LT Red（同仁化学研究所，#MT11）にて共染色し，共焦点顕微鏡FLUOVIEW FV3000〔Olympus社（現EVIDENT社）〕を用いて観察・画像取得した．

トラブルへの対応

- 観察を行う部屋の温度が低いとミトコンドリアの形態に影響が出るので（断片化する傾向にある），われわれは顕微鏡下の温度制御を行えるようステージヒーター（東海ヒット社など）を使用している．
- 細胞種や細胞の状態によってミトコンドリアや核様体の染色性は異なる．
- ミトコンドリアは光毒性によっても断片化を起こすので，生細胞観察時にはNDフィルターを用いたり，レーザー光源の場合は光源出力を弱めるなどして，できる限り弱い励起光を使用する．特にタイムラプス観察においてくり返し画像取得する場合には，励起光の出力レベルまたは照射時間を最小にすることが望ましい．また緑色蛍光の励起光より長波長の励起光の方がミトコンドリアへの障害がより弱く観察しやすいので，ミトコンドリアの染色は赤色や遠赤色蛍光を推奨する．MitoTracker™ Deep Red FM（サーモフィッシャーサイエンティフィック社，#M22426）などは褪色も少なく光毒性も低いうえ，ホルマリン固定後も染色が保持されるため使い勝手がよい（遠赤色蛍光なので知覚はできない）．
- ミトコンドリア染色試薬とは異なり，現時点では核様体を明るく効率的に染色する蛍光試薬は開発されていない．DNA特異的染色試薬を用いた方法では，HeLa細胞では比較的大きく明るいシグナルのため観察しやすいが，MEFなどの線維芽細胞では細かく弱いシグナルであり励起光の出力レベルや照射時間など顕微鏡の調整が難しい．またSYBR Green IやPicoGreenは褪色が早いので強い励起光を当てすぎないよう注意する．PicoGreenよりもSYBR Green Iの方が感度が良い．

ミトコンドリア融合反応計測

　ミトコンドリアの特徴の一つに，先に述べた融合・分裂をくり返すダイナミックな形態変化があげられる．細胞内のミトコンドリアネットワークがどの程度発達しているかは，融合と分裂のイベントが起こる頻度を測定することで解析できる．この融合・分裂の頻度を測定する方法の一つとして，光刺激により不可逆的に蛍光をoff状態からon状態へと変化させることのできるPAGFP（photoactivatable GFP）に，ミトコンドリアマトリクスへ局在化させるシグナル配列を付加したmito-PAGFPを用いた解析システムがある[10) 11)]．具体的には，測定対象となる細胞にmito-PAGFPを発現させ，ミトコンドリアの一部領域に400 nm付近の光源を照射しmito-PAGFPの蛍光状態を変化させた後（吸収域が400 nm付近から490 nm付近へシフトし，488 nmの励起光によって緑色蛍光を発するようになる），その領域内に存在しているPAGFPの蛍光強度をライブイメージングによって一定時間測定する．もしミトコンドリアが活発に融合しミトコンドリアネットワークがよく発達していれば，マトリクス内の分子はすみやかにネットワーク内に拡散していくため，領域内の活性化されたPAGFPの蛍光強度は非常に短時間で低いレベルへと移行する．一方で，ミトコンドリアが分裂傾向にある状態では，個々のミトコンドリアが独立して存在しており，ミトコンドリア間でマトリクス内の混合が起きないため，活性化されたPAGFPは，その領域内で一定の蛍光強度を維持し続ける．この技術を用いることで，生きた細胞におけるミトコンドリア融合・分裂を間接的に定量し，比較することができる．なお，ミトコンドリア局在型の光変換型蛍光タンパク質（KikGRなど）を用いて同様の解析が可能である．

準　備

- ☐ 細胞
- ☐ グラスボトムディッシュ
- ☐ mito-PAGFPコンストラクト（われわれはDr. Youle氏から分与されたシトクロム*c*酸化酵素のサブユニットⅧのミトコンドリアマトリックス標的配列を用いたコンストラクト[10)]を使用している）
- ☐ 使用する細胞に適したトランスフェクション試薬
- ☐ ミトコンドリア染色試薬（MitoTracker™；サーモフィッシャーサイエンティフィック社，MitoBright；同仁化学研究所など）
- ☐ 1 M HEPESバッファー
- ☐ 400 nm付近の光源を照射可能な共焦点レーザー走査型顕微鏡（405 nmのレーザーが最適だが413 nmでも可）

プロトコール

Mito-PAGFP ベースのミトコンドリア融合アッセイ

❶ （前々日）顕微鏡で観察可能なディッシュ（グラスボトムディッシュなど）に測定対象となる細胞を播種する.

❷ （前日）使用する細胞に適した試薬でmito-PAGFPをトランスフェクションする[*5]（～24時間）.

❸ 適正な濃度になるようにミトコンドリア染色試薬を培養液中に添加し，10～15分 CO_2 インキュベーター内で染色する（mito-KikGRなど光変換型タンパク質を使用時には不要）.

❹ 染色後は，温めた培養液で2～3回洗浄する.

❺ HEPES（終濃度10 mM）入り培養液をいれて CO_2 インキュベーターで30分から1時間ほど回復培養させる.

❻ 蛍光顕微鏡で観察する.

❼ イメージングのための励起光の出力レベルまたは照射時間を調整する[*6].

❽ ミトコンドリア内にできるだけ小さい（直径2～5 μmが適している[11]）円形の領域（ROI）を作成し光活性化する領域を選択する[*7]（恒常的にミトコンドリアが検出されている赤色チャネル画像を参照する）.

❾ 活性化前の画像を取得し，ROIに400 nm付近の短パルス光を照射する[*8].

❿ 活性化直後の画像を取得し，以降一定間隔で同じ領域の画像を取得する（図2）.
　細胞のある一面のみを設定してライブ観察をした場合に，活性化されたmito-PAGFPが観察面からはずれると蛍光の減少が起きてしまう.これを避けるため，細胞の厚みを考慮し，できるだけ全体をカバーするz切片のスタック画像を取得する必要がある.光毒性によるミトコンドリアの断片化リスクを最小限に抑えるためには，3つのz切片（細胞の上部，中央部，下部）を目安に取得する.われわれは共焦点レーザー顕微鏡を用いてアッセイを行っているが，複数のz軸で画像を取得する時間も考慮し，1分間隔で30分間タイムラプスシリーズを収集している[12].

⓫ 取得した全画像の各時点における刺激活性化したROI内およびROI周辺部位のmito-PAGFPの蛍光強度を収集し解析する.光活性化後のmito-PAGFP蛍光値を1（100％）として正規化することができる[*9].

[*5] われわれは主にHeLa細胞を使用し，ミトコンドリア染色試薬を用いて恒常的にミトコンドリアを検出できるようにしているが，mito-PAGFPのシグナルは光活性化前にほぼ検出されないので，トランスフェクション効率の低い細胞種では発現を確認することが難しい.このような場合には，ミトコンドリアマトリクスを標的とした赤色蛍光性のコンストラクト（例えばmito-DsRedなど）を，mito-PAGFP：mito-DsRedの比率3：1でコトランスフェクトする.そうすると，DsRedが発現している細胞には，高い確率でmito-PAGFPも遺伝子導入されており，解析する細胞を選択することができる.また光変換型蛍光タンパク質を用いることでより効率的に計測可能となる.

[*6] 緑色チャネルを，非活性化mito-PAGFPのシグナルがほとんど見えない程度に励起光を弱く設定する.

[*7] 使用する顕微鏡のソフトウェアにフォトブリーチングなどのツールがある場合には，ROIの作成，照射光源や画像の取得間隔などの設定ができ，その後の定量的解析まで行うことができる.

[*8] mito-PAGFPの光活性化には，405 nmのレーザー照射が最適と言われているが，413 nmのレーザーでも十分に光活性化が行えることが報告されている[11].

[*9] 使用する顕微鏡のソフトウェアを用いて定量的解析が行えるほか，ImageJのような画像解析ソフトウェアに一連の画像を転送し，ROI内のピクセル強度を収集する領域測定ツールを用いて解析することもできる.

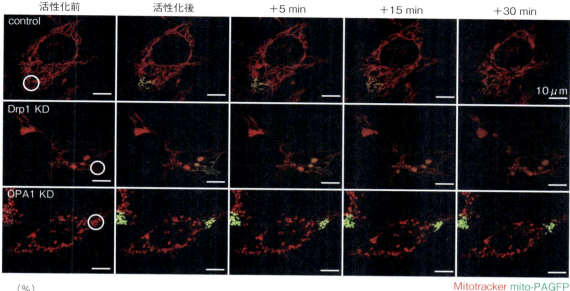

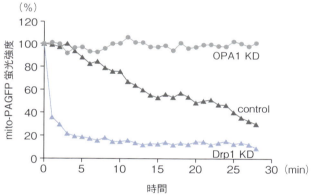

図2 mito-PAGFPを用いたミトコンドリア融合の定量化

HeLa細胞をDrp1（分裂因子），OPA1（融合因子）またはコントロールsiRNAで96時間処理し，その後mito-PAGFPをトランスフェクトした．20時間後，各細胞をMitoTracker™ Red CMXRos（サーモフィッシャーサイエンティフィック社，#M7512）で染色し，共焦点顕微鏡LSM700（Zeiss社）を用いてミトコンドリアの連結性を解析した．光活性化後30分間にわたり1分ごとに画像を取得し（上，白丸），各時点におけるmito-PAGFPの蛍光強度を測定しグラフ化した（下）．（上段は文献12より引用）

 トラブルへの対応

・前項「**ライブセルイメージング**」の注意点と同様，顕微鏡下の温度制御を行えるようステージヒーターの使用を推奨する．

免疫蛍光染色

　ミトコンドリアに局在するタンパク質を染色することで，ミトコンドリアの形態や分布の変化を観察することができる．外膜タンパク質（TOMチャネルやVDACなど），膜間腔／内膜タンパク質（シトクロムcなど），内膜タンパク質（TIMチャネル，呼吸鎖サブユニットなど），マトリクス（mtHsp70など）に特異的な抗体を用いて，解像度よく染色・観察することができれば，ミトコンドリアの詳細な構造変化の議論も可能である．さらには，これら抗体を使った応用法として，ジギトニンなどの界面活性剤処理を組合わせて，目的タンパク質のミトコンドリア内局在，またそのトポロジー（膜上での配向性，向き）を議論することも可能である（後述のプロトコール「**ミトコンドリア内局在の確認**」を参照）[13]．また，マトリクス内に存在するmtDNAは，一本鎖または二本鎖DNAを認識するDNA抗体を用いることで，特別な処理なしに検出できる．他にも，mtDNAと結合しマトリクス内で核様体を構成する因子（TFAMなど）の抗体等を用いることでmtDNAおよび核様体の状態を観察することも可能である．

準　備

共通

- ☐ 4％パラホルムアルデヒド・リン酸緩衝液（富士フイルム和光純薬社）
- ☐ 界面活性剤（Triton X-100，ジギトニンなど）
- ☐ ブロッキング剤（BSA，スキムミルクなど．市販のブロッキング剤も多数出ている）
- ☐ PBS（－）
- ☐ 一次抗体
- ☐ 蛍光標識二次抗体
- ☐ 核染色試薬（DAPI，Hoechstなど）
- ☐ 褪色防止剤入りのマウント剤（SlowFade™：サーモフィッシャーサイエンティフィック社，など．核染色試薬などが入ったものもある）
- ☐ 透明なマニキュアまたはトップコート
- ☐ スライドガラス

細胞染色用

- ☐ 丸カバーガラス（12丸 No.1：松浪硝子工業社，など．観察に適したサイズを選択．オートクレーブ滅菌をする）
- ☐ ディッシュ（通常は35 mmディッシュ：コーニングインターナショナル社，サーモフィッシャーサイエンティフィック社など．必

要に応じて6ウェルや12ウェルプレートを使用する）

組織染色用

- ☐ OCTコンパウンド
- ☐ 包埋カセット
- ☐ ミクロトーム
- ☐ 賦活化バッファー
- ☐ 撥水性インクペン（パップペン）または免疫染色用シール

プロトコール

培養細胞染色

❶ （前日）カバーガラス[*10]をいれたディッシュに細胞を播種する.

❷ 細胞を血清無添加の基礎培地[*11]（室温）で洗浄する（必要に応じてカバーガラスを別のディッシュなどに移し替えて作業を行う）.

❸ 室温まで戻した4％パラホルムアルデヒドで室温15分間固定する[*12].

❹ PBS（−）で2回洗浄する.

❺ 適切な濃度の界面活性剤を用いて膜透過処理を行う.

通常は，0.2％ Triton X-100/PBS（−）を室温で5分間処理することですべての脂質二重膜に透過処理を施せる. 変法については，次項「**ミトコンドリア内局在の確認**」で紹介する.

❻ PBS（−）で3回洗浄する.

❼ 適切なブロッキング溶液〔2％BSA/PBS（−）または5％スキムミルク/PBS（−）など〕で室温30分ブロッキングする[*13].

❽ 余分なブロッキング液をしっかりと拭きとる（サンプルが乾かないように注意）.

❾ ブロッキング溶液中で一次抗体反応（室温1時間程度）.

❿ PBS（−）で5分おきに4回洗浄.

⓫ 遮光してブロッキング溶液中で蛍光標識二次抗体反応（室温30分から1時間程度）.

⓬ PBS（−）で5分おきに4回洗浄（以降のステップはできる限り遮光した状態で行う）.

⓭ 必要に応じて，DAPIやHoechstにて核染色を行う.

[*10] 強い接着性を必要とする細胞の場合は各細胞に適した生体分子（ゼラチンやコラーゲン，ラミニンなど）やポリリジンでカバーガラスをコーティングしておくとよい.

[*11] 細胞種によっては固定前にPBS（−）で洗浄するとミトコンドリアの形態が生細胞と比べて大きく変化することがある. また，急激に周りの温度が下がることもミトコンドリアの形態に影響を及ぼすので，必ず室温まで戻した無血清培地を用いて洗浄を行うこと.

[*12] ホルマリンなど廃液処理と換気には十分に気をつける.

[*13] 使用する抗体によってはブロッキング剤を選ぶものもある. 一般的なBSAやスキムミルクを用いたブロッキングで染色性に問題が生じる場合は，市販されているブロッキング剤の使用で改善されることもあるので複数種試してみるとよい.

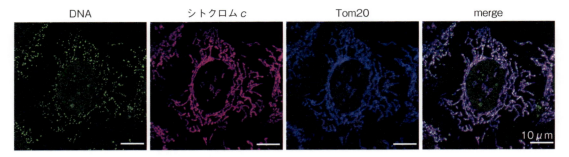

図3 HeLa細胞の免疫蛍光染色像
固定したHeLa細胞を0.2％Triton X-100で処理し，抗DNA抗体（Progen社，#690014S），抗シトクロムc抗体（日本ベクトン・ディッキンソン社，#556432），抗Tom20抗体（Santa Cruz Biotechnology社，#sc-11415）とともに反応させた．なおこの抗Tom20抗体は現在は製造中止となっている．Proteintech社の抗Tom20抗体（#11802-1-AP）も同等の染色性があることを確認している（data not shown）．二次抗体には，Alexa Fluor™ 488（サーモフィッシャーサイエンティフィック社，#A21042），Alexa Fluor™ 568（サーモフィッシャーサイエンティフィック社，#A21124），Alexa Fluor™ 660（サーモフィッシャーサイエンティフィック社，#A21074）をそれぞれ使用し，共焦点顕微鏡LSM700（Zeiss社）を用いて観察・画像取得した．

⑭ 褪色防止剤入りのマウント剤[*14]をスライドガラス上に滴下し，その上に細胞接着面がつくようカバーガラスを乗せ，乾燥を防ぐために周りをマニキュア等で封入する．

⑮ 蛍光顕微鏡で観察する（図3）．

ミトコンドリア内局在の確認

基本的には培養細胞の染色手順と同じであるが，❺のステップにおいて膜透過処理の条件を変えることで目的タンパク質のミトコンドリア内のトポロジーを確認することができる．

❶～❹ 培養細胞の染色と同様に行う．

❺ 適切な濃度の界面活性剤を用いて膜透過処理を行う．

HeLa細胞の場合[*15]，0.04％ジギトニン/PBS（−）処理（室温5分）ではミトコンドリア外膜は透過されるが内膜は損なわれないので，外膜および膜間腔側に存在する分子は抗体を用いて検出することができ，マトリクス側に存在する分子は検出されない．一方，0.2％ジギトニン/PBS（−）で処理（室温5分）すると外膜と内膜の両方のミトコンドリア膜が可溶化され，マトリクス内まで抗体がアクセスできるようになる．

この膜透過処理法を利用し，内膜に存在するタンパク質のどの領域が膜間腔側あるいはマトリクス側に露出しているかを，認識部位の異なる抗体を用いることで確認することができる．

❻～⑮ 培養細胞染色と同様に行う（図4）．

[*14] マウント剤の種類によって，即時観察可能か固化に時間を要するかは異なる．目的に応じたマウント剤を使用すること．

[*15] 細胞種によってジギトニンに対して感受性が異なるため，同じ濃度で処理しても膜透過処理の効果に違いがでることもある．したがって，外膜（Tom20）・膜間腔／内膜（シトクロムc）・マトリクス（mtHsp70）などミトコンドリア内での局在が異なる分子に対して染色を行い確認することを推奨する．

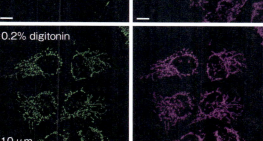
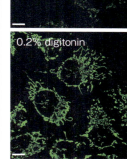
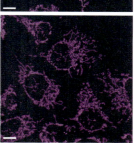

図4 ジギトニンの濃度による膜透過性の違い
固定したHeLa細胞を0.04％ジギトニン（上）または0.2％ジギトニン（下）で処理し，抗mtHsp70抗体（Enzo Life Sciences社，#ADI-SPS-825）（左）または抗シトクロム c 抗体（日本ベクトン・ディッキンソン社，#556432）（右）を抗Tom20抗体（Santa Cruz Biotechnology社，#sc-11415，図3のキャプションを参照）とともに反応させた．二次抗体には，Alexa Fluor™ 488（サーモフィッシャーサイエンティフィック社，#A11029），Alexa Fluor™ 568（サーモフィッシャーサイエンティフィック社，#A11036）をそれぞれ使用し，共焦点顕微鏡LSM700（Zeiss社）を用いて観察・画像取得した．

組織染色

❶ マウスなどからすばやく丁寧に摘出した組織を固定*16 し，OCTコンパウンドに包埋する．

❷ 組織に適した厚みでサンプルをミクロトームなどで薄切し，スライドガラスに貼り付ける．

❸ PBS（−）でOCTを洗い流す．

❹ 必要に応じて賦活化処理（クエン酸バッファー，マイクロウェーブ，オートクレーブ）を行う．

❺ PBS（−）で5分おきに3回洗浄．

❻ 切片に触れないように，スライドガラス上の水分をラボペーパーで拭きとった後，撥水性のインクや免疫染色用シールなどで試薬が流出しないように土手をつくる．

❼ 0.1％Triton X-100/PBS（−）で室温10分間膜透過処理を行う．

❽ PBS（−）で5分おきに3回洗浄．

*16 組織によっては全身灌流固定を実施する．ただし，灌流固定に適さない組織もある（灌流によってミトコンドリアの形態が大きく影響を受ける）．そのため，灌流の可否，固定については慎重に条件検討を実施することを推奨する．参考までに，われわれの固定条件を以下に示す．
・マウス（P7）心臓の場合[7]：
　1％パラホルムアルデヒド
　4℃ 1時間
・マウス骨格筋の場合[14]：
　4％パラホルムアルデヒド
　4℃ 2時間

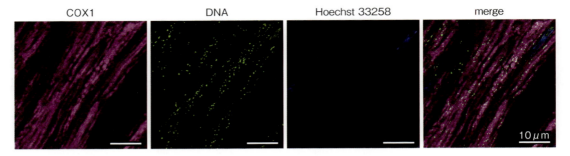

図5　生後1週間の仔マウス心臓の免疫蛍光染色像
固定したマウス心臓をOCTに包埋し，薄切したサンプルをスライドガラスに貼り付けた．抗COX1抗体（アブカム社，#ab14705），抗DNA抗体（Progen社，#690014S）4℃で一次抗体反応を行った．二次抗体には，Alexa Fluor™ 568（サーモフィッシャーサイエンティフィック社，#A21134），Alexa Fluor™ 488（サーモフィッシャーサイエンティフィック社，#A21042）を，核染色にHoechst33258（サーモフィッシャーサイエンティフィック社，#H3569）を，それぞれ使用した．共焦点顕微鏡LSM700（Zeiss社）を用いて観察・画像取得した．（左2つの画像は文献7より引用）

❾ 5％BSA/PBS（－）で室温30分間ブロッキングする．

❿ 1％BSA/PBS（－）溶液中で一次抗体反応（室温1時間または4℃一晩）．

⓫ PBS（－）で5分おきに3回洗浄．

⓬ 遮光して1％BSA/PBS（－）溶液中で蛍光標識二次抗体反応（室温30分から1時間）．

⓭ PBS（－）で5分おきに3回洗浄（以降のステップはできる限り遮光した状態で行う）．

⓮ 必要に応じて，DAPIやHoechstにて核染色を行う．

⓯ 褪色防止剤入りのマウント剤にて封入する．

⓰ 蛍光顕微鏡で観察する（図5）[*17]．

[*17] 組織の蛍光染色で問題になるのは自家蛍光である．特に筋組織，肝臓などではミトコンドリアのシグナルと非常に類似したシグナルを呈することから，陰性コントロールとの比較は必須である．最近では，自家蛍光を抑制する試薬も販売されており，自家蛍光の問題もこれらの試薬を使用することで大きく改善されるようだ．[Vector Laboratries社，#SP-8500，Vector TrueVIEW Autofluorescence Quenching Kit with DAPI（本試薬を使用する場合にはステップ⓮は不要である）など]

おわりに

　　ミトコンドリアの機能不全は，ミトコンドリア病のみならず，がん，糖尿病といった生活習慣病や神経変性疾患などの発症や増悪の要因として考えられるようになってきた．さらに，ミトコンドリアダイナミクスの異常がこのような病態形成と密接にかかわることも報告され，ミトコンドリアの形態変化を観察する技術は，多様な研究領域で応用される研究手法の一つになっていくであろう．本編でも述べたように，ミトコンドリアの形態は，さまざまな外的な要因によって影響を受けることからも，再現性のある観察データを得るために実験条件を慎重に検討したうえで，注意深く観察・議論することが大切である．

◆ 文献

1）Westermann B：Nat Rev Mol Cell Biol, 11：872-884, doi:10.1038/nrm3013（2010）

2）Otera H, et al：Biochim Biophys Acta, 1833：1256-1268, doi:10.1016/j.bbamcr.2013.02.002（2013）

3）Chan DC：Annu Rev Pathol, 15：235-259, doi:10.1146/annurev-pathmechdis-012419-032711（2020）

4）Ishihara T, et al：Ann N Y Acad Sci, 1350：77-81, doi:10.1111/nyas.12848（2015）

5）Kang D, et al：Mitochondrion, 7：39-44, doi:10.1016/j.mito.2006.11.017（2007）

6）Ban-Ishihara R, et al：Proc Natl Acad Sci U S A, 110：11863-11868, doi:10.1073/pnas.1301951110（2013）

7）Ishihara T, et al：Mol Cell Biol, 35：211-223, doi:10.1128/MCB.01054-14（2015）

8）Lewis SC, et al：Science, 353：aaf5549, doi:10.1126/science.aaf5549（2016）

9）Ozawa S & Sasaki N：Cytologia（Tokyo）, 74：366（2009）

10）Karbowski M, et al：J Cell Biol, 164：493-499, doi:10.1083/jcb.200309082（2004）

11）Karbowski M, et al：Methods Enzymol, 547：57-73, doi:10.1016/B978-0-12-801415-8.00004-7（2014）

12）Ishihara T, et al：Proc Natl Acad Sci U S A, 119：e2210730119, doi:10.1073/pnas.2210730119（2022）

13）Otera H, et al：EMBO J, 24：1375-1386, doi:10.1038/sj.emboj.7600614（2005）

14）Yasuda T, et al：Cell Rep, 42：112434, doi:10.1016/j.celrep.2023.112434（2023）

第1章 ミトコンドリア

4 ミトコンドリアDNAの突然変異の病原性解析
DNA解析から膜電位・呼吸活性の評価まで

石川　香，玉城大敬，中田和人

はじめに

　ミトコンドリアDNA（mtDNA）の病原性突然変異は，ミトコンドリア病と総称される多様な臨床症状の原因となりうる．このため，mtDNAに生じた突然変異による影響を正しく評価することは，ミトコンドリア病やミトコンドリアの機能低下を理解するうえで重要である．本稿では，mtDNAに生じた突然変異の病原性を理解するために当研究室で用いているいくつかの基礎的な手法について概説したい．

mtDNAを対象とした解析

　mtDNAは1細胞あたり数百〜数千コピー，成熟した卵細胞では10万コピーを超えると言われるほどに，細胞あたりのコピー数が多い．核DNAの突然変異の場合，通常遺伝子型としては野生型ホモ，野生型と変異型のヘテロ，変異型ホモの3種類しか存在しない．一方，mtDNAの突然変異の場合は変異型mtDNAの割合（細胞や組織における野生型mtDNAに対する変異型mtDNAの含有率）が0〜100％の間で連続的に変動しうる．また，mtDNAの数（コピー数）そのものが増減して細胞機能に影響を及ぼす場合もある．このため，細胞中にmtDNAがどれくらい存在し，そのうちのどれだけが変異型mtDNAであるのかをきちんと把握する必要がある．

1. mtDNAのコピー数定量

　mtDNAのコピー数定量には，大きく分けて2通りのアプローチがある．

　一つは，定量PCRを用いて，核DNAのコピー数あたりのmtDNAコピー数を相対的に定量する方法である．この方法は，核DNAとmtDNAをTotal DNAとして抽出した一般的なDNA溶液に対して広く応用できる．何細胞から構成されているのかわからない組織片や，正確な細胞数を測定せずに回収した培養細胞のペレットなど，細胞数が未知のサンプルに対し，各細胞において平均で何コピーのmtDNAが含まれているのかを推定できる．

　もう一つは，デジタルPCRを用いてmtDNAを絶対定量する方法である．デジタルPCRでは，サンプルを数千〜数万の微細な区画（液滴またはウェル）に分けてPCR反応を行い，区画ごとに増幅されたか否かによってサンプル中に何コピーのターゲット配列があったか

を直接的に測定できる．検出感度は定量PCRよりも高いが，測定可能なコピー数のダイナミックレンジが狭いので，既知の細胞数（1～数細胞）のサンプルのmtDNAコピー数を直接定量する（レファレンスとしての核DNAコピー数は定量する必要がない）のに向いている．ここでは，より一般的な定量PCRを用いた手法について紹介する．

準　備

☐ **定量PCR装置**

☐ **コピー数既知のスタンダードプラスミド**

まず，mtDNAにしか存在しないmtDNA特異的な配列と，核DNAにしか存在しない核DNA特異的な配列（これらは種によって異なるため，自分が調べたい対象の生物でどの領域がそれぞれのゲノムに特異的であるかをあらかじめデータベース等を用いて調査しておく必要がある）に対するプライマーを設計する．ヒトなら文献1，マウスなら文献2や3で用いられている配列が参考になる．そのプライマーで増幅される，mtDNAと核DNAに特異的な配列を1コピーずつ含んだプラスミドをスタンダードとして用意する．このプラスミドがコピー数定量の指標となるので，プラスミド溶液の濃度からコピー数を換算しておく必要がある．濃度既知のプラスミド溶液におけるコピー数は，以下の数式を用いて求めることができる．

コピー数（コピー／μL）＝C/M×アボガドロ定数（6.02×10^{14}）

ここで，Cは吸光度等から求めた溶液中のプラスミド濃度（ng/μL）であり，Mはそのプラスミドの分子量である．分子量は，DNAの場合1 bpあたり650ないし660の近似値を用いることが多い．プラスミド全長の塩基数から，この近似値を用いて分子量を計算することができる．なお，こうした計算をWeb上で実施してくれる便利なツールもある[4]．

☐ **コピー数を調べたいサンプルのTotal DNA溶液**

☐ **PCRマスターミックス**

当研究室ではGeneAce SYBR qPCR Mix Ⅱ（ニッポンジーン社）を用いている．

☐ **mtDNA特異的プライマーと核DNA特異的プライマー（スタンダードプラスミドの配列を増幅するもの）**

プロトコル

1. スタンダードプラスミドとサンプルの希釈

スタンダードプラスミドの10倍希釈系列をつくる（10^7 コピーから10倍ずつ希釈して1コピーまで8点など．あらかじめある程度コピー数の範囲がわかっている場合はもっと狭い範囲でもよい）．サンプルのTotal DNAは，0.5 ng/μL程度に希釈しておく．

2. PCR反応プレミックスの調製[*1]

PCRマスターミックス	5 μL
フォワードプライマー（10 μM）	0.25 μL
リバースプライマー（10 μM）	0.25 μL
DW	2.5 μL
Total	8 μL

3. PCRプレートの準備～PCR反応

プレミックスを1ウェルあたり8 μLずつ分注し，希釈したスタンダードやサンプルを2 μLずつ添加[*2]してPCRプレートを作製する．プレートシールでシールし，軽くスピンダウン[*3]してから，スタンダードカーブを引くモードで定量PCRにかける．

4. データ処理

コピー数既知のスタンダードとサンプルのCt値から，各ウェルのコピー数が自動で計算されているはずである．mtDNAと核DNAそれぞれDuplicateで実施しているので，同一サンプルの2ウェル分の結果の平均値をとり，コピー数を求める．卵や精子といった生殖細胞を除き，体細胞は通常 $2n$ であるので，mtDNAコピー数を核DNAコピー数の2倍で除して細胞あたりのmtDNAコピー数を求める（図1）．なお，当研究室はコピー数定量の系を立ち上げるにあたり，藤田医科大学の八幡直樹先生，秦龍二先生にご指導いただいた．この場を借りてお礼申し上げたい．

[*1] 当研究室では384ウェルフォーマットで定量PCRを実施しているため反応液がTotal 10 μLと少なめであるが，96ウェルフォーマットの場合は全体を2.5倍して25 μLの系で実施するとよい．同一サンプルについてDuplicateで測定を実施するので，プレミックスは（サンプル数＋スタンダードの点数）×2 サンプル分用意する．

[*2] 分注前のプレミックスはよく混ざっていることが重要であるが，添加したサンプルはPCR反応前の加熱による熱対流で自然に混ざるので，無理にピペッティングをくり返して混和する必要はない．

[*3] ウェルの底に気泡があると，蛍光が散乱して検出効率がぶれるので，ウェル底の気泡を除くために行う．

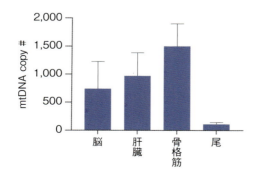

図1　マウス組織のmtDNAコピー数を定量した結果の一例

脳や骨格筋は，採材する部位や筋タイプなどによってもコピー数は増減する．尾の細胞のmtDNAコピー数は他の組織より少ない．なお，スタンダードプラスミドの構造や大きさによっても増幅効率は変動するため，縦軸の値は必ずしも絶対的なものではない．プラスミドの種類や実験条件が変われば数倍の範囲で変動しうるため，コピー数は同じ実験条件で実施したもの同士でしか比較することは難しい．

2. mtDNAの変異含有率測定

　マルチコピーであるmtDNAにどれだけの割合で突然変異が含まれているかは，病原性の発揮の有無を判断するうえでも重要な情報である．変異含有率の測定にも方法は複数ある．
　変異の位置や内容（A to GやT to C，あるいは欠失か挿入かなど）がわかっているのであれば，その変異を検出可能なプライマーを設計し，PCR-RFLP（制限酵素切断片長多型）で変異型のバンドの強さから変異含有率を定量できる．必ずしもどの変異にも対応可能な制限酵素があるわけではないが，ミスマッチプライマーなどを駆使して人為的に制限酵素サイトを作製することで，たいていの変異種には対応できる（図2）．
　また，1塩基多型を検出可能なプライマーと，野生型と変異型それぞれに特異的なプローブを設計し，定量PCRによって変異含有率を推定することもできる．ただし，含有率がおよそ15％以下あるいは85％以上となる場合，定量PCRの定量性は著しく不安定となり信頼性が低下する．そういった場合には，デジタルPCRによる絶対定量も有効な方法である．
　一方で，mtDNA全長のどこにあるかわからない変異種を網羅的に解析する場合には，次世代シークエンサーを用いたディープシークエンスが効果的なアプローチとなる．ここで重要なのは，核DNAにはmtDNAの配列と類似した配列断片がかなり多く見受けられるという点である．Total DNAをサンプルとして単純にディープシークエンスを実施すると，mtDNA由来の断片なのか，核DNAに存在するmtDNA様配列の断片なのか区別がつかなくなり，変異含有率を正確に算出するうえで大きな妨げになる．そのため，サンプル調製

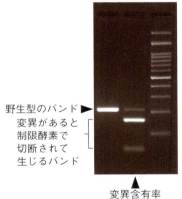

図2　ミスマッチプライマーによる制限酵素サイトの人為的作製の例（左）と，PCR-RFLPによる変異型mtDNAの割合の定量結果の一例（右）

左は，ヒトT3271C変異検出のためのプライマー設計の例で，水色ハイライト部分がプライマー領域である（3107位はコンセンサス配列でNとなっている）．3271Tも3271Cもそのままでは制限酵素で切断されないが，3275と3276位（青色ハイライト）のリバースプライマーの塩基をミスマッチに変えることにより，変異型の3271Cの場合にのみC|TTAAGというAfl IIの認識サイト（黄色ハイライト）が生じる．右は，別のヒト変異型mtDNAをヘテロプラスミー（正常型と変異型のmtDNAが混在する状態）で有する培養細胞の変異含有率をPCR-RFLPで定量した結果である．

時に極力核DNAの混入を抑えることが，正しい結果を得るために非常に重要なプロセスとなるのだが，このことを意識して実施されている研究はあまり多くない．当研究室では，以前はmtDNAを抽出するキットを用いて粗くmtDNA純化を行った後，ゲル抽出を経てより純度の高いmtDNAを得ていた[5]．しかし最近では，核DNAが直鎖でmtDNAが環状であることを利用し，直鎖DNAだけを分解するExonuclease V（Exo V）で処理することでmtDNAの純化を行っている．以下の方法は，理化学研究所のEmilie Bagge博士らが樹立した手法[2]を厚意によりご教授いただき，若干の改変を加えたものである．

準　備

- ☐ Exo V（ニュー・イングランド・バイオラボ社，#M0345[*4]．反応に必要なバッファーとATPも添付されている）
- ☐ サンプルのTotal DNA
- ☐ AMPure XP ビーズ（ベックマン・コールター社，#A63881）[*4]
- ☐ PCRマスターミックス〔GeneAce SYBR qPCR Mix Ⅱ（ニッポンジーン社，#313-09423）[*4]など〕
- ☐ mtDNA特異的プライマーと核DNA特異的プライマー[*5]
- ☐ 定量PCR装置
- ☐ ライブラリ調製試薬〔TruePrep DNA Library Prep Kit（Vazyme社，#TD501）[*4]など〕
- ☐ HiSeqやMiSeq（イルミナ社）といった次世代シークエンサー

[*4] ただし容量などによって複数の番号があるものが多いのでこれだけではない．

[*5] 基本的に，mtDNAコピー数定量で用いるものを併用できるが，核DNAの分解をより入念に検証するために，コピー数定量用に加えて，核とmtDNAそれぞれに特異的なプライマーペアを1～2セットずつ用意するとよい．

プロトコール

1. Exo V処理による核DNAの分解（1日目）

以下のように反応液を調製する．

NEB バッファー 4（Exo Vに添付されている）	10 μL
ATP（Exo Vに添付されている）	10 μL
Exo V	2 μL
DNA溶液（5,000 ng程度）[*6]	78 μL
Total	100 μL

後で定量PCRで核DNAとmtDNAの残存の程度を確認するため，Exo V未処理の同濃度のDNA溶液も準備する．調製した反応液を37℃で一晩置く．

2. Exo V処理による核DNAの分解（2日目）

翌日，以下のように調製したExo V溶液を追加してさらに一晩処理し，入念に直鎖DNAを分解する．

[*6] 微量組織などからDNAを得る場合，5,000 ngの量を得ることは難しいので，これより少なくても構わない．ただし，核DNAが1細胞あたりGbp単位であるのに対し，mtDNAはマルチコピーとはいえkbp単位であり，それが1,000コピーあったとしてもMbpオーダーで，核DNAの方がまだ圧倒的に多い．つまり，核DNAを分解したらDNAの量としては当初の1/1,000前後まで減少するので，なるべく出発材料が多い方がその後の配列解析の成功確率が上がる．

NEB バッファー 4	2 μL
ATP	8 μL
Exo V	8 μL
DW	2 μL
Total	20 μL

3. mtDNAの精製

　Exo V処理後のサンプルにAMPure XPビーズを直接加えてDNA精製を行う．このとき，Exo V未処理サンプルも同様にDNA精製を行う．精製プロトコールについては，AMPure XPビーズのプロトコール[6]を参照されたい．

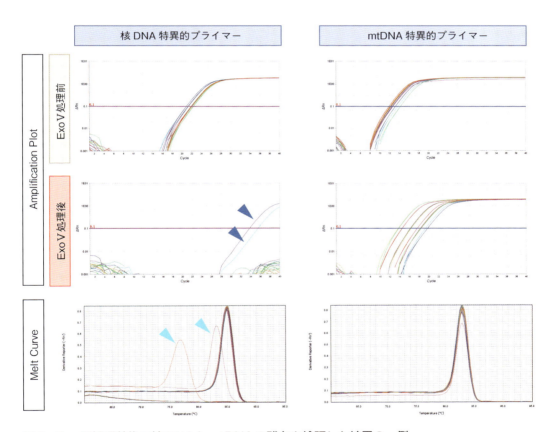

図3　Exo V処理前後の核DNAとmtDNAの残存を検証した結果の一例
核DNA特異的プライマーで増幅すると，Exo V処理後はほとんど増幅曲線の立ち上がりが認められなくなる．図では2サンプルの増幅曲線が見える（紺の矢頭）が，それらのMelt curve（解離曲線）を見ると，非特異的な増幅（水色の矢頭）であったことがわかる．一方，mtDNAはExo V処理後も十分残存しており，Melt curveからも特異的な増幅であることがわかる．

4. 核DNAの分解の確認

ExoⅤ処理サンプルと未処理サンプルそれぞれから一部をとり，5〜10 ng/μL程度の濃度になるよう希釈する．コピー数定量と同様に，核DNAとmtDNAそれぞれに特異的なプライマーを用いた定量PCRを実施（コピー数を知ることが目的ではないので，スタンダードを置く必要はない）し，核DNAがほぼ完全に分解されていることを確認する（図3）．

5. ディープシークエンス[*7]

純化されたmtDNAをサンプルとして，TruePrep DNA Library Prep Kit（Vazyme社）などによるライブラリ調製を行い，HiSeq（イルミナ社）などによる配列解析を実施し，得られた配列断片を対象の生物のコンセンサス配列（マウスなら，GRCm39など）にマッピングして，塩基ごとに全リード数に対する変異を生じていたリード数の割合から，変異含有率を算出する（図4）．

[*7] mtDNAの純化以降の配列解析については，特に特別な手法は用いていないので，一般的なNGS解析と同様の手順で構わない．次世代シークエンサーを容易に利用できない場合には，mtDNA純化までを自前で行い，NGS解析は外注することも選択肢となる．その場合，mtDNA純化によってサンプルのDNA濃度がかなり低い場合があることをあらかじめ外注先に伝え，配列解析前のQCの条件を緩めてもらうなどの工夫が必要となる場合がある．

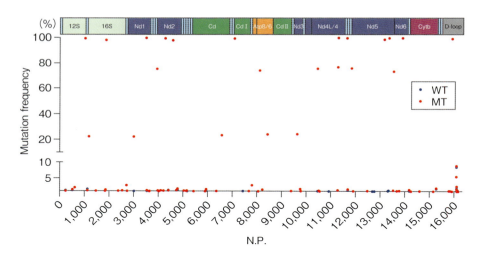

図4　mtDNA全周の突然変異含有率を示した解析結果の一例
検出された変異のうち，含有率1％以上のもののみを示している．野生型細胞（WT）では含有率1％を超える変異はほとんど認められないが，mtDNAに高頻度に変異が蓄積した細胞（MT）では，含有率が20％を超える変異が20カ所以上認められる．

細胞や組織を対象とした解析

前述のような解析の結果，細胞や生体組織において一定程度の変異型mtDNAが確認されたら，次のステップはその変異型mtDNAによる影響が細胞や組織に表現型として現れているかどうかを解析することである．細胞の増殖速度，ROS産生量，ミトコンドリアの形態や数，膜電位低下の有無，呼吸活性（酸化的リン酸化反応，酸素消費，呼吸酵素複合体の活性），ATP産生能などが主な解析対象になる．組織の場合は，細胞で調べられる項目に加え，その組織（臓器）特有の機能が維持されているかどうかなども重要な要素となるだろう．本稿では，細胞や組織を用いて解析されるいくつかの項目のうち，膜電位と呼吸活性の評価について概説する．

1. 膜電位の評価

膜電位は，TMRE（tetramethylrhodamine ethyl ester）やJC-1といった蛍光色素を用いて評価されることが多い．TMREは膜電位が維持されている細胞では橙色の蛍光（励起549 nm／蛍光574 nm）が観察されるが，膜電位が低下すると蛍光が観察されなくなる．JC-1の場合は，膜電位が正常レベルであれば凝集して赤色の蛍光を発するが，膜電位が低下すると単量体になって緑色の蛍光を発する（励起514 nm／緑色蛍光529 nm／赤色蛍光590 nm．正確には膜電位が正常の際には緑色蛍光と赤色蛍光が同時に観察され，膜電位の低下に伴って赤色／緑色の比が低下する）．ここでは，JC-1色素を活用したフローサイトメーターによる膜電位評価法の例を紹介する．

準　備

□ JC-1

JC-1色素単独で購入することも可能だが，フローサイトメーターや顕微鏡による観察など用途に応じて適正化されたキットも各社から販売されているので，目的に応じてそれらを購入するとよい．フローサイトメーター用のキットとしては，Molecular Probes社（現サーモフィッシャーサイエンティフィック社）のMitoProbe JC-1 Assay Kit などが使いやすい．本キットには，陰性対照のためのCCCPも付属する．

□ CCCP または FCCP などの脱共役剤[*8]

□ 解析対象となる細胞

培養細胞を解析する場合には，事前にトリプシン処理などによって細胞を剥がし，1×10^6 cells/mL 程度の細胞数で培地またはPBSなどに懸濁しておく．血球細胞などを対象とする場合は，溶血処理を行い，フィルターを通して細胞を分散しておく．

□ フローサイトメーター

[*8] 膜電位を強制的になくした陰性対照群を準備するために用いる．JC-1キットのなかに一緒に含まれていることも多いので，その場合は別途用意する必要はない．

プロトコール

1. 陰性対照群の準備

陰性対照群として，終濃度50μM程度（細胞の種類によって感受性も異なるので，条件検討したほうがよい）のCCCPで5分間ほど処理し，膜電位を消失させたサンプルを用意しておく．

2. JC-1染色

解析対象と陰性対照群に，終濃度2μMになるようにJC-1色素のストック溶液を添加し，ボルテックスなどでよく撹拌して37℃で30分程度置き，染色する．

3. フローサイトメーターを用いた解析

染色後，一度遠心して上清を除き，フローサイトメーターでの解析に適した緩衝液などに細胞を再懸濁して解析を行う（図5）．

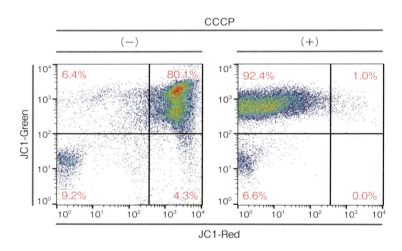

図5　マウスの脾臓細胞を用いたJC-1染色による膜電位評価の一例
CCCPによる脱共役を行っていない左側ではJC1-RedとJC1-Greenのシグナルがいずれも強く検出されているが，脱共役を行った右側ではJC1-Redの蛍光が弱くなり，JC1-Greenの蛍光だけが検出される細胞が圧倒的に増えている．ピンクの数字は各区画内の細胞の割合を示している．

2. 呼吸活性の評価

　　呼吸活性の評価法には，フラックスアナライザー（Seahorse Bioscience社，現Agilent Technologies社）を用いて酸素消費速度を測定する方法や，細胞からミトコンドリア画分を抽出して生化学的に活性を定量する方法，Native PAGEによって呼吸酵素複合体を形成したまま泳動し，In gelで活性を評価する方法など複数のアプローチがある．ここでは，特に動物組織の呼吸機能を評価するうえで非常に有力な手法である，COX/SDH染色について紹介する．COXはcytochrome *c* oxidase（呼吸酵素複合体Ⅳ），SDHはsuccinate dehydrogenase（呼吸酵素複合体Ⅱ）のことである．呼吸酵素複合体Ⅰ，Ⅲ，Ⅳ，Ⅴを構成するサブユニットの遺伝子は核DNAとmtDNAの両方に，呼吸酵素複合体Ⅱを構成するサブユニットの遺伝子はすべて核DNAにコードされている．このため，ミトコンドリア呼吸機能が低下した組織を用いてCOX/SDH染色を行うと，呼吸酵素複合体Ⅳの活性に基づくCOX染色性（茶色）が低下し，SDHが低下した酸化還元反応を代償するためSDH染色性（青色）が増加し細胞は青色を呈する．一方で，ミトコンドリア呼吸機能が正常な細胞は茶色を呈する．

準　備

□ クライオスタット
□ トラガカントゴム（粉末）（富士フイルム和光純薬社，#200-02245）
□ コルク板（厚さ6 mmくらいのもの）から切り出した1〜1.5 cm四方のコルク片
□ DAB（3,3'-Diaminobenzidine tetrahydrochloride，同仁化学研究所，#349-00903）
□ NBT（Nitro blue tetrazolium chloride，富士フイルム和光純薬社，#144-01993）

プロトコール

1. 新鮮凍結組織切片の作製

　　COX/SDH染色では，酵素の活性を維持した状態で組織切片を作製することが重要であるため，一般的な切片作製時のように固定して包埋したりはせず，新鮮凍結臓器から切片を作製する必要がある．当研究室では，以下のような手順で新鮮凍結切片の作製を行っている．

　　粉末のトラガカントゴムに水を加えながらペースト状にする．コルク片にペースト状にしたトラガカントゴムを載せ，そこにマウス

から摘出した臓器片の下部を埋め込み，上部は組織が突き出た状態で，液体窒素で冷却したイソペンタン中で急速凍結させることで，新鮮凍結臓器を作製する（−80℃の冷凍庫で保存）．その後，染色を行う当日に[*9]新鮮凍結臓器からクライオスタットを用いて，厚さ10μmの組織切片を作製する．切片は常温でしばらく乾燥させる．

2. 染色液の準備

切片を乾燥させている間に，染色液を調製する．各染色液の組成は，以下の通りである．

[COX染色液]
DAB	60 mg
0.1 M酢酸バッファー	27 mL
1 % MnCl$_2$	3 mL
0.1 % H$_2$O$_2$	300 μL

これら試薬を混合後，1 N NaOHでpHを5.5に合わせ（染色液が茶色になる）[*10]，コプリンジャーに入れて37℃の恒温水槽で温める．

[SDH染色液]
コハク酸ナトリウムバッファー	15 mL
0.2 Mリン酸バッファー（pH 7.4）	15 mL
NBT	30 mg

これら試薬を混合後，COX染色液とは別のコプリンジャーに入れて37℃の恒温水槽で温める．

3. COX染色

乾燥させたプレパラートを，温めたCOX染色液に入れる．染色性は組織によって異なるため，反応時間は組織ごとに条件検討が必要である．例えば，マウスの腎臓だと5分程度の反応で染色されるが，マウスの骨格筋組織だと染色に10分以上の時間を要する．反応中にスライドガラスを取り出し顕微鏡で観察しながら，呼吸活性が正常な組織（陽性対照群）が茶色に染色されるまで反応を続ける．

4. SDH染色

陽性対照群で十分にCOX染色が進んだら，プレパラートを温めたSDH染色液内に入れる．SDH染色についても組織によって染色性が異なるため，反応中にスライドガラスを取り出し顕微鏡で観察しながら反応時間を検討する．ミトコンドリア呼吸活性が低下している組織では，細胞が青色に染色されてくる．

[*9] 切片として切り出してから長時間経過すると染色性が低下するため，切片作製と染色は同日に実施する．

[*10] COX染色の染色性は，染色液のpHに大きく依存する．染色性が悪い場合には，pHに注意しながら染色液やバッファーを調製し直した方がよい．

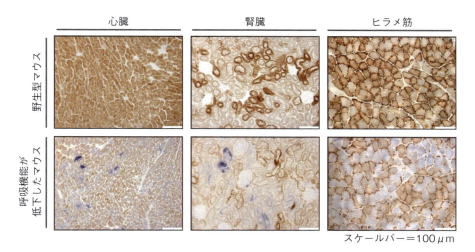

図6 COX/SDH染色結果の一例
野生型マウスとミトコンドリアの呼吸機能が低下したマウスの心臓，腎臓，ヒラメ筋を用いてCOX/SDH染色を行ったもの．ミトコンドリアの呼吸活性が正常な細胞は茶色に，低下している細胞は青色に染色される．

5. 脱色・封入・観察

SDH染色後，30％アセトン→60％アセトン→90％アセトン→60％アセトン→30％アセトン→DWの順に出し入れし，それぞれでスライドガラスを5秒間に10回程度上下に動かしながら脱色する．その後，グリセリンゼリーを用いて封入し，顕微鏡で観察する[*11]（図6）．

*11 COX/SDH染色の発色は時間の経過とともに変化するので，観察は極力染色当日中にすべて行うことが望ましい．

おわりに

　本稿で紹介した手法はいずれもmtDNAや細胞，組織を対象とした解析のうちのごく一部のアプローチに過ぎない．解析手法は，用いるサンプルや目的などによって適切に選択される必要があり，本稿で記載されているものがそのままあらゆるサンプルに適応できるものではないため，サンプルの特性などに応じて実験手法や条件の検討を行うことが肝要である．mtDNAを解析対象とする場合，そのマルチコピー性と，核に存在するmtDNA様の配列断片の存在には常に注意を払う必要がある．また細胞や組織のミトコンドリア機能は，mtDNAだけによって制御されているわけではなく，核DNAにコードされた遺伝子の影響も大きく受けているという点も重要である．ミトコンドリアの機能低下とmtDNAの突然変異が同時に観察されたからと言って，直ちにそのmtDNA変異がミトコンドリア機能低下の原因であるとは断言できず，核DNAの影響の有無を念頭に置かねばならない．mtDNAの突然変異の影響を正しく評価するためには，mtDNAと細胞機能とを注意深く両面から評価していくことが必要である．本稿で紹介した手法がその一助になれば幸いである．

◆ 文献

1 ） Yahata N, et al：Sci Rep, 7：15557, doi:10.1038/s41598-017-15871-y（2017）
2 ） Bagge EK, et al：BMC Biol, 18：150, doi:10.1186/s12915-020-00890-5（2020）
3 ） Foote K, et al：Aging Cell, 17：e12773, doi:10.1111/acel.12773（2018）
4 ） Thermo Fisher Scientific 社：DNA Copy Number and Dilution Calculator.
https://www.thermofisher.com/jp/ja/home/brands/thermo-scientific/molecular-biology/molecular-biology-learning-center/molecular-biology-resource-library/thermo-scientific-web-tools/dna-copy-number-calculator.html
5 ） Ishikawa K, et al：PLoS One, 14：e0213283, doi:10.1371/journal.pone.0213283（2019）
6 ） Beckman Coulter 社：AMPure XP のプロトコル.
https://www.beckman.jp/reagents/genomic/cleanup-and-size-selection/pcr/ampure-xp-protocol

◆ 参考図書

「臨床のための筋病理 第5版」（埜中征哉，西野一三／著），日本医事新報社（2021）

第1章 ミトコンドリア

5 ミトコンドリアクリステの動態観察

多喜正泰

はじめに

　ミトコンドリアは，その内膜が複雑に折り畳まれたクリステ構造を有し，電子伝達系やATP合成酵素が高密度に存在することによって，細胞のエネルギー供給を担っている．このため，クリステの形態および動態はミトコンドリアの機能に対して直接的かつ深遠な影響を及ぼし，また細胞のエネルギー需要や環境ストレスなどさまざまな外的要因に応じて動的に変化する．電子顕微鏡は，微細なクリステ形態を観察するのに適しているが，動的挙動を追跡することはできない．一方で，蛍光顕微鏡はミトコンドリアのライブイメージングを可能にするが，個々のクリステ間の距離が光学顕微鏡の回折限界である200 nm以下であることが多く，クリステ構造を詳細に観察することができない．これに対して，超解像イメージング技術は光学顕微鏡の回折限界を超える空間分解能でライブセルイメージングが可能な技術であり，2014年のノーベル化学賞の受賞対象となった．現在，STED顕微鏡法，PALM/STORM，SIMが主な超解像顕微鏡技術として利用されているが，クリステのライブセルイメージングの実施においては，各手法にそれぞれ利点と欠点が存在する[1]．
　STED顕微鏡は，**誘導放出**という光の物理現象を利用した顕微鏡であり，励起用レーザー光とドーナツ状の誘導放出用レーザー光（STED光）という2種類のレーザー光を使用する．STED顕微鏡の詳細な原理については，多くの文献が存在するため，それらを参照されたい[2]．本稿では，STED顕微鏡を用いたクリステのライブセルイメージングに関し，試料の準備，使用例，および撮像の注意点について解説する．

蛍光色素の選択

　STED顕微鏡では，励起された色素のうちドーナツ部分の蛍光シグナルは除去され，ドーナツの孔部分からの蛍光のみが検出される．孔のサイズはSTED光の出力強度を高めることで小さくすることができ，xy平面における空間分解能が向上する．すなわち，高い空間分解能を得るためには強力なSTED光照射が必要であり，これが蛍光色素の著しい褪色を引き起こす原因となる（図1）[3]．また，分解能を共焦点顕微鏡の200 nmからSTED顕微鏡

誘導放出：励起状態にある原子や分子に外部から光子が照射されると，その光子のエネルギーが励起状態のエネルギーに一致している場合，同じエネルギーと位相をもつ新たな光子が放出されること．

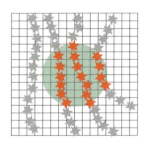 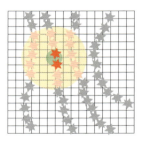 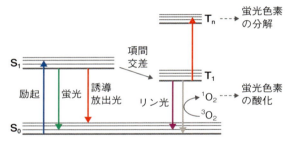

図1 共焦点顕微鏡と超解像顕微鏡の分解能と蛍光シグナル強度の違い
共焦点顕微鏡の空間分解能は200 nm程度であるため，クリステ同士（クリステ間の距離は約100 nm）を分離することができない（左）．超解像顕微鏡では個々のクリステを分離して観察することができるが，分解能（この場合は4倍）が高くなると蛍光シグナルは大きく減少する（右）．STED光が照射された領域（右図の黄色）にある蛍光色素は脱励起される．

図2 STED顕微鏡における蛍光色素の褪色
基底状態（S_0）にある蛍光色素は励起光（青矢印）によって一重項励起状態（S_1）になり，蛍光を発して基底状態に戻る（緑矢印）．STED光の照射により誘導放出光（赤矢印）を出して基底状態に戻る．励起光を強くすると，寿命が長い三重項励起状態（T_1）として存在する割合が増え，活性酸素の一種である一重項酸素（$^1O_2$）が発生しやすくなり，色素が酸化される．また，STED光により，T_1よりさらに高いエネルギー状態（T_n）に遷移すると，色素の結合開裂などが起こる．

での50 nmまで向上させると，蛍光シグナルを検出するピクセル数は1/16に減少する（図2）．これにより，蛍光シグナル強度も大幅に低下するため，これを補うには励起光の出力を共焦点画像撮像時の2〜5倍に引き上げる必要がある．強い励起光照射もまた色素褪色の原因となるため，空間分解能と蛍光褪色防止の両立は，STED顕微鏡において特に顕著なジレンマとなる．

ミトコンドリア内膜を蛍光標識する手法は大きく3つに分類される．第一にミトコンドリア蛍光染色剤，第二に蛍光タンパク質によるミトコンドリア内膜タンパク質の標識，第三に**自己標識化タンパク質タグ**と蛍光色素のハイブリッド標識があげられる[4]．前述のとおり，STED顕微鏡は強いレーザー光照射を要するため，ライブセルイメージングにおいて通常の蛍光タンパク質による標識は適していない[※]．耐光性に優れたミトコンドリア標識剤，あるいはタンパク質タグリガンドの使用が推奨される．

STED光の出力は励起光レーザーに比べて著しく強いため，STED光の波長が色素の吸収スペクトルの裾野にわずかでも重なると十分な蛍光シグナルが検出されてしまい，観察の妨げとなる．したがって，使用するSTED光の波長を吸収スペクトルと重ならないものにするか，適切な蛍光色素を選択する必要がある．また，蛍光極大波長に近いSTED光を用いると誘導放出効率が高まるが，蛍光の検出波長領域が狭くなるため，輝度が低い色素を用いる場合は注意が必要である．複数色の蛍光色素で染色した細胞をSTED顕微鏡で観察する場合は，色素の組合わせを慎重に検討する必要がある．通常の多色イメージングとは異なり，蛍光のクロストークが小さく，かつ各蛍光スペクトルの一部がSTED光の波長と

自己標識化タンパク質タグ：特定のタンパク質に対して遺伝子工学的に融合させたタンパク質タグの一種で，蛍光色素が連結した合成リガンドを作用させることで共有結合を形成する．
※ 宮脇等は耐光性に優れた蛍光タンパク質StayGoldを開発している[9]．さらにこれを改良することで，SIMによるクリステ構造の観察を報告している[10]．

重なるものを選択することが求められる.

準　備

1. 観察試料

☐ **35 mm ガラスボトムディッシュ**

カバーガラスの厚みが 0.17 mm（No. 1S）のもの（例：松浪硝子工業社，#D11130H；AGC テクノグラス社，#3971-035）

☐ **蛍光色素**

・ミトコンドリア蛍光染色試薬[1]

Nonyl acridine orange（NAO，#A1372），Tetramethyl-rhodamine methyl ester（TMRM，#T669），MitoTracker™ Green（MTG，#M7514）（いずれもサーモフィッシャーサイエンティフィック社）など

本稿では，われわれが開発した耐光性に優れたミトコンドリア染色試薬 MitoPB Yellow[5] を使用している.

・細胞膜透過性タンパク質タグリガンド

SiR650-BG（Spirochrome 社），HaloTag® SaraFluor™ 650T Ligand（五菱化薬社，#A308-01），HaloTag® TMR Ligand（プロメガ社，#G8252）など

☐ **培養細胞**

HeLa 細胞など接着性細胞であれば特に問題なく使用可能. 浮遊性細胞を用いる場合は，ポリリシンあるいはコラーゲンでコーティングされたカバーガラスを使用する.

☐ **染色用培地：DMEM + 10 % FBS + 1 % DMSO**

・DMEM（富士フイルム和光純薬社，#041-29775）

・FBS（サーモフィッシャーサイエンティフィック社，#A5256701）

・DMSO（富士フイルム和光純薬社，#045-24511）

☐ **観察用培地：DMEM**（フェノールレッド不含，富士フイルム和光純薬社，#044-33555）

CO_2 ガスが不要の低蛍光性培地として Hibernate E Low Fluorescence（BrainBits 社）がある. 高価であるが，ステージトップインキュベーターがない顕微鏡で超解像イメージングを長時間行う際に重宝する.

2. 装置

☐ **超解像レーザー顕微鏡：Leica TCS SP8 STED 3X**

構成内容

---

[1] ミトコンドリア蛍光染色試薬は通常ミトコンドリア膜電位を利用して集積するため，固定細胞を染色することができない. ただし，タンパク質と共有結合を形成可能な一部の染色試薬については，ライブセルで染色後に固定処理することができる.

- ホワイトライトレーザー：470〜670 nm の任意の励起波長（1 nm 刻み）で出力できる．
- STED 光レーザー（592, 660, 775 nm）：592 nm と 660 nm は連続光．775 nm は 80 MHz のパルス光．
- 超高感度ハイブリッド検出器（Leica HyD）
- Adaptive Focus Control（AFC）：対物レンズと容器底面の距離を自動的に保つ．

部屋の温度は年間を通じて一定に保ち，エアコンと除湿機で湿度を 50 % 程度に維持する．使用の 30 分前にはスイッチを入れ，十分に暖気しておく．

- ☐ **STED観察用対物レンズ**：HC PL APO 100x/1.40 OIL STED WHITE
- ☐ **油浸レンズ用イマージョンオイル**：Leica タイプ F
- ☐ **解析ソフト**：Huygens（Scientific Volume Imaging 社），Fiji

プロトコール

具体例として，**1. クリステ形態のライブセル観察**，および **2. 内膜と外膜の二重染色**に関するプロトコールを示す．なお，顕微鏡システムの起動や操作法については，顕微鏡の操作マニュアルをご参照いただきたい．

1. クリステ形態のライブセル観察

1）サンプル準備

❶ 細胞培養

細胞をガラスボトムディッシュに播種し，前日までに十分に接着させる．

❷ 染色培地の準備

MitoPB Yellow の 100 μM DMSO 溶液を準備し，これを DMEM（10 % FBS）で 200 倍に希釈する（最終濃度：MitoPB Yellow 0.5 μM）．色素の DMSO 溶液添加後はすみやかにボルテックスで 1 分間撹拌し，できるだけ早く使用する（翌日以降に持ち越さない）．この場合，0.5 % DMSO を含む培地が得られるが，細胞によっては最大 1 % まで増やすことが可能である．DMSO の添加量や色素濃度は，使用する細胞種に応じて適宜調整する．

❸ ミトコンドリアの染色

細胞から培地を除去し，PBS で複数回洗浄後，❷の染色培地に置換する．その後，CO_2 インキュベーター内で 2 時間染色する（37℃，5 % CO_2）．染色培地を取り除き，細胞を PBS または

54　疾患研究につながる　オルガネラ実験必携プロトコール

DMEMで複数回洗浄する．フェノールレッド不含DMEM，あるいはHibernate E Low Fluorescenceに培地を置換し，カバーガラス表面を蒸留水で十分に洗浄後，顕微鏡にセットする．

2）画像撮影

❶ 撮影条件の決定

・STED光の波長：STED光の波長は，色素が直接励起されないものを選択する．MitoPB Yellowでは660 nmのSTED光を使用する．

・励起光波長：特に問題なければ，通常吸収極大波長に設定する．

・検出器：HyDカメラで蛍光シグナルを検出し，励起光およびSTED光からの漏れ込みを防ぐため，それぞれの波長から5 nm以上ずらした範囲を設定する．

❷ 共焦点画像の撮影

まず，STED光をオフにして設定した条件で共焦点画像を取得する．観察エリアを決定し，ピクセルサイズが目標分解能の1/2〜1/4となるようにズーム倍率を設定する．例えば，目標分解能を50 nmとした場合，ピクセルサイズは12.5〜25 nm程度にするとよい．励起光の出力，スキャンスピード，検出器の感度，平均化の回数なども設定する．スキャンスピードを遅くするとシグナル強度が上がり鮮明な画像が得られるが，蛍光色素が褪色しやすくなる．MitoPB Yellowは耐光性に優れていることから，スキャン速度100 Hzで最も高いS/N比の画像が得られる．

❸ STED画像の撮影

STED光をオンにし，励起光の出力を2〜5倍高める．STED光の出力は目標分解能に応じて10〜100％の範囲で調整する．STED光の出力を100％にすると高い空間分解能が得られるが，励起光出力も上げる必要があり，蛍光色素の褪色が顕著になるため注意が必要である[*2]．

また，蛍光検出のゲート開始点を遅らせることによってSTED画像の分解能を向上させることができる．市販されている蛍光色素の多くは蛍光寿命が公表されているため，その値の半分を開始時間の目安として設定すればよいが，最適な条件は値を変えながら見つけるとよい．例えばMitoPB Yellowの蛍光寿命は約7 nsであり，ゲート開始を3 nsに設定した場合（ゲート時間：3〜12 ns）に最もきれいな画像が得られた．STED顕微鏡でクリステ動態をタイムラプス観察する場合は，ミトコンドリアの光損傷を極力抑えるため，STED光の出力を最小限度に留める．さらに，観察領域を小さくすることで1フレームあたりにかかる時間を短縮できる．しかし，非常に強いSTED光照射は色素の有無にかかわらずミトコンドリアに大きなダメージを与えるため，生物学的

[*2] 592 nmおよび660 nmのSTED光は連続光（CW）であるが，775 nmのSTED光はパルス光であり，1パルスあたりのエネルギーは十分に強いため，連続光に比べてSTED光の出力を抑えることができる．

に意味のある変化であるか，光照射によるアーティファクトであるかを判断する必要がある．

❹ 画像処理

得られた画像に対しデコンボリューションを施す．STED光で完全に消失できなかったシグナルをデコンボリューション処理によって取り除くことで，明瞭な画像が得られる．Leica TCS SP8 STED 3XシステムにはHuygensというソフトウェアがインストールされており，取得した画像から直接画像処理が可能である．

2. 内膜と外膜の二重染色

STED顕微鏡を用いた細胞の二重染色観察には，いくつかの留意点が存在する．本稿では，ミトコンドリア内膜と外膜をそれぞれMitoPB YellowおよびHaloTag® TMR Ligandで染色した細胞の観察例を示す．

1）サンプル準備

❶ 細胞のトランスフェクションおよび培養

前日までに，HaloTag融合TOMM20プラスミド（pN1-TOMM20-Halo，Addgene，#129348）をトランスフェクションした細胞をガラスボトムディッシュに播種する．

❷ 染色培地の準備

MitoPB Yellowの染色培地（**1-1）❷**を参照）にHaloTag® TMR Ligandを最終濃度 0.1 μMとなるように添加し，すみやかにボルテックスで約1分間撹拌する．調製後の染色培地はできるだけ早く使用すること．

2）画像撮影

❶ 撮影条件の決定

- STED光の波長：2種類の蛍光が誘導放出を起こす波長を選択する．この際，STED光が両者を励起しないことを確認する．今回の例では，592 nmのSTED光はTMRに加え，MitoPB Yellowの裾野ともわずかに被ってしまうため，660 nmのSTED光を使うのが適切である（**図3**）．
- 励起光波長：色素の吸収スペクトルに基づき，両者が同時に励起されない波長を選択する．多くの場合，ピークトップではないため，励起効率が低下することに注意する．MitoPB Yellowは470 nm，TMRは540 nmで励起することで両者の蛍光シグナルを効率的に分離できる．
- 検出器：励起光およびSTED光が重ならない領域を選択し，励起効率および検出効率からクロストークが最小となる波長領域を設定する．MitoPB YellowとTMRはストークスシフト[*3]が大きく異なるため，吸収波長は大きく異なるが，蛍光はほぼ同

*3 吸収極大波長と蛍光極大波長のエネルギー差．ストークスシフトが大きい色素は励起状態でエネルギー緩和を起こしている．

56　疾患研究につながる　オルガネラ実験必携プロトコール

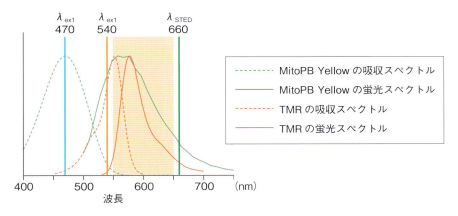

図3 STED顕微鏡における二重染色の色素の組合わせ
470 nm 励起波長は MitoPB Yellow を効率よく励起するが，TMR はほとんど励起されない．一方，540 nm の励起光では TMR が励起される．660 nm の STED 光は両者の蛍光スペクトルの裾野と被っている．

じ波長領域で観測される．

❷ **画像撮影**

前項と同様に，共焦点モードで細胞を選んだあと，STED 光をオンにして撮像する．今回のように蛍光シグナルが重なる場合は，両者を同時に励起することはできないため，それぞれのチャネルの画像を取得するのにタイムラグが生じる．ミトコンドリアはダイナミックに動くオルガネラであるため，超解像顕微鏡でみるとタイムラグによる染色画像のズレを生じる場合がある．これを最小限に抑えるには画像ごとのシークエンスではなく，ラインごとのシークエンスで撮影することが望ましい．

トラブルへの対応

■クリステが観察されない場合

・光軸のずれ

　蛍光ビーズを用いて，ドーナツが正しく形成されているかを確認する．また，メーカー保証の分解能が出ているかも確認する．ドーナツが形成されるが，分解能が上がらない場合，STED 光の光源の修理や交換が必要となる可能性がある．

・色素の褪色

　STED 画像を取得する前に多くの画像を撮影すると，色素が褪色することがある．励起光の出力を極力抑えて条件を設定する．また，分解能を上げるためにSTED光の出力を上げすぎると画像が暗くなり，色素が褪色しやすくなる．その場合は，STED 光の出力を下げるか，褪色に強い色素を使用する．

・ミトコンドリア内膜を標識できていない

蛍光色素によっては，共焦点顕微鏡ではミトコンドリアが検出される場合でも，色素が内膜に局在していないことがある．Nonyl acridine orange などのミトコンドリア内膜の局在が保証されている色素や，タンパク質タグなどを用いて，染色や観察のプロトコールが正しいことを確認する．

・ミトコンドリア膜電位の消失

多くのミトコンドリア染色剤は膜電位依存的にミトコンドリアに集積する．細胞の固定や活性酸素によりミトコンドリアがダメージを受けているなど，ミトコンドリア膜電位の消失が考えられる場合，色素がミトコンドリア外に流出している可能性がある．この場合，MitoTracker Orange CMTMRos（サーモフィッシャーサイエンティフィック社，#M7510）など，ミトコンドリアタンパク質と共有結合する染色剤を使うか，タンパク質タグを介した標識を行う．

■ミトコンドリアが変形する場合

STEDの強力な光照射によりミトコンドリアがダメージを受けている可能性がある．これは色素の三重項励起状態から酸素にエネルギーが移動し，活性酸素の一種である一重項酸素の発生により脂質膜が酸化される結果と考えられ，膨潤したミトコンドリアが観察される．したがって，一度撮影した場合は，画像の良し悪しにかかわらず場所を変えてから撮影した方がよい．タイムラプス観察など，同一エリアの撮影をくり返す場合は，励起光およびSTED光の出力を最低限まで下げる．

実験結果

細胞は環境変化に応じて融合と分裂をくり返すことで，ミトコンドリアの形態を変化させながら生命活動を維持している．例えば栄養豊富な培地で培養すると，分裂したミトコンドリアが多く観察されるが，栄養飢餓ストレスに晒されると，ミトコンドリアは高度に融合して細長くなる．共焦点顕微鏡では融合したミトコンドリアは観察されるが，クリステの様子までは捉えることができない．一方，STED顕微鏡を用いることにより，個々のクリステ構造を明瞭に捉えることができ（図4A），ミトコンドリアの形態と機能を細胞が生きたままの状態で解析できるようになった．また，内膜と外膜の二重染色により，MitoPB Yellowの内膜特性が確認された（図4B）．タンパク質タグを用いることにより，任意のオルガネラをTMRで蛍光標識できることから，オルガネラ間の相互作用がクリステ形態にどのような影響をもたらすのかについて調べることもできる．

また，タイムラプス観察によりダイナミックに変化するクリステ形態をリアルタイムで追跡することができる．図5には20秒ごとの画像を掲載しているが，実際には1フレーム約1秒で観察している．これにより，クリステ同士も早い時間スケールで融合や分裂をくり返す様子が捉えられた．しかし，強いSTED光はミトコンドリアに深刻なダメージを与えてしまう．光によって酸化された脂質膜がミトコンドリア膜透過性遷移孔の開口を引き起

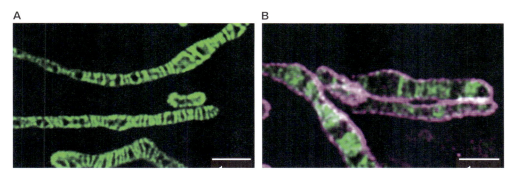

図4　STED顕微鏡によるクリステの観察
A) 栄養飢餓状態で12時間培養したHeLa細胞をMitoPB Yellowのみで染色．ミトコンドリアが伸長し，クリステ密度が高くなっている．B) ミトコンドリア内膜と外膜の二重染色．

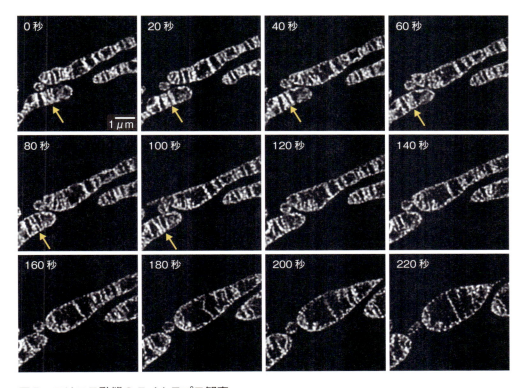

図5　クリステ動態のタイムラプス観察
クリステの形態はダイナミックに変化する（黄色矢印）．STED光の照射はミトコンドリアに深刻なダメージを与え，ミトコンドリアの膨潤とともに，クリステ構造が消失する様子が観察された．（文献5より引用）

こし，カルシウムイオンの流出や水の流入が起こった結果，ミトコンドリアが膨潤したのであろう[6]．

おわりに

超解像顕微鏡の登場は細胞イメージングに変革をもたらし，これまで観察が困難であったミトコンドリア内膜動態が観察できるようになった．本稿ではSTED顕微鏡を用いたクリステのライブセルイメージングについてわれわれの研究事例を紹介したが，最近ではクリステ動態とミトコンドリアDNAとの相関性など，新たな知見も報告されている[7]．また，SIMによるクリステ観察も多数報告されるなど[8]，この数年の進展には目覚ましいものがある．いずれの超解像顕微鏡においても強い光照射を必要とするため，動態を追跡するには高い耐光性を有する蛍光色素の使用が求められる．超解像顕微鏡開発と蛍光色素および蛍光タンパク質開発が両輪となって発展することで，ミトコンドリアの機能が新たに解明されていくであろう．

◆ 文献

1 ） Samanta S, et al：Chem, 5：1697-1726, doi:10.1016/j.chempr.2019.03.011（2019）
2 ） Vicidomini G, et al：Nat Methods, 15：173-182, doi:10.1038/nmeth.4593（2018）
3 ） Oracz J, et al：Sci Rep, 7：11354, doi:10.1038/s41598-017-09902-x（2017）
4 ） Stephan T, et al：Sci Rep, 9：12419, doi:10.1038/s41598-019-48838-2（2019）
5 ） Wang C, et al：Proc Natl Acad Sci U S A, 116：15817-15822, doi:10.1073/pnas.1905924116（2019）
6 ） Bonora M, et al：Nat Rev Mol Cell Biol, 23：266-285, doi:10.1038/s41580-021-00433-y（2022）
7 ） Ren W, et al：Light Sci Appl, 13：116, doi:10.1038/s41377-024-01463-9（2024）
8 ） Huang X, et al：Nat Biotechnol, 36：451-459, doi:10.1038/nbt.4115（2018）
9 ） Hirano M, et al：Nat Biotechnol, 40：1132-1142, doi:10.1038/s41587-022-01278-2（2022）
10） Ando R, et al：Nat Methods, 21：648-656, doi:10.1038/s41592-023-02085-6（2024）

◆ 参考図書

・実験医学別冊　最強のステップUPシリーズ「初めてでもできる！超解像イメージング」（岡田康志／編），羊土社（2016）

第2章 小胞体

1 概論—小胞体の機能と品質管理システム

西頭英起

はじめに

　小胞体は，核外膜から連続したリン脂質二重膜によって構成され，細胞内全体に広がる．その役割は，分泌・膜タンパク質の合成と翻訳後修飾，リン脂質合成，コレステロール合成，カルシウムイオン調節，他のオルガネラ形成と機能維持など多岐にわたる．その品質は厳密に保持されており，小胞体の機能破綻すなわち小胞体ストレスは，脳神経疾患や代謝性疾患などさまざまな疾患につながる．1990年代後半に小胞体ストレス受容体が発見されて以来，生化学的，分子生物学的な実験手法により爆発的に研究が進み，さらにイメージング技術やオミクス解析の革新により，現在もなお新たな発見が続いている．本章では，はじめに小胞体の機能と品質管理システムについて概説したのち，代表的な小胞体に関する研究手法として，小胞体内の環境を観察する方法（**2章-2**），受容体から発信される小胞体ストレス応答の解析方法（**2章-3**），ストレス時に蓄積する小胞体不良タンパク質分解の測定方法（**2章-4**）について紹介する．

小胞体ストレス

　細胞が合成する全タンパク質の1/3は小胞体を通過し，そこで産生された分泌・膜タンパク質などは，小胞体内腔で正しく折りたたまれ機能タンパク質となり，適切に配置される．しかし，細胞は常にさまざまなストレスに晒されており，折りたたみ異常タンパク質が小胞体内に蓄積すると小胞体ストレス状態に陥る．小胞体の内腔は酸化的レドックス環境でかつカルシウムイオンが豊富に貯蔵されており，このような環境の破綻も小胞体ストレスと関連する[1]．細胞は，小胞体ストレス状態を感知し恒常性を維持するための品質管理システムとして大きく2つの手段を講じる（**図1**）．1つは，小胞体タンパク質の新規合成を抑制し小胞体負荷を軽減する．これに主に寄与するのは，細胞全体の翻訳抑制，小胞体で合成されるタンパク質をコードするmRNAを分解するシステム（regulated IRE1-dependent decay：RIDD），分泌タンパク質などの翻訳時輸送を抑制し分解するシステム（endoplasmic reticulum stress-induced pre-emptive quality control：ERpQC）などである[2]．他方は，すでにつくられてしまった不良タンパク質を処理する手段で，小胞体シャペロンを介して再び折りたたむか，あるいは再折りたたみが不可能な不良タンパク質を細胞質に逆輸送し

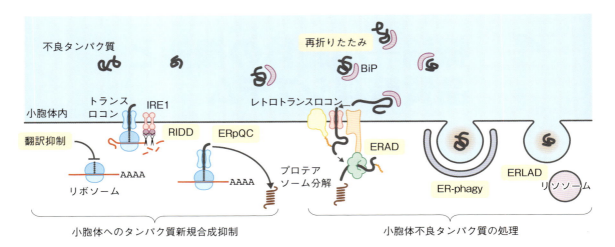

図1　小胞体の品質管理システム
図左は，小胞体タンパク質の新規合成を抑制し小胞体負荷を軽減するシステムで，これに寄与するのは，翻訳抑制，mRNAを分解するRIDD，分泌タンパク質などの翻訳時輸送を抑制し分解するERpQCなどである．図右は，すでにつくられた不良タンパク質を処理するシステムで，小胞体シャペロンによる再折りたたみ，不良タンパク質を細胞質に逆輸送して分解するERAD，劣化小胞体を分解するER-phagyや，不良タンパク質を小胞として分離しリソソーム分解するERLADなどがある．

て分解する（ER-associated degradation：ERAD）．最近では，劣化した小胞体そのものを分解するER-autophagy（ER-phagy）や[3]，不良タンパク質を小胞として小胞体から切り離しリソソームと癒合することで分解するER-to-lysosome-associated degradation（ERLAD）なども注目されている[4]（図1）．このような小胞体ストレス応答による回避能力を超えた強いあるいは遷延化したストレスが負荷された場合，小胞体ストレス誘導性のアポトーシスシグナルによって細胞ごと排除されることになる．

小胞体ストレス受容体

脊椎動物は，ユニークな活性化メカニズムをもつ3種類の小胞体ストレス受容体〔PKR-like ER kinase（PERK），inositol-requiring enzyme 1（IRE1），activating transcription factor 6（ATF6）〕を有する[5]．いずれも膜貫通型タンパク質で，定常状態では小胞体内腔側にシャペロン分子BiPが結合し不活性型として保たれている．小胞体内不良タンパク質の蓄積により，BiPが不良タンパク質と結合することで受容体は活性化され，下流にシグナルが伝達される（図2）．

PERKは，細胞質側にセリン・スレオニンキナーゼ領域を有し，二量体化さらにオリゴマー化に伴ってキナーゼ領域が自己リン酸化され活性型となる．PERKは，基質であるeukaryotic initiation factor 2 α-subunit（eIF2α）をリン酸化することでキャップ依存的翻訳が抑制され，細胞全体の翻訳が抑制される．一方，リン酸化eIF2αは，上流オープンリーディングフレーム（uORF）構造をもつ遺伝子の翻訳を逆に促進する．この特殊なメカニズ

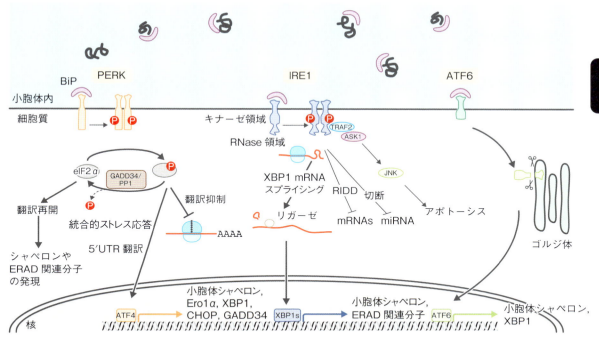

図2 小胞体ストレス受容体を介した応答
PERKは，自己リン酸化により活性化されeIF2αをリン酸化し翻訳を抑制する．統合的ストレス応答により翻訳されたATF4は，小胞体ストレス応答関連遺伝子群を転写誘導する．IRE1は，キナーゼ領域とリボヌクレアーゼ領域をもち*Xbp1* mRNAをスプライシングする．成熟型Xbp1sは転写因子としてERAD関連タンパク質や酸化還元酵素などを発現誘導する．また，小胞体近傍のmRNA群を分解したり（RIDD），ASK1-JNK経路を活性化する作用ももつ．ATF6は，小胞体ストレス依存的にゴルジ体へ移動し膜内切断され，転写因子としてBiPなどを発現誘導する．

ムにより発現誘導された転写因子ATF4は，小胞体ストレス応答関連遺伝子群を転写誘導する．このシステムは統合的ストレス応答とよばれ，酸化ストレスや低酸素ストレスなどにも共通の応答である．IRE1は，細胞質側にキナーゼ領域とリボヌクレアーゼ領域の両方をもつ特徴的な構造を有している．PERKと同様，BiPの解離後に二量体化しキナーゼ領域の自己リン酸化が起こり立体構造が変化することでリボヌクレアーゼ領域が活性化される．哺乳類では，特異的基質であるXbp1（X-box binding protein 1）mRNAの2カ所を切断し，26塩基イントロンがスプライシングされる．Xbp1 mRNAの効率的なスプライシングは，リボソームに翻訳されたばかりの新生鎖XBP1タンパク質が小胞体膜上にリクルートされることで可能となる[6]．スプライスされたmRNAはXbp1s（spliced form of Xbp1）転写因子をコードし，ERAD関連タンパク質や酸化還元酵素などを発現させる．また，オリゴマー化したIRE1は，分泌タンパク質や膜タンパク質をコードするmRNA群を切断し，その翻訳を抑制する（RIDD）．一方，IRE1は，RNase非依存的な機能として，キナーゼ領域活性化依存的にアダプター分子TRAF2と結合し，ストレス応答性MAPキナーゼASK1-JNK経路を活性化しアポトーシスを誘導する[2]．このように，IRE1は小胞体ストレスの状況に応じてさまざまなシグナル経路を活性化することで，生存と機能さらには死と

いう多様な細胞運命決定を担っている．ATF6は，N末端にbZIP領域を有するⅡ型膜貫通型転写因子である．小胞体ストレス依存的にATF6はゴルジ体へと輸送され，S1P，S2Pにより膜内切断される．切断されたN末端断片は核内へ移行し，BiP等の分子シャペロンを転写誘導することで小胞体タンパク質の折りたたみ能力を向上させる．ATF6と類似の構造をもつファミリー分子として，OASIS，BBF2H7，CREBH，AIbZIP，Lumanなどがあり，いずれもゴルジ体で膜内切断を受けN末端断片が転写因子として機能する[7]．これらは，細胞種特異的な発現分布を有するものが多く，細胞の分化や機能に重要な役割を果たす．このように，ATF6ファミリーはゴルジ体での膜内切断というユニークなメカニズムによって活性化されるが，そのシステムの多様な生物学的意義に関するさらなる解析が期待される．

小胞体品質管理システム

　PERK，IRE1，ATF6の3経路による転写活性は，BiPなどの小胞体シャペロンの他にも，酸化還元酵素，レクチンタンパク質，ERAD関連分子などさまざまな小胞体品質管理にかかわる分子を発現誘導する．小胞体内腔に挿入されたタンパク質は，シグナル配列の切断，糖鎖付加，ジスルフィド結合などの翻訳後修飾を受ける．小胞体内腔は細胞質内に比して酸化状態であり，その環境を厳密に維持するために，Ero1やPDIなど約20種類の酸化還元酵素の発現量や相互作用が調整されている[1]．また糖タンパク質の品質管理では，カルネキシンとカルレティキュリンがレクチン型分子シャペロンとして酸化異性化酵素ERp57と協調して折りたたみにかかわる．このように小胞体内腔では，分子シャペロン，酸化還元酵素，レクチンタンパク質など多くの折りたたみにかかわる分子群が，糖タンパク質，非糖タンパク質，ジスルフィド結合タンパク質などさまざまな種類の不良タンパク質の折りたたみ異常を認識し，分子シャペロンのATP依存的なシャペロン活性や酸化異性化活性を利用して正しい立体構造を再形成する．しかし，再折りたたみが困難な場合や，アミノ酸変異がある場合などは，折りたたみ関連分子が不良タンパク質を分解経路ERADへと送り込む．再折りたたみか分解かの分別を担う分子としては，還元酵素ERdj5やレクチンタンパク質EDEMなどが重要な役割を果たす（図3）．

　小胞体内腔に分解システムは存在しないため，修復不可能な不良タンパク質はERAD経路により小胞体内腔から細胞質側へと逆輸送される．この際に基質タンパク質が通過する逆輸送孔（レトロトランスロコン）については，Derlinファミリー分子やE3リガーゼHRD1などのERAD分子が孔を形成しているとする説が有力であるが，その実態はいまだ議論の余地が残されている．細胞質に放出された基質は脱糖鎖され，プロテアソームで分解される．ERAD基質は，折りたたみ不全領域の存在箇所に応じてERAD-C（細胞質），ERAD-L（内腔），ERAD-M（膜）に大別される．哺乳類では，HRD1，gp78，RMA1，TEB4，TMEM129，RNF126など，10種類以上のE3ユビキチンリガーゼがERAD基質の分解に関与する[8]．ユビキチン化されたERAD基質は，Derlinファミリーに結合するp97/Npl4/Ufd1の複合体を介して，p97のATP依存的にプロテアソームへ輸送される[9]．その際，基質の

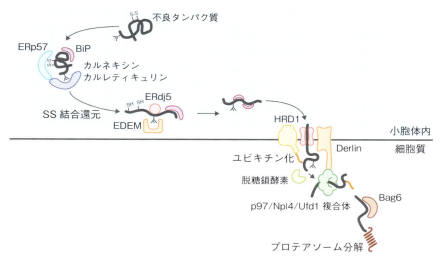

図3　小胞体内不良タンパク質の分解
小胞体内では，Ero1やPDIなどがジスルフィド結合に関与し，糖タンパク質についてはカルネキシン・カルレティキュリンがERp57と協調し折りたたみにかかわる．折りたたみ不可能な不良タンパク質は，ERdj5やEDEMを介してERADにより小胞体内腔から細胞質側へと逆輸送される．細胞質に放出された基質は脱糖鎖後にユビキチン化され，p97/Npl4/Ufd1複合体とBag6を介してプロテアソームで分解される．

疎水性領域が細胞質で凝集し分解が妨げられることがないよう，シャペロン様活性をもつBag6が基質疎水性領域を補足することで，効率的な分解に寄与する[1]（図3）．このような一連のシステムにより，不良タンパク質は小胞体内腔や細胞質で凝集することなくスムーズに処理され，細胞は小胞体ストレスを回避して生存，機能することが可能になる．しかし，何らかの原因でこれらの分解システムが破綻すると細胞機能低下や細胞死につながりさまざまな病気の原因となる[10]．

膜脂質変化と小胞体ストレス応答

不良タンパク質の蓄積だけでなく，細胞の膜脂質の恒常性の破綻も小胞体ストレスを誘導し，さまざまな疾患に関与する．膜リン脂質の飽和と不飽和のバランスが崩れることで，PERKとIRE1は選択的に活性化される．膜脂質構成変化による受容体の活性化は前述とは全く異なるメカニズムである[11]．小胞体内腔領域を欠失させたPERKおよびIRE1も膜脂質の飽和化により活性化されることから，PERKとIRE1の膜貫通領域近傍が膜脂質変化を感知すると予想されるが，詳細なメカニズムは不明である．また，膜脂質の飽和化による小胞体ストレス応答シグナルと不良タンパク質蓄積による小胞体ストレス応答が質的に異なるのか，そうであればそのメカニズムに関しても興味深い．脂肪代謝と代謝性疾患との関連を視野に，さらに研究が進むことが期待される．

おわりに

　小胞体品質管理システムの解明には，わが国の多くの研究者の貢献によるところが大きい．ここで取り上げた以外にも，多様な分子メカニズムが発見されている．その一方で，レトロトランスロコンの実態，IRE1によるXbp1のスプライシングとRIDDのメカニズムの違い，ERADとER-phagy，ERLADの使い分けとそのメカニズムなど不明な点が多く残されている．また，これまではツニカマイシンやタプシガルギン，DTTといった薬剤によって誘導される小胞体ストレスの研究が主であったが，生体における生理的な条件下でのストレス応答に関する研究が注目されてきている．このような，生理的小胞体ストレスと，その破綻による疾患の分子メカニズムの解明がさらに進展することで，疾患の分子標的創薬につながることが期待される．

◆ 文献

1) Ushioda R & Nagata K：Cold Spring Harb Perspect Biol, 11：a033910, doi:10.1101/cshperspect.a033910（2019）
2) Kadowaki H & Nishitoh H：FEBS J, 286：232-240, doi:10.1111/febs.14589（2019）
3) Knupp J, et al：FEBS J, 290：5656-5673, doi:10.1111/febs.16986（2023）
4) Rudinskiy M & Molinari M：FEBS Lett, 597：1928-1945, doi:10.1002/1873-3468.14674（2023）
5) Wodrich APK, et al：Front Mol Neurosci, 15：831116, doi:10.3389/fnmol.2022.831116（2022）
6) Yanagitani K, et al：Science, 331：586-589, doi:10.1126/science.1197142（2011）
7) Saito A, et al：FEBS J, doi:10.1111/febs.17052（2024）
8) Christianson JC & Ye Y：Nat Struct Mol Biol, 21：325-335, doi:10.1038/nsmb.2793（2014）
9) Sicari D, et al：Cells, 8：1347, doi:10.3390/cells8111347（2019）
10) Bhattacharya A & Qi L：J Cell Sci, 132：jcs232850, doi:10.1242/jcs.232850（2019）
11) Kono N, et al：Mol Biol Cell, 28：2318-2332, doi:10.1091/mbc.E17-03-0144（2017）

第**2**章 小胞体

2 小胞体環境を評価する

潮田　亮

はじめに

　　小胞体には種々の分子シャペロンやジスルフィド酸化異性化酵素が存在し，タンパク質のフォールディングの場として機能している．タンパク質のフォールディングを正しく成立させるためには，小胞体における適正なタンパク質品質管理が重要であり，これには小胞体内腔環境の恒常性が維持されることが前提となる．つまり，タンパク質成熟や分解を含めたタンパク質恒常性（プロテオスタシス）を支える土台は小胞体内腔環境の維持にあり，それらの適切な評価はプロテオスタシス研究の基本と言える．

　　小胞体は分泌・膜タンパク質のフォールディングの場であると同時に，細胞内カルシウムイオンの貯蔵庫としての役割がある．小胞体にはサイトゾルと比較するとおよそ5,000倍ものカルシウムイオンが貯蔵されており，小胞体からの一過的なカルシウムイオンの放出はさまざまな生命現象のセカンドメッセンジャーとして重要な役割を果たす．カルシウムイオンは小胞体に存在する分子シャペロンや酵素群の活性にも必要であるため，カルシウムイオン恒常性はタンパク質品質管理の重要な環境基盤である．また，サイトゾルと比較すると非常に酸化的なレドックス環境であることも，小胞体の特筆すべき特徴である．この酸化的なレドックス環境はタンパク質の立体構造形成に必要なジスルフィド結合にとって有利な環境であり，レドックス環境の恒常性維持もタンパク質品質管理を支える重要な環境基盤と言える．つまり小胞体においてはタンパク質，カルシウムイオン，そしてレドックスという3つの主要な環境要因に対する恒常性維持が重要であり，それぞれの環境要因がバランスをとりあい，さらにクロストークすることにより，小胞体の恒常性が正常に保たれている（図1）[1]．小胞体環境の恒常性破綻は，これらの環境要因がバランスを失うことによって生じると言え，それぞれの恒常性を破綻させた場合，小胞体ストレスが惹起され，アルツハイマー病に代表される神経変性疾患や2型糖尿病など代謝異常病といった重篤な病気の原因になりうることも知られている（小胞体ストレスについては**2章-3**で解説する）．

　　本稿では，プロテオスタシスを支える2つの環境基盤であるカルシウムイオン環境とレドックス環境に注目し，その環境評価法の一端を紹介する．

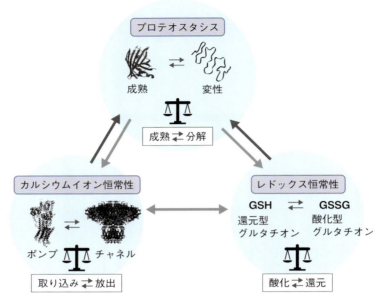

図1　プロテオスタシスを支える小胞体環境

プロテオスタシス（タンパク質恒常性）は，分子シャペロンや酸化異性化酵素による新規合成タンパク質の成熟と，変性タンパク質のERAD（小胞体関連分解）やERファジーなどによる分解のバランスによって成り立っている．これらプロテオスタシスが維持されるためには，小胞体のカルシウムイオン恒常性とレドックス恒常性という2つの環境が正常に維持されることが前提となる．それぞれの環境要因がクロストークを示し，それぞれの恒常性破綻は小胞体環境全体の恒常性破綻につながる．

小胞体カルシウムイオン環境を評価する

　哺乳類の小胞体は，細胞のカルシウムイオン貯蔵庫として機能しており，サイトゾルと比較しておよそ5,000倍もの高濃度のカルシウムイオン濃度を維持している．イノシトール三リン酸（IP$_3$）受容体やリアノジン受容体を介した小胞体からの一過的なカルシウムイオンの放出は，さまざまな生命現象のセカンドメッセンジャーとして機能している．一方，小胞体から放出されたカルシウムイオンは，小胞体膜上のカルシウムイオンポンプsarco/endoplasmic reticulum Ca^{2+}-ATPase（SERCA）ファミリーによってATPのエネルギーを利用して，再び小胞体内腔に取り込まれる．SERCAによって小胞体内腔のカルシウムイオンが高濃度に維持されることは，小胞体のプロテオスタシスの維持にも重要である．BiPやカルレティキュリンなど，小胞体を代表する分子シャペロンは，小胞体内腔のカルシウムイオン濃度が高く維持されなければシャペロン活性が低下し，正しく機能することができない．カルシウムイオン濃度の低下によるフォールディングキャパシティの低下は，小胞体にミスフォールドタンパク質の蓄積を招き，小胞体ストレスを惹起する．そのため，SERCA

ファミリーの阻害剤であるタプシガルジン（Tg）は，代表的な小胞体ストレス誘導試薬として用いられる．

1. 高濃度に維持されたカルシウムイオン環境を評価する

神経発火などの生命現象は，しばしば細胞内のカルシウムイオンの流入を測定することによって，定量的に評価されてきた．細胞内のカルシウムイオン濃度の測定には，小分子のカルシウムイオン感受性プローブや遺伝子コードされた**genetically encoded calcium indicator（GECI）**が用いられる．代表的なGECIとしては，単一波長センサーGCaMP[2]，**フェルスター共鳴エネルギー移動〔Förster resonance energy transfer（FRET）〕**型センサーのyellow cameleon[3]などがある．GECIは多くの利点をもつが，その最大の特徴は特定のオルガネラに標的化できるという点にある．しかし，カルシウムイオン環境はオルガネラごとに異なるため，より適切にカルシウムイオン濃度の変化を追跡できるよう，改良が重ねられてきた．例えば，オリジナルのGCaMPセンサーは，円順列置換緑色蛍光タンパク質（cpGFP），カルモジュリン（CaM）ドメイン，およびCa^{2+}/CaMと結合するM13ペプチドから構成される（**図2A**）．小胞体のカルシウムイオン濃度はサイトゾルと比較するとおよそ5,000倍と高濃度（およそ500 μM）であるため，カルシウムイオンとの親和性が高いセンサーの場合，蛍光シグナルが飽和してしまい，正しい測定が困難となる．この問題を解消するため，cfGCaMP2（GCaMP2のバリアント，K_d = 0.67 μM）のCaM領域に変異（E31D/F92W/E104D/D133E）を導入し，カルシウムイオンとの親和性を低下させたCEPIA1erが開発された（K_d = 368 μM，F_{max}/F_{min} = 4.2：Fは蛍光強度を示す）[4]（**6章-6**も参照のこと）．これによりCEPIA1erのK_d値は，小胞体内腔のカルシウムイオン濃度と同程度となり，小胞体内腔のカルシウムイオン濃度の評価に適したGECIとなった．さらに，以前に開発されたG-GECO1.1（緑），R-GECO1（赤），GEM-GECO1（青／緑）をCEPIA1erに導入することにより，マルチカラー観察が可能なG-CEPIA1er（K_d = 672 μM，F_{max}/F_{min} = 4.7），R-CEPIA1er（K_d = 565 μM，F_{max}/F_{min} = 8.8），GEM-CEPIA1er（K_d = 558 μM，R_{max}/R_{min} = 21.7：Rは蛍光強度比を示す）も開発された．このように，カルシウムイオンとの親和性を低下させたCEPIA1erをはじめとする，高いダイナミックレンジと時空間分解能で小胞体の高濃度カルシウムイオン環境を測定できるGECIの開発により，例えば，ニューロン内のシナプス活動依存的な小胞体のカルシウムイオン動態も評価できるようになった．また，GEM-CEPIA1erは比率測定が可能であり，発現量に依存せずに測定ができるというのも大きな利点である．GEM-CEPIA1erを用いた実際の測定手順を**プロトコール1**にまとめた．

---

genetically encoded calcium indicator（GECI）：遺伝子工学的手法により開発されたカルシウム感受性蛍光タンパク質．
フェルスター共鳴エネルギー移動〔Förster resonance energy transfer（FRET）〕：2つの蛍光分子がごく近接して存在する場合，1つの蛍光分子からもう1つの蛍光分子へエネルギーが移行する．

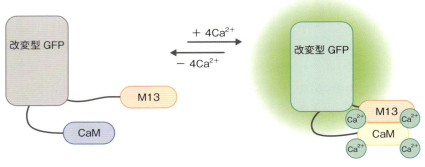
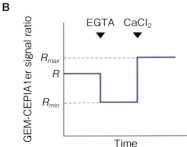

図2 GEM-CEPIA1erを用いた小胞体内腔のカルシウムイオン濃度測定
A) GCaMPシリーズの測定メカニズム．GCaMPはカルモジュリン（CaM）ドメイン，改変型GFP，およびM13ペプチドをもつ．CaMにカルシウムイオン（Ca^{2+}）が結合すると構造変化を引き起こし，M13ペプチドが結合する．この結合に伴う構造変化によってGFPが蛍光を発することになる．B) GEM-CEPIA1erによる小胞体カルシウムイオン濃度の測定．蛍光強度比Rを測定し，EGTAを加えて細胞内のカルシウムイオンをキレートし，R_{min}を求める．続いて高濃度の$CaCl_2$を加えることで，R_{max}を求める．**プロトコール1❻**の計算式より，小胞体内腔のカルシウムイオン濃度を算出することができる．

準 備 1

- [ ] GEM-CEPIA1er（Addgene，#58217）
- [ ] フルオロブライト（サーモフィッシャーサイエンティフィック社，#A18967-01）
- [ ] Varioskan LUX（サーモフィッシャーサイエンティフィック社）
- [ ] HBSS（Ca^{2+} free）
- [ ] イオノマイシン（メルク社，#19657）
- [ ] EGTA
- [ ] ジギトニン（メルク社，#300410）
- [ ] $CaCl_2$

プロトコール1

❶ GEM-CEPIA1er を哺乳類細胞（HeLa などの接着細胞）にトランスフェクションする．測定に十分な発現量を維持する．

❷ トランスフェクションして24時間後に96ウェルプレートにまき直す．トランスフェクションした細胞を 2.0×10^5 cells/mL に希釈し，96ウェルプレートに $200\,\mu$L ずつまき，37℃で24時間インキュベートする．

❸ 培地をフルオロブライトに置換し，マルチモードマイクロプレートリーダー Varioskan LUX（ディスペンサー付きのもの）の測定条件を，励起波長は385 nm，蛍光波長は466 nmと510 nm，測定時間（蛍光検出）は200 msに設定する[*1]．測定では，466 nmでの蛍光強度 F_{466nm} と510 nmでの F_{510nm} における蛍光強度比 R（F_{466nm}/F_{510nm}）を求める．

> [*1] インターバル時間は測定するウェルの数によって変わる．

❹ HBSS（Ca^{2+} free）に $150\,\mu$M イオノマイシン，200 mM EGTA，$200\,\mu$M ジギトニンを加え，ディスペンサー1にセットする．1 M $CaCl_2$ をディスペンサー2にセットする．これらの濃度は，細胞に添加したときの終濃度とする．

❺ ステップ❸で設定した測定条件で測定を開始する．測定開始から数分後にディスペンサー1から $20\,\mu$L をウェルに添加し，小胞体からカルシウムイオンを枯渇させ，R_{min} を求める．さらに数分後にディスペンサー2から $20\,\mu$L をウェルに添加し，R_{max} を求める（図2B）．

❻ 測定した値から以下の式を用いて，カルシウムイオン濃度（$[Ca^{2+}]_{free}$）を算出する．ただし，GEM-CEPIA1erのヒル係数 $n = 1.37$，解離定数 $K_d = 558\,\mu$M とする．

$$[Ca^{2+}]_{free} = \left(\frac{R - R_{min}}{R_{max} - R}\right)^{\frac{1}{n}} \times K_d$$

2. 細胞内で小胞体へのカルシウムイオン取り込み活性を評価する

　IP_3 受容体やリアノジン受容体による小胞体からの一過的なカルシウムイオン放出は，細胞内に導入した小分子カルシウムイオン感受性プローブやGECIを用いて，サイトゾルや核内のカルシウムイオン濃度の上昇を測定することで評価できる．SERCA ファミリーのカルシウムイオン取り込み活性の低下は，小胞体内腔のカルシウムイオンの濃度に直接影響を与えるため，取り込み活性の評価は小胞体環境を評価するうえで非常に重要である．しかし，そもそも小胞体のカルシウムイオン濃度は高く維持されているため，カルシウムイオンポンプによる小胞体のカルシウムイオン濃度の変化はごくわずかであり，その評価は非

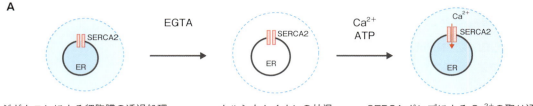
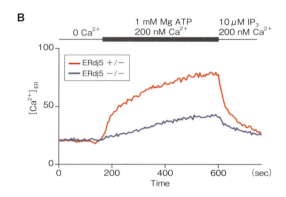

図3　生細胞を使ったSERCAカルシウムポンプの取り込み活性の測定
A）透過処理を施した細胞での測定手順．Mag-Fura-2AMを細胞に導入し，ジギトニンによって透過処理を行う．EGTAによって細胞内のカルシウムイオンを枯渇させる．その後，Mg-ATPによってSERCA2を刺激し，Ca^{2+}の取り込みを測定する．B）実際の測定例．ERdj5はSERCA2b（SERCA2のアイソフォーム）のポンプ活性を促進する．Ca^{2+}導入後，ERdj5ヘテロMEF細胞（ERdj5 +/−）ではカルシウムイオンの取り込み活性が観察されるが，ERdj5ノックアウトMEF（ERdj5 −/−）細胞では取り込み活性が減弱していることがわかる．（Bは文献5のデータをもとに作成）

常に困難であった．御子柴らのグループは，小胞体膜上に存在するカルシウムイオンポンプSERCAの小胞体へのカルシウムイオン取り込み活性を，半透過した細胞を用いた画期的な方法で測定することに成功した（図3）[5]．実際の測定手順を**プロトコール2**にまとめた．

準備2

- ☐ KCl
- ☐ NaCl
- ☐ HEPES
- ☐ EGTA
- ☐ Mag-Fura-2AM（サーモフィッシャーサイエンティフィック社，#M1292）
- ☐ ジギトニン（メルク社，#300410）
- ☐ FCCP（アブカム社，#ab120081）
- ☐ Mg-ATP

□ $CaCl_2$
□ イノシトール三リン酸（IP_3）（同仁化学研究所，#IOO7）

プロトコール2

❶ 125 mM KCl，19 mM NaCl，10 mM HEPES，1 mM EGTA（KOHでpHを7.3に合わせる）になるように調製し，1 mM EGTAを含めてサイトゾル様培地（CLM）とする．

❷ マウス胎仔線維芽細胞（MEF）に小分子カルシウムイオン感受性色素であるMag-Fura-2AMを5 μM添加し，室温で60分間インキュベートする．

❸ 細胞を20 μMジギトニンを含むCLMに2～3分間さらして透過処理する．その後，ジギトニンを含まないCLMに交換し，37℃で15分間インキュベートする．

❹ ミトコンドリアへのCa^{2+}の取り込みを防ぐために，1 μM FCCPを含むCLMに交換する．

❺ 蛍光顕微鏡で励起波長330 nm，蛍光波長491 nmを測定し，Mag-Fura-2AMの蛍光の継時変化を追跡する．

❻ 1 μM FCCPと1 mM Mg-ATPを含む遊離の［Ca^{2+}］が200 nM（$CaCl_2$添加[*2]）に調製されたCLMに交換し，小胞体にCa^{2+}を導入して観察する（SERCAの活性を観察するには❻まででよい）．

❼ Ca^{2+}の放出を誘導するために，10 μM IP_3を含む遊離の［Ca^{2+}］が200 nM（$CaCl_2$添加[*2]）に調製されたCLMに交換して観察する．

[*2] 遊離の［Ca^{2+}］調製は，CLMに1 mM EGTAが含まれることを考慮し，$CaCl_2$を添加する．

小胞体レドックス環境を評価する

　　細胞内のレドックス環境は，酸化還元酵素群や活性酸素種などのさまざまな因子によって構築される．グルタチオンは，グルタミン酸，システイン，グリシンの3つのアミノ酸からなり，細胞内に0.1～10 mMの濃度で豊富に存在するレドックス因子である．分子内チオール基が還元状態である還元型グルタチオン（GSH）と，分子間ジスルフィド結合を形成する酸化型グルタチオン（GSSG）がある一定の平衡状態で存在する．その酸化還元比（［GSH]²/［GSSG]）に基づいて算出される**酸化還元電位（レドックスポテンシャル）**は，

酸化還元電位（レドックスポテンシャル）：ある酸化還元反応系における電子のやりとりの際に発生する電極電位のこと．物質の電子の放出のしやすさ，受けとりやすさを定量的に評価する尺度として用いられる．サイトゾルや小胞体などレドックス環境を評価する際，酸化型グルタチオンと還元型グルタチオンの比からレドックスポテンシャルを導くことが多い．

細胞内レドックス環境の指標として用いられる．サイトゾルではGSHの割合が高く（[GSH]：[GSSG]＝100：1），小胞体ではGSSGの比率がサイトゾルと比較して高いため（[GSH]：[GSSG]＝1〜10：1），小胞体はサイトゾルと比べて酸化的な環境と言える．サイトゾルのレドックス環境ではタンパク質のジスルフィド結合形成はほとんど起こらないが，小胞体内腔では自発的なジスルフィド結合が起こりうるレドックスポテンシャルであるため，小胞体は酸化的フォールディングに適した環境と言える．小胞体のレドックス環境は還元剤処理により容易に破綻させることができ，例えば，代表的な還元剤であるDTTは小胞体のプロテオスタシスを破綻させ，小胞体ストレスを誘導する．

1．酸化的レドックス環境を評価する

　生細胞内におけるレドックス環境は，GFP改変型のレドックスセンサータンパク質roGFP（redox-sensitive green fluorescent protein）の開発と近年の改良により正確に評価できるようになった（図4）．roGFPは，GFPのβバレル構造内に2つのシステイン残基を導入したことで，酸化還元状態に応じたジスルフィド結合の架橋と解離を蛍光波長の変化として追跡することが可能になった[6]．しかし，オリジナルのroGFP（roGFP1やroGFP2）の中間電位は－280〜－290 mVであるため，レドックスポテンシャルがおよそ－150〜－210 mVとされる小胞体では完全に酸化され，サイトゾルではほぼ還元されてしまう．そのため，その測定ダイナミックレンジには問題があった．特に，小胞体内の酸化的なレドックス環境を正確に測定するレドックスセンサーの開発は難航しており，今なお改良が続けられてい

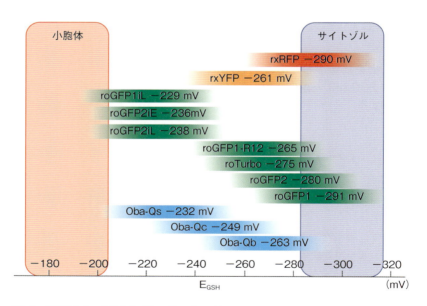

図4　開発されてきたレドックスセンサー
横軸にグルタチオンの酸化還元電位（レドックスポテンシャル）を示し，各センサーの名称の横にそれぞれのセンサーの中間電位を記す．小胞体内腔のレドックスポテンシャルはおおよそ－150〜－210 mVと言われており，このレンジにダイナミックレンジをもつ適切なセンサーの開発は難しかった．（文献11をもとに作成）

る．オリジナルのroGFPは，147番目のシステインと204番目のシステインがジスルフィド結合を形成するか否かでレドックス環境を感知するが，147番目のシステインに隣接する148番目のヒスチジンとの間に特定のアミノ酸を導入し，中間電位を高めたことは大きな改良であった．そのなかでも，ロイシンを導入したroGFP1-iLはその中間電位をおよそ−229 mVまで高めることに成功した（フォールディングを改善する変異なども導入されたが，ここでは説明を割愛する）[7]．しかし，小胞体内腔ではroGFP1-iLが酸化型で維持されるため，酸化的環境へシフトするレドックス動態を正確に評価することは依然として困難であった．その後，FRET型のレドックスセンサーCY-RL7が開発されたことにより，測定のダイナミックレンジは小胞体のレドックスポテンシャルに大幅に近づくこととなる．CY-RL7のドナー蛍光タンパク質はCFP，アクセプター蛍光タンパク質はYFPであるが，その最大の特徴は2つの蛍光タンパク質をつなぐリンカーRL7である．RL7はレドックス状態を感知するために設計されたレドックス感受性リンカーであり，酸化的環境ではリンカー内のシステイン残基同士でジスルフィド結合が起こり，構造変化を引き起こす．RL7がCFPとYFPを適切な距離でつなぐことによってFRET効率を最適化することができる（図5）．このリンカー上にあるシステインを含むアミノ酸配列を調整したことで，CY-RL7erは中間電位をおよそ−140 mVまで上昇し，小胞体に適したダイナミックレンジに近づけることに成功した[8]．CY-RL7erを用いた実際の測定手順を**プロトコール3**にまとめた[9]．

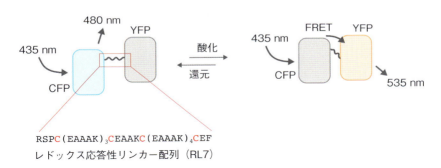

図5　CY-RL7のレドックス応答性とFRET

CY-RL7はCFPとYFPがレドックス応答性のあるリンカー配列（RL7）で連結されている．FRETが起こらない還元的環境の場合，CFPの励起波長435 nmでレーザー照射すると，CFPの蛍光波長480 nmを観察することができる．一方，環境が酸化的環境にシフトすると，RL7のなかのシステイン残基がジスルフィド結合を形成し，このジスルフィド結合に起因する構造変化によりCFPとYFPが接近する．この場合，CFPの励起波長435 nmでレーザー照射するとFRETが起こり，YFPの蛍光波長535 nmが観察される．

準 備 3

- ☐ CY-RL7er
- ☐ フルオロブライト（サーモフィッシャーサイエンティフィック社，#A18967-01）
- ☐ Varioskan LUX（サーモフィッシャーサイエンティフィック社）
- ☐ ジアミド
- ☐ DTT

プロトコール 3

❶ CY-RL7er を哺乳類細胞（HeLa などの接着細胞）にトランスフェクションする．測定に十分な発現量を維持する．

❷ トランスフェクションして 24 時間後に 96 ウェルプレートに播種する．トランスフェクションした細胞を 2.0×10^5 cells/mL に希釈し，96 ウェルプレートに 200 μL ずつまいて，37℃で 24 時間インキュベートする．

❸ 培地をフルオロブライトに置換し，マルチモードマイクロプレートリーダー Varioskan LUX の測定条件を，励起波長 435 nm（CFP），蛍光波長は 480 nm（CFP），535 nm（YFP），測定時間（蛍光検出）は 200 ms に設定する*3．測定では，480 nm での蛍光強度 F_{480nm} と 535 nm での F_{535nm} における蛍光強度比 R（F_{535nm}/F_{480nm}）を求める．

*3 インターバル時間は測定するウェルの数によって変わる．

❹ 細胞培地に 5 mM ジアミドを添加し，CY-RL7er を完全に酸化して，そのときの R を R_{ox} とする．細胞培地に 10 mM DTT を添加し，CY-RL7er を完全に還元し，そのときの R を R_{red} とする．

❺ 以下の式から，酸化率（Oxidative ratio）を算出し，評価する．

$$Oxidative\ ratio = \left(\frac{R - R_{red}}{R_{ox} - R_{red}} \right)$$

おわりに

　小胞体内腔の環境評価の歴史は，極端な環境に適したセンサータンパク質の改良の歴史と言える．分泌・膜タンパク質は細胞外に輸送されるため，小胞体内腔では細胞外環境に近い環境が維持され，分子シャペロンや酸化異性化酵素はその環境を基盤としてプロテオスタシスを維持することとなる．興味深いことに，細胞老化とともにサイトゾルのレドックス環境は酸化的環境へとシフトする．一方，小胞体は還元的環境へとシフトし，そのレドックス環境は細胞内で均一化されていく[10]．小胞体内腔の環境を評価することは，細胞の健全性を評価する1つのパラメーターになると考えられ，老化や疾患の新たなバイオマーカーとして役立つかもしれない．

　小胞体は細胞内にあるにもかかわらず，特殊な環境が維持されているオルガネラであるということは，あまり注目されていない．筆者が大学院生のとき，京都大学大学院の集中講義で広島大学の長沼毅先生の講義を受けた．深海など極限環境に生息する生き物のお話で，有人潜水調査船「しんかい」を使った調査にワクワクした．光も届かない海底，高い水圧，300℃を超える熱水噴出孔，海中の噴火口からは硫化水素ガスが噴き出す．とんでもない極限環境を開拓する長沼先生の話に魅了された．そこまでではないにしろ，小胞体の極限環境を調査することは新たな生命現象やメカニズムの発見につながる可能性を秘めており，その調査は今も続いている．

謝辞
プロトコール1については，京都産業大学生命科学部の馬場優名さんに監修いただいた．また，京都産業大学大学院生命科学研究科の葛西綾乃さん，堤智香さんには本文の校正を行っていただいた．改めて本稿の作成にご協力いただき，感謝申し上げます．

◆ 文献

1）Ushioda R & Nagata K：Cold Spring Harb Perspect Biol, 11：a033910, doi:10.1101/cshperspect.a033910（2019）
2）Nakai J, et al：Nat Biotechnol, 19：137-141, doi:10.1038/84397（2001）
3）Miyawaki A, et al：Nature, 388：882-887, doi:10.1038/42264（1997）
4）Suzuki J, et al：Nat Commun, 5：4153, doi:10.1038/ncomms5153（2014）
5）Ushioda R, et al：Proc Natl Acad Sci U S A, 113：E6055-E6063, doi:10.1073/pnas.1605818113（2016）
6）Hanson GT, et al：J Biol Chem, 279：13044-13053, doi:10.1074/jbc.M312846200（2004）
7）Lohman JR & Remington SJ：Biochemistry, 47：8678-8688, doi:10.1021/bi800498g（2008）
8）Lin C, et al：Integr Biol（Camb）, 3：208-217, doi:10.1039/c0ib00071j（2011）
9）Fujii S, et al：Proc Natl Acad Sci U S A, 120：e2216857120, doi:10.1073/pnas.2216857120（2023）
10）Kirstein J, et al：EMBO J, 34：2334-2349, doi:10.15252/embj.201591711（2015）
11）Bilan DS & Belousov VV：Free Radic Biol Med, 109：167-188, doi:10.1016/j.freeradbiomed.2016.12.004（2017）

◆ 参考図書

・潮田 亮：レドックス制御による小胞体恒常性維持機構の解明〜還元反応の場としての小胞体〜．生化学，92：536-546，doi:10.14952/SEIKAGAKU.2020.920536（2020）
・藤井唱平，潮田 亮：タンパク質品質管理を支える小胞体レドックス環境と電子伝達．生化学，93：651-659，doi:10.14952/SEIKAGAKU.2021.930651（2021）

第2章 小胞体

3 小胞体ストレス応答の活性化解析

濱田良真，三宅雅人，親泊政一

はじめに

小胞体ストレスと小胞体ストレス応答の概略は2章-1にて紹介しているので，ここでは小胞体ストレス応答を活性化するシグナル伝達を解説する（図1）．

動物細胞では普遍的に3つの小胞体ストレス応答経路が存在し，これらはいずれも小胞体膜タンパク質である ATF6，IRE1，PERK の3つの小胞体ストレス応答伝達タンパク質が活性化の起点となる．これらのタンパク質には分子シャペロンであるBiPが結合することで

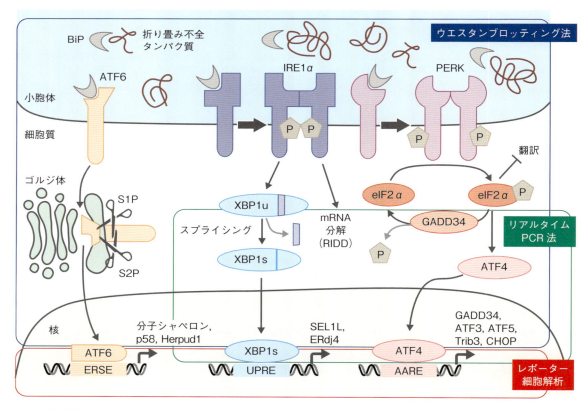

図1 小胞体ストレス応答経路とその活性化解析法の概略

通常は不活性であるが，小胞体ストレス時は増加する折り畳み不全タンパク質にBiPが結合することで小胞体ストレス応答伝達タンパク質から解離して活性化する点は共通している．ATF6は，通常は小胞体に局在するが，小胞体ストレス時はゴルジ体膜上に移行して，ゴルジ体に局在するS1PとS2Pによって膜から切断されて，それが核に移行して転写因子としてBiPなどの分子シャペロンを転写誘導する．IRE1は，二量体から多量体を経て自己リン酸化することで活性型となり，小胞体膜近傍のmRNAを分解（regulated IRE1-dependent decay：RIDD）するだけでなく，XBP-1の選択的スプライシング （**Column 2** にて解説）により活性型XBP-1sが生成され，それが核に移行して転写因子として小胞体関連分解因子や分子シャペロンを転写誘導する．PERKは，二量体を経て自己リン酸化することで活性型となり，翻訳開始因子であるeIF2 α をリン酸化することでほとんどのタンパク質の翻訳を停止させる一方で，ATF4の翻訳を促進してレドックスやアポトーシス誘導因子を転写誘導する．最終的に誘導される転写産物には重複もみられるが，その上流のシグナル伝達経路では相互作用はなく，独立している．

　小胞体ストレスにおけるこれら3つの経路の細胞機能への貢献度は細胞種で異なることがわかっており，それを理解するためには小胞体ストレス応答の活性化を検出する必要がある．ここでは，小胞体ストレス応答経路の活性化を解析する3つの方法を紹介する．

ウエスタンブロット法による小胞体ストレス応答の活性化解析

　適切な抗体や検出試薬を選択することで，ウエスタンブロット法により，タンパク質の発現量だけでなく，リン酸化や切断などのタンパク質修飾といった小胞体ストレス応答の活性化による変化も検出することができる．発現量が少ないタンパク質検出やより高い解像度が必要なリン酸化解析には，免疫沈降法やPhos-tag電気泳動を組合わせる．ウエスタンブロット法に必要な一般的試薬や一般的プロトコールは成書（参考図書）などをご一読いただき，ここでは比較的安価な試薬や，一般的なウエスタンブロット法で用いる試薬に加えてより検出しやすくする試薬，データを多く取得できる（リブロッティング）解析方法などを取り上げて紹介する．

準　備

タンパク質溶解液

　プロテアーゼ阻害剤カクテル（ナカライテスク社，#03969-34）を添加したRIPAバッファーが，総タンパク質の抽出効率が高いので第一選択としている．Phos-tag電気泳動を予定している場合はEDTAフリーのRIPAバッファーを使用する．プロテアソームで分解されるATF6などを検出するときは，プロテアソーム阻害剤MG132（Enzo Life Sciences社，#BML-PI102-0025）を，リン酸化

タンパク質の検出を予定している場合はホスファターゼ阻害剤カクテル（ナカライテスク社，#07574-61）を添加する．

電気泳動関連試薬

通常のアクリルアミドゲル，Phos-tagアクリルアミド（富士フイルム和光純薬社，#AAL-107）を添加したアクリルアミドゲルや電気泳動バッファーは自作しているが，バイオ・ラッド社などからプレキャストゲルやプレミックスバッファーが購入可能である．

トランスファー関連試薬

前処理が不要なニトロセルロースメンブレンを第一選択としているが，Phos-tag電気泳動の場合には使用前にメタノールに浸水したPVDFメンブレンを使用している．トランスファーバッファーは自作しているが，バイオ・ラッド社などからプレミックスバッファーが購入可能である．ポンソー染色液は，ポンソーS（メルク社，#P3504）を5％酢酸で0.1％に調製して使用している．

抗原抗体反応関連試薬

ブロッキング液には，Blocking One（ナカライテスク社，#03953-95）を第一選択としており，リン酸化タンパク質の検出を予定している場合はBlocking One-P（ナカライテスク社，#05999-84）を使用している．抗体は，表1に記した一次抗体とそのホストと同じ生物種の二次抗体を，Can Get Signal（東洋紡社，#NKB-101）に希釈して使用している．

化学発光検出関連試薬

二次抗体に結合したHRPと反応する化学発光基質液は，Immobilon（メルク社，#WBKLS0500）を使用しているが，ATF6などのように発現量が少ないタンパク質の検出を予定している場合はSuperSignal West Femto Maximum Sensitivity Substrate（サーモフィッシャーサイエンティフィック社，#34095）を使用する．ストリッピング液は，2％SDS/0.1 M Tris-HCl/0.8％メルカプトエタノールを調製して使用している．

表1 一次抗体

主な UPR経路	タンパク質	ホスト, クローナリティ	メーカー	カタログ番号	交差ヒト	交差マウス	希釈倍率	分子量 (kDa)	メモ
ATF6	ATF6α	ラット, モノクローナル	BioLegend	853102	○	○	1：500	100, 60	
ATF6	ATF6β	ラット, モノクローナル	BioLegend	853202	○	○	1：500	130, 70	
ATF6	p58-IPK/ DNAJC3	ウサギ, モノクローナル	Cell Signaling Technology	2940	○	×	1：2,000	58	
ATF6	KDEL	マウス, モノクローナル	MBL	M181-3	○	○	1：1,000	78, 94	注2
ATF6	GRP94	マウス, モノクローナル	Santa cruz	sc-393402	○	○	1：1,000	94	注2
ATF6	BiP/GRP78	マウス, モノクローナル	BD Biosciences	610979	○	○	1：1,000	78	
ATF6	BiP/GRP78	ウサギ, ポリクローナル	Proteintech	11587-1-AP	○	○	1：2,000	78	注2
IRE1α	HERPUD1	ウサギ, モノクローナル	Cell Signaling Technology	26730	○	○	1：1,000	54	
IRE1α	SEL1L	ウサギ, ポリクローナル	Abcam	ab78298	○	×	1：1,000	100	注1
IRE1α	IRE1α	ウサギ, モノクローナル	Cell Signaling Technology	3294	○	○	1：1,000	130	注3
IRE1α	リン酸化IRE1α (S724)	ウサギ, モノクローナル	Abcam	ab124945	○	○	1：1,000	110	
IRE1α	XBP1 (spliced)	ウサギ, モノクローナル	Cell Signaling Technology	12782	○	○	1：1,000	60	
IRE1α	XBP1	ウサギ, モノクローナル	Abcam	ab220783	○	○	1：1,000	60	
IRE1α	ERcj4/DNAJB9	ウサギ, ポリクローナル	Proteintech	13157-1-AP	○	○	1：1,000	26〜30	
PERK	PERK	ウサギ, モノクローナル	Cell Signaling Technology	3192	○	○	1：1,000	140	注3 注4
PERK	リン酸化PERK (Thr980)	ウサギ, モノクローナル	Cell Signaling Technology	3179	○	○	1：1,000	170	
PERK	eIF2α	ウサギ, モノクローナル	Cell Signaling Technology	5324	○	○	1：1,000	38	注3
PERK	リン酸化eIF2α (Ser51)	ウサギ, モノクローナル	Cell Signaling Technology	3398	○	○	1：1,000	38	
PERK	ATF4	ウサギ, モノクローナル	Cell Signaling Technology	11815	○	○	1：2,000	49	
PERK	CHOP	ウサギ, ポリクローナル	Proteintech	15204-1-AP	○	○	1：2,000	30	
PERK	GADD34	ウサギ, ポリクローナル	Proteintech	10449-1-AP	○	○	1：1,000	100	
PERK	ATF3	マウス, モノクローナル	Santa cruz	sc-518032	○	○	1：1,000	21	
PERK	ATF5	マウス, モノクローナル	Santa cruz	sc-377168	○	○	1：500	31	
PERK	Trib3	マウス, モノクローナル	Santa cruz	sc-365842	○	○	1：1,000	45	
PERK	DR5	ウサギ, モノクローナル	Cell Signaling Technology	8074	○	×	1：1,000	40, 48	
内部標準	Ribophorin	マウス, モノクローナル	Santa cruz	sc-48367	○	○	1：1,000	63	注2
内部標準	β-Actin	マウス, モノクローナル	MBL	M177-3	○	○	1：1,000	42	注2
内部標準	GAPDH	マウス, モノクローナル	MBL	M171-3	○	○	1：1,000	36	注2

注1：7.5％ゲル推奨. 注2：タンパク質量を少なくすること推奨. 注3：Phos-tag利用可. 注4：リン酸化シフトあり.

::::: プロトコール :::::

1. サンプルタンパク質調製

　細胞または臓器から抽出したタンパク質溶液を，$10 \sim 20 \,\mu g /$ レーン（分子シャペロンや内部標準は$5 \,\mu g /$ レーン，後述の検出が難しいタンパク質は$30 \sim 40 \,\mu g /$ レーン）を目安に，DTTを添加したSDSサンプルバッファーを加えて調製し，95℃で5分間インキュベーションする．

2. 電気泳動

　サンプルをアクリルアミドゲルにアプライし，通常は90分，100 V（電圧一定）で行うが，Phos-tagの場合は120分，100 V（電圧一定）で電気泳動する．

3. トランスファー

　タンク式転写装置（バイオ・ラッド社，ミニトランスブロットセル）では，一般的なニトロセルロースメンブレンでは60分，100 V（電圧一定），Phos-tagでのPVDF膜では120分，100 V（電圧一定）でトランスファーする．セミドライ式転写装置にはタンク式転写装置と比べて大きい分子量のタンパク質のトランスファー効率が低くなるものがあるが，トランスブロットTurbo転写システム（バイオ・ラッド社）は7分〜30分ほどでタンク式転写装置に匹敵する効率でトランスファーできる．

4. ポンソー染色

　転写効率の確認と総タンパク質検出による補正のために，メンブレンをポンソー液に浸して，蒸留水で軽く洗浄後にスキャナーなどで画像取得する．

5. 抗原抗体反応

　メンブレンをブロッキング液に浸して室温で40分間インキュベーションし，PBS-Tで3回洗浄後にメンブレンを一次抗体液に浸して振盪しながら室温で60分間または4℃で一晩インキュベーションする．その後，PBS-Tで3回洗浄後に二次抗体液に浸して振盪しながら室温で60分間インキュベーションする．

6. 化学発光反応

　メンブレンをPBS-Tで3回洗浄後に化学発光基質液に浸して，Amersham ImageQuant 800（Cytiva社）などの化学発光撮影装置

にて画像取得する．メンブレンを再利用して別のタンパク質を検出する場合は，メンブレンをストリッピング液に浸して振盪しながら，抗原性を保つ緩和な条件では室温で10分間，完全に抗体を解離させる強力な条件では50℃で30分間インキュベーションし，PBS-T洗浄後に，ブロッキングからやり直す．

7. 画像解析

化学発光撮影装置に付属のソフトウェア以外では，フリーソフトImage Studio（LICORbio社）がおすすめである．これを使って定量したいバンドが含まれる領域を選択すると，バンド周囲のピクセルをバックグラウンドとして補正して，目的のバンド濃度が数値化される．

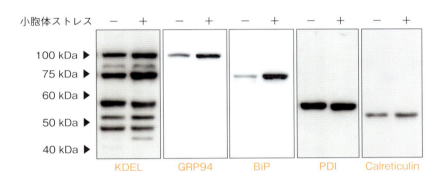

図2 抗KDEL抗体を用いた小胞体ストレス応答活性化検出

Column 1

抗KDEL抗体を用いたウエスタンブロットで小胞体ストレス応答の活性化を大まかに知る

KDELシグナルは，小胞体に局在するタンパク質のC末端で見出されたアミノ酸配列であり，これをもつタンパク質は小胞体内に保持される．しかも抗KDEL抗体によって認識されるタンパク質の多くは小胞体ストレスによって転写誘導されるため，抗KDEL抗体による1回のウエスタンブロット法解析で，小胞体ストレス応答活性化の概略を掴める．図2に示すようにGRP94（約94 kDa），BiP（約78 kDa）は量も多く同定しやすいが，50 kDa付近にはPDI（約57 kDa），ERp57（約57 kDa），Calreticulin（約55 kDa），PDIA6（約50 kDa）が検出され，その発現量は細胞ごとで異なるので，同定にはそれぞれに対する抗体で確認する必要がある．

実験結果

　図3に典型的なウエスタンブロット法による小胞体ストレス応答活性化の実験結果を示す．図3AはATF6経路の評価である．ATF6はN型糖鎖修飾されるので，tunicamycinで小胞体ストレスを誘導すると，全長型（不活性型）ATF6のN型糖鎖修飾が阻害されて分子量が小さくなる．さらに切断されるので量が減少し，その代わりに切断型（活性型）が増加する．図3BはIRE1経路の評価である．Phos-tag電気泳動（中段）すると，リン酸化抗体でのIRE1α検出（上段）と比べて，非特異的なバンド（*）がなくなり，リン酸化による上方移動もはっきりわかる．XBP-1s（下段）はサンプルの種類によっては非特異的なバンド（*）が検出されることがある．図3CはPERK経路の評価である．PERKのリン酸化による上方移動は大きいためにPhos-tag電気泳動なしでも確認しやすい．eIF2αは，良いリン酸化抗体があるので，Phos-tag電気泳動が必要となることはあまりない．

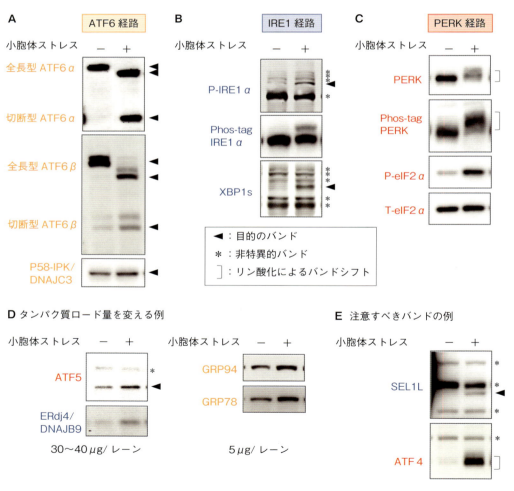

図3　典型的なウエスタンブロット法による小胞体ストレス応答活性化の実験結果

トラブルへの対応

Q：小胞体ストレス応答活性化のポジティブコントロールは何が良いですか？

A：小胞体でのタンパク質の折り畳みや輸送を抑制して小胞体ストレスを惹起させる薬剤がよく使用される．培養細胞では，小胞体でのN型糖鎖修飾阻害剤tunicamycin（メルク社，#654380；0.2～2 μg/mで6～24時間培養），小胞体へのCa^{2+}ポンプ阻害剤thapsigargin（Alomone Labs社，#T-650；20～200 nMで0.5～6時間培養），小胞体の酸化環境に対する還元剤dithiothreitol（DTT）（biosynth社，#FD02370；0.5～10 mMで1時間培養），小胞体からゴルジ体への小胞輸送阻害剤brefeldin A（富士フイルム和光純薬社，#022-15991；0.5～2 μg/mLで6時間培養）などによって，またマウス個体では0.5～2 mg/kg体重のtunicamycinを腹腔投与すると8時間後に肝臓や腎臓で小胞体ストレス応答活性化が検出できる．

Q：表1に示された目的タンパク質でどれが検出しにくいですか？

A：細胞ごとで発現量が異なるが，一般的にATF6αとATF6βは発現量が少なく，特に活性型である切断型はプロテアソームでの分解を受けやすく検出がしづらい．また図3DのようにATF5やERdj4等は，おそらく抗体に起因して検出感度が低く検出しづらい．一方で，BiPに代表される分子シャペロンなどは通常での発現量が多いために，タンパク質のロード量が多すぎるとウエスタンブロット法での最大検出限界を超えてしまって，小胞体ストレスでの発現上昇が見えづらくなることがある．

Q：バックグラウンドが高い，あるいは目的以外のバンドがあるのですが？

A：ブロッキングと抗原抗体反応において，5％スキムミルク/PBS-Tか，リン酸化タンパク質の検出を予定している場合は1％BSA/PBS-Tを使用するとうまくいく場合がある．図3Eのように，細胞や組織によって非特異的バンドが生じる可能性がある（例：XBP-1やSEL1Lなど）ので，適切なコントロールを設けて地道にトラブルシュートする必要がある．

リアルタイム定量PCR法による小胞体ストレス応答の活性化解析

　リアルタイム定量PCR法（RT-qPCR）は，mRNA量を定量できるが，リン酸化や切断などのタンパク質修飾の検出ができず，ATF4のようにmRNA量とタンパク質量が必ずしも相関しない場合があるなど，小胞体ストレス応答の活性化の解析においてはウエスタンブロッティング法に劣る点がある．しかしながら，ウエスタンブロッティング法の特異性が抗体の質に大きく依存するのに対して，RT-qPCRでは小胞体ストレス応答によって転写誘導されることが多いさまざまな遺伝子について特異性が高いプライマーを設計することで簡便にmRNA定量解析が可能になる点は大きな強みである．ここでは，安価で多くの遺伝子が解析できる遺伝子蛍光インターカレーター法によるtwo step RT-qPCRの実験条件例を紹介する．

準備

試薬類

- ☐ **RNA抽出試薬**：セパゾールRNA I Super G（ナカライテスク社，#09379-55）
- ☐ **cDNA合成マスターミックス**：ReverTra Ace qPCR RT Master Mix with gDNA Remover（東洋紡社，#FSQ-301）
- ☐ **qPCRマスターミックス**：AmpliTaq Gold 360 Master Mix（サーモフィッシャーサイエンティフィック社，#4398886）
- ☐ **プライマー**：表2を参照
- ☐ **蛍光インターカレーター**：EvaGreen（Biotium社，#31000）
- ☐ **標準化蛍光色素**：ROX Reference Dye（サーモフィッシャーサイエンティフィック社，#12223012）

機器類

- ☐ **超微量紫外可視分光光度計**：NanoDrop One（サーモフィッシャーサイエンティフィック社）
- ☐ **RT-qPCR装置**：Applied Biosystems StepOnePlus（サーモフィッシャーサイエンティフィック社）

表2　RT-qPCR用プライマー

主な UPR経路	遺伝子	生物種	フォワードプライマー	リバースプライマー	PCR産物サイズ	参照配列
ATF6	Herpud1	マウス	ACCTGAGCCGAGTCTACCC	AACAGCAGCTTCCCAGAATAAA	73	NM_001357205
ATF6	HERPUD1	ヒト	TGGATGGGAAAACATCTCAAG	TGTAACCGGAGAAACCAGGA	77	NM_001010989
ATF6/IRE1α	Grp94	マウス	ACACACTAGGTCGTGGAACA	GTCTCTGTCTTGCTACTCCACA	148	NM_011631
ATF6/IRE1α	GRP94	ヒト	CTGGAAATGAGGAACTAACAGTCA	TCTTCTCTGGTCATTCCTACACC	94	NM_003299
ATF6/IRE1α	BiP	マウス	CTGAGGCGTATTTGGGAAAG	TCATGACATTCAGTCCAGCAA	120	NM_001163434
IRE1α	Xbp1s	マウス	GCTGAGTCCGCAGCAGGTGCAGG	TCCTTCTGGGTAGACCTCTGGGAG	201	NM_001271730
IRE1α	XBP1s	ヒト	GCTGAGTCCGCAGCAGGTGCAGG	TCCTTCTGGGTAGACCTCTGGGAG	201	NM_001079539
IRE1α	Xbp1u	マウス	CAGCACTCAGACTATGTGCACCTC	TCCTTCTGGGTAGACCTCTGGGAG	217	NM_013842
IRE1α	XBP1u	ヒト	CAGCACTCAGACTACGTGCACCTC	TCCTTCTGGGTAGACCTCTGGGAG	217	NM_005080
IRE1α	ERdj4/Dnajb9	マウス	CACAAAGATGCCTTTTCTACCG	TTAAACTTTTCAGCTTAATGACGTG	78	NM_013760
IRE1α	ERdj4/DNAJB9	ヒト	CATGAAGTACCACCCTGACAAA	CATCTGAGAGTGTTTCATATGCTTC	89	NM_012328
PERK	Gadd34/Ppp1r15a	マウス	TCCTCTAAAAGCTCGGAAGGT	CAAAGCGGCTTCGATCTC	131	NM_008654
PERK	GADD34/PPP1R15A	ヒト	AAGCACCCCATCAGGCTAC	TGAGGAGGCCCATCACTG	75	NM_014330
PERK	Atf3	マウス	GACAGAGTGCCTGCAGAAAGA	CATGTATATCAAATGCTGTTTCTCATT	106	NM_007498
PERK	ATF3	ヒト	CGTGAGTCCTCGGTGCTC	GCCTGGGTGTTGAAGCAT	112	NM_001040619
PERK	Atf4	マウス	AGGAAGCCTGACTCTGCTGC	AGGCAGATTGTCTGGTGGGG	165	NM_009716
PERK	ATF4	ヒト	GGTCAGTCCCTCCAACAACA	CTATACCCAACAGGGCATCC	107	NM_001675
PERK	Atf5	マウス	TGGGCTGGCTCGTAGACT	TCCAATCAGAGAAGCCGTCAC	138	NM_030693
PERK	chop/Ddit3	マウス	GCGACAGAGCCAGAATAACA	GATGCACTTCCTTCTGGAACA	61	NM_007837
PERK	CHOP/DDIT3	ヒト	CAGATGAAAATGGGGGTACCTA	TCAAGAGTGGTGAAGATTTTTGAT	76	NM_001195053
PERK	Trib3	マウス	CGCTTTGTCTTCAGCAACTGT	TCATCTGATCCAGTCATCACG	83	NM_175093
PERK	TRIB3	ヒト	AAGCGGTTGGAGTTGGATGAC	CACGATCTGGAGCAGTAGGTG	127	NM_001301188
PERK	Eif4ebp1	マウス	ACTCACCTGTGGCCAAAACA	TTGTGACTCTTCACCGCCTG	149	NM_007918
内部標準	Gapdh	マウス	TGTCCGTCGTGGATCTGAC	CCTGCTTCACCACCTTCTTG	75	NM_001289726
内部標準	GAPDH	ヒト	AGCCACATCGCTCAGACAC	GCCCAATACGACCAAATCC	66	NM_001289746
内部標準	β-actin	マウス	CCGCCCTAGGCACCAGGGTG	GGCTGGGGTGTTGAAGGTCTCAAA	286	NM_007393
内部標準	18s		GTAACCCGTTGAACCCCATT	CCATCCAATCGGTAGTAGCG	151	

表3 RT-qPCRの1反応液の組成例

AmpliTaq Gold 360 Master Mix (2×)	5.0 μL
EvaGreen (20×)	0.25 μL ＊
ROX Reference Dye (50×)	0.4 μL ＊
10 μM フォワードプライマー	0.25 μL
10 μM リバースプライマー	0.25 μL
Template cDNA (0.5 ng/μL)	2.0 μL
ddH₂O	1.85 μL
	10.0 μL

＊は測定機器に最適化してメーカー推奨濃度から変更している．

表4 RT-qPCRプログラム例

ホールド	95℃	10分
PCR 40サイクル	95℃	15秒
	60℃	30秒
	72℃	30秒
解離曲線	95℃	15秒
	60℃	60秒
	95℃	15秒

プロトコール

1. RNA抽出

　RNA抽出試薬を用いてTotal RNA抽出し，超微量紫外可視分光光度計にてRNA濃度の測定とA260/A280比とA260/A230比によるRNA純度の検定（理想はそれぞれ1.8以上）を行う．

2. cDNA合成

　cDNA合成マスターミックスを用いて，200 ng RNAからゲノムDNAの分解処理をして混入を防止した後に，cDNAを合成する．

3. RT-qPCR解析

　表3に示すqPCR反応液に対して，表4に示すRT-qPCR装置プログラムでPCR増幅を行い，各サイクルでのEvaGreen蛍光シグナルの変化をリアルタイム計測し，ROX蛍光シグナルでサンプル・ウェル間での測定を標準化して，比較Ct法にて目的遺伝子の発現量を定量する．

トラブルへの対応

Q：RT-qPCRがうまく解析できているかはどのように判断したら良いですか？

A：新規のサンプルやプライマーではRT-qPCRの前に予備的なPCRの産物を電気泳動して，目的のバンド以外のバンドがないか，バンドがスメアになっていないかなどを確認する．これらが確認された場合，鋳型cDNAの濃度やアニーリング濃度などPCR条件を変更することで対応できる場合もあるが，サンプルによってはプライマーの再設計が必要になる．一度PCR条件が確立できても，増幅プロットで増幅効率が2倍/サイクルになっているか，融解曲線分析でシングルピークが得られているかで解析ができているかを確認する．

> **Q**：表2にない目的遺伝子を検出するプライマーをどのように設計すれば良いですか？
> **A**：NCBIのRefSeq等で目的遺伝子の配列を取得し，NCBIのPrimer-BLAST等で，理想的にはexon-exon junctionを挟み，PCR産物サイズが80〜150 bp, Tm値が58〜62℃となるプライマーペアを探索する（GC含量が45〜55％のプライマー各18〜25 bpを選択する）．

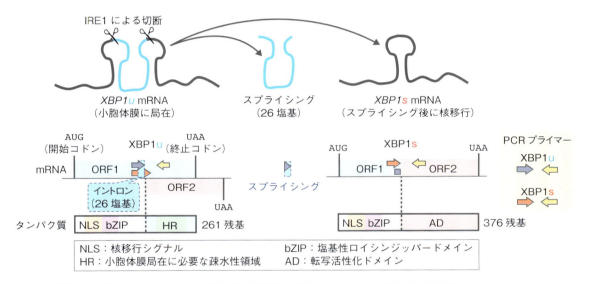

図4 不活性型XBP-1(unspliced XBP-1)と活性型XBP-1(spliced XBP-1)の検出

Column 2

不活性型XBP-1（unspliced XBP-1）と活性型XBP-1（spliced XBP-1）の検出

　不活性型XBP-1（unspliced XBP-1）mRNAが，小胞体ストレスで活性化したIRE1によって特定の26塩基対が除去された活性型XBP-1（spliced XBP-1）mRNAになると，リーディングフレームが変更されて，小胞体膜局在に必要な疎水性領域が失われて，その代わりに転写活性化ドメインを獲得する（図4）．通常の核での，前駆体mRNAから成熟型mRNAをつくり出すスプライソームが関与するスプライシングとは全く異なり，細胞質でのスプライシングはXBP-1だけでしか見出されていない．RT-qPCRでのプライマーはこの違いを特異的に認識できるように設計している．26 bpの違いを視覚的に識別するには分離度の高いゲル（3％アガロースX），もしくはマルチナなどの高解像度なキャピラリー泳動装置等を使う．

レポーター細胞を用いた小胞体ストレス応答の活性化解析

ウエスタンブロット法やRT-qPCR法による小胞体ストレス応答活性化の検出では，タンパク質やmRNAを抽出するために細胞を破砕する必要があり，連続的に時系列を追った小胞体ストレス応答活性化を検出することができない．これに対してレポーター細胞を用いた解析では，3つの小胞体ストレス応答経路が独立して転写誘導を行うことから，その転写活性をEGFPレポーターで測定することで，細胞を破壊せずにリアルタイムで連続的に小胞体ストレス応答を追跡することが可能となる．

活性型ATF6，活性型XBP-1およびATF4が結合するDNA配列として，それぞれERSE2，UPRE，AAREが知られている．通常，プロモーターにこれらを3〜5個含むベクターがよく使われるが，これらを25個含むことで高感度にした後述のベクターをわれわれは構築しAddgeneに寄託しており，以下に紹介する．

準　備

試薬類

- □ **ATF6経路検出ベクター**：lenti-25xERSE2-minP-EGFP（Addgene，#159667）
- □ **IRE1経路検出ベクター**：lenti-25xUPRE-minP-EGFP（Addgene，#159668）
- □ **PERK経路検出ベクター**：lenti-25xAARE-minP-EGFP（Addgene，#159666）

前述のプラスミドはAddgeneウェブサイトで直接または住商ファーマインターナショナル社経由で注文できる．

機器類

- □ **細胞自動分注機器**：Multidrop（サーモフィッシャーサイエンティフィック社）
- □ **マイクロプレートリーダー**：Nivo（Revvity社）
- □ **ハイコンテンツイメージングアナライザー**：Operetta CLS（Revvity社）

プロトコール

1. 小胞体ストレス応答蛍光レポーター細胞の作製

前述のベクターを細胞に直接遺伝子導入またはレンチウイルスを作製して遺伝子導入して，一過性または安定発現した細胞を得る．

2. 蛍光レポーター細胞のマルチウェルプレートへの播種

観察期間と細胞増殖率を考慮して，測定時にマイクロプレートリーダーではできるだけ密になるように，ハイコンテンツアナライザーでは単一細胞が認識しやすいように疎になるように，蛍光観察用のボトムクリアプレートに播種する．ウェル間でのバラツキをなくすために，細胞自動分注機器の使用がおすすめである．

3. 蛍光レポーター細胞の活性化測定

蛍光測定に加えて，マイクロプレートリーダーではWST-8（キシダ化学社，#260-96160）などの生存測定試薬を組合わせ，ハイコンテンツイメージングアナライザーでは細胞数と細胞形態変化を測定することで，細胞死などによる偽陽性や偽陰性を排除して小胞体ストレス応答の活性化を定量化する．細胞密度の影響を受けにくいハイコンテンツアナライザーでの測定はシグナル／ノイズ比も高く，マイクロプレートリーダーよりもおすすめである．

実験結果

図5にレポーター細胞を用いた小胞体ストレス応答活性化の実験結果を示す．PERK経路活性化をEGFP蛍光で検出できるレポーター細胞を用いてOperetta CLSで測定した．Tunicamycin（Tm）投与によるPERK経路活性化を示すEGFP蛍光上昇と，**化学シャペロン** IBT21添加によるPERK経路活性化の抑制を示すEGFP蛍光低下が認められた．同時に，DPC（デジタルフェーズコントラスト）による細胞測定によりTm誘導性の細胞死増加とIBT21添加による細胞死の抑制を認めた．

トラブルへの対応

Q：測定値がばらつく，あるいは活性化が測定できないのですが？

A：測定値がばらつく場合には細胞の播きムラがないか，画像取得の際にフォーカスエラーを起こしていないかなどをまず確認する．バックが高くて活性化が測定できない場合には，フェノールレッド不含培地に変更することで解決できることもある．細胞ごとでのレポーター遺伝子の発現のばらつきは，測定値だけでなく，測定感度にも影響するが，安定発現とFACSなどによる選別を組合わせることで解決できることが多い．

化学シャペロン：分子シャペロンの機能の一部を代替する化合物．IBT21は折り畳み不全タンパク質の蓄積を軽減する．

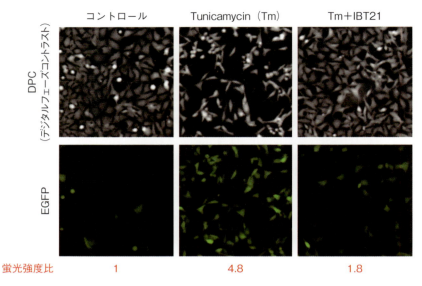

図5 レポーター細胞を用いた小胞体ストレス応答活性化の実験結果

おわりに

　本稿では，紙面の都合により3つの小胞体ストレス応答経路の活性化を測定する方法に絞って紹介したが，その他にもタンパク質翻訳や折り畳み不全タンパク質の変化といった小胞体ストレス応答を直接測定することも可能になっている．また，レポーター細胞を用いた小胞体ストレス応答活性化の測定はわれわれは化合物ライブラリーやCRISPRライブラリーなどでのハイスループットスクリーニング系として活用しているがまだ改良の余地がある．最後に，実験例で取り上げたtunicamycinなどによる小胞体ストレス条件は，生理的あるいは病的な小胞体ストレスよりもかなり苛烈であることを考慮して，研究を進めるとよいだろう．

◆ 文献

1) Mori K：Cell, 101：451-454, doi:10.1016/s0092-8674(00)80855-7（2000）
2) Walter P & Ron D：Science, 334：1081-1086, doi:10.1126/science.1209038（2011）
3) 奥村宣明，他：第2章 電気泳動によるタンパク質の分離同定．「無敵のバイオテクニカルシリーズ 改訂第4版 タンパク質実験ノート 下巻」（岡田雅人，他／編），pp17-44，羊土社（2011）
4) 小池千加：第5章-6 リアルタイムPCR．「無敵のバイオテクニカルシリーズ 改訂第3版 遺伝子工学実験ノート 下」（田村隆明／編），pp126-137，羊土社（2009）
5) Kitakaze K, et al：eLife, 8：e43302, doi:10.7554/eLife.43302（2019）
6) Miyake M, et al：Cell Chem Biol, 29：996-1009.e9, doi:10.1016/j.chembiol.2022.01.002（2022）

◆ 参考図書

・「無敵のバイオテクニカルシリーズ 改訂第4版 タンパク質実験ノート 下巻」（岡田雅人，他／編），羊土社，2011

第2章 小胞体

4 小胞体関連分解ERADの解析方法

門脇寿枝

はじめに

　小胞体では，新生ポリペプチド鎖の折畳み・修飾・多量体化により，成熟した分泌や膜タンパク質が合成される．この過程で正しく折畳まれなかった構造異常タンパク質は，細胞にとって毒性があるため，排除される必要があり，そのためのタンパク質分解機構としてER-associated degradation（ERAD）が機能する[1]〜[3]．近年，ERADの基質は，折畳み異常タンパク質に限らず，多量体化不全タンパク質，異なるオルガネラ由来の誤局在タンパク質，小胞体で機能する酵素・チャネル等の折畳まれたタンパク質なども報告されている．以上のように，ERADはタンパク質の"質"だけでなく，"局在"や"量"も制御することが明らかとなってきて，これらの多様な基質の存在から，ERADの生理学的役割ならびに病態との関連が注目されている[4] [5]．

　ERADはユビキチン・プロテアソーム系を利用する機構であり，基質に対し特異的なE3リガーゼが存在するが，基本的には以下の5つのステップから成り立っている．①基質の認識と小胞体膜型E3リガーゼ複合体（ERAD複合体）へのリクルート，②小胞体から細胞質への逆輸送，③E2-E3によるユビキチン化，④p97/VCP（酵母ではCdc48）によるATPase依存的な小胞体膜からの抽出，⑤プロテアソームによる分解，である（図1）[1]〜[3]．このうち，特にステップ①〜③が多様で，基質によりERAD複合体が異なり，最終的には④と⑤に収束すると考えられる．

　ERADを解析するには，その基質となるタンパク質の分解速度を測定することが，第一選択にあげられる．古典的なタンパク質分解速度を測定する方法としては，パルスチェイス法（図2左）が一般的であり，細胞を一定時間^{35}S放射性同位体（RI）でラベルされたメチオニンおよびシステインを含む培地で培養することで，タンパク質をメタボリックラベルした後，通常の完全培地に戻して，いくつかのタイムポイントでチェイスを行い，ラベルされたタンパク質を分解させる．その後，細胞を溶解し，基質タンパク質に対応する抗体を用いた免疫沈降（IP）で精製し，ドデシル硫酸ナトリウム-ポリアクリルアミドゲル電気泳動（SDS-PAGE）とオートラジオグラフィーにて^{35}Sでパルスラベルされた基質タンパク質の分解を測定する．一方で，シクロヘキシミドによる翻訳阻害により，タンパク質分解を測定するシクロヘキシミドチェイス法（図2右）も長年よく用いられている．シクロヘキシミドを細胞培養している培地に添加し，いくつかのタイムポイントでチェイスを行っ

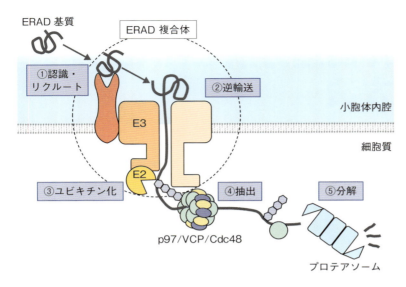

図1 ERADの一般的な構成分子（ERAD複合体）と基質の分解ステップ

ERAD基質（小胞体内腔あるいは小胞体膜に局在し，多くは折畳み異常タンパク質である）は，①認識されて小胞体膜型E3リガーゼ複合体（ERAD複合体）へリクルートされ，②小胞体から細胞質へ逆輸送されて，③E2-E3によりユビキチン化されると，④p97/VCP（酵母ではCdc48）によりATPase依存的に小胞体膜から抽出され，最終的に⑤プロテアソームにより分解される．特にステップ①〜③は多様であり，基質によりERAD複合体が異なり，最終的には④と⑤に収束する．

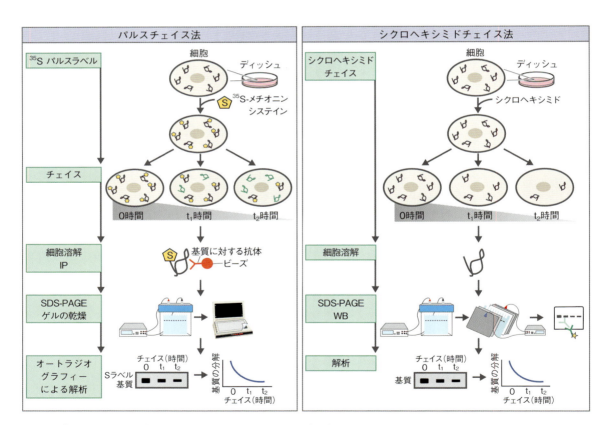

図2 パルスチェイス法とシクロヘキシミドチェイス法の概要

94　疾患研究につながる　オルガネラ実験必携プロトコール

た後，細胞を溶解してSDS-PAGEと目的タンパク質に対する抗体を用いたウエスタンブロッティング（WB）により基質タンパク質の分解を測定する．この方法の利点は，RIラベルを必要とせず，IPよりも簡便なWBにより基質タンパク質を解析できることである．しかし，シクロヘキシミドによる翻訳阻害は細胞にとって毒性になる場合があり，特に長寿命タンパク質では，分解速度の測定が正確な半減期を反映しない可能性があるので注意が必要である．

　本稿では，ERADの解析のため，最初にERAD基質を選択するにあたって，哺乳類と酵母でのERAD複合体の分類について紹介し，基質タンパク質の分解速度の測定方法として，幅広く使用される古典的な生化学的技術，パルスチェイス法とシクロヘキシミドチェイス法について説明する．

ERAD基質の選択

　ERADの解析では，適切なERAD基質を選択し，タンパク質分解速度を測定することが一般的であると考えられる．ここでは，哺乳類と酵母のERADについて，小胞体膜局在型ユビキチンE3リガーゼをハブとした複合体（ERAD複合体）を分類し，それに対応する基質をまとめた（表）[1][3][4]．もし，これまでに報告のない未知の基質についてERADでの分解が考えられる場合は，ERAD基質として識別するポイントを以下に挙げる．①ERAD機能不全あるいは欠損時に基質タンパク質の安定化（分解速度の遅延，半減期の延長等）がみられること，②ERAD機能不全あるいは欠損時に基質タンパク質の有意な増加がみられること，③基質mRNAの有意な増加がみられないこと，④基質タンパク質のE3リガーゼ依存的なポリユビキチン化がみられること，⑤基質タンパク質がその成熟の少なくとも一部の段階で小胞体に局在していること，⑥ERAD複合体の構成因子（E3リガーゼまたはアダプタータンパク質など）との相互作用がみられること[5]．以上が，ERAD基質であるかを判別するのに重要となる．

パルスチェイス法による基質タンパク質の分解速度の測定

　哺乳類培養細胞において基質タンパク質の分解速度をモニタリングし，半減期を測定する手法として，RIラベルアミノ酸（^{35}Sラベルされたメチオニンおよびシステイン）を用いたパルスチェイス法について解説する（図2左）．ここでは，HRD1 E3リガーゼからなるERAD複合体の基質のNHK（分泌タンパク質 α 1ATのnull Hong Kong変異体）を過剰発現させたマウス運動神経様細胞株NSC34でのNHKの分解速度の測定を例にプロトコールを紹介する．

　利点：^{35}Sラベルタンパク質の検出感度が良い．
　欠点：RI実験環境が必要．基質タンパク質をIPにより精製する抗体が必要．IPによる技術的な煩雑性．

表　哺乳類と酵母でのE3リガーゼをハブとしたERAD複合体とその基質の分類

| 種 | ERAD複合体構成因子 | | | | 基質 |
	E3	認識	E2	p97/VCP/Cdc48へのリクルーター	
哺乳類	HRD1/SYVN1	OS9, XTP3B, SEL1L, EDEM1-3, ERDJ5, BiP	UBE2G2, UBE2J1	DERL1, DERL2 HRD1, UBXD8	TRCα, CD3δ, NHK, α1AT, Z-α1AT（E342K）, Tyrosinase C89R, BACE476, β2-microglobulin deficient MHC I, HMGCR, DHCR7, CD147, Nephrin, Hedgehog precursor and C-terminal fragment, Proinsulin, proAVP, SigmaR1, Pre-BCR, Fas, CREBH, IRE1α, MOGAT2, DGAT2, GPAT3, POMC, NRF2, PGC1β, p27 kip1, BLIMP1, HSD17B4, ENTPD5, RMND1, CPT2
	gp78/AMFR	INSIG1, INSIG2, LMBRL	UBE2G2	gp78	CD3δ, KAI1/CD82, HMGCR, Insig-1, DGAT2, ACAT2, ApoB100, HERP, FZD6, LRP6, β-catenin
	TEB4/MARCHF6	不明	UBE2J2, UBE2G2	不明	SM/SQLE, mCherry-CL1, HO-1, RAMP4, CYP51AI, DHCR24, Erg11（TM）, FAM8A1, RGS2, PLIN2, NPC1（I1061T）
	RNF5/RMA1	不明	UBE2D3, UBE2J1	DERL1	CFTR, S100A8, ATG4B, MITA/STING, VISA/MAVS, SLC1A5, SLC38A2
	TRC8/RNF139	US2, DERL1, SPP	UBE2G2	不明	HLA-I（HCMV US2）, HO-1, RAMP4, SQS, XBP1u, Insig-1, SREBP-1/2
	RNF185	TMEM259	UBE2K, UBE2D3	不明	CFTR, ARL6IP5/JWA, CYP51A1（TM）CYP51A1, TMUB2
	TMEM129	US11	UBE2J2, UBE2K	不明	HLA-I（HCMV US11）
	RNF145	INSIG1, INSIG2	UBE2G2	不明	HMGCR
	RNF170	ERLIN1, ERLIN2	不明	不明	IP3R
	CGRRF1	ERLIN1	UBE2J2	UBXN4	Evi/Wls
	ZNRF4/Nixin	不明	不明	不明	Calnexin
酵母	HRD1	Hrd3, Yos9, Kar2, Htm1	Ubc7	Ubx2, Dfm1	CPY*, Sec61-2, PrA, Hmg2, Erg3
	Doa10	不明	Ubc6,7	Ubx2, Dfm1	Matα2, Ubc6, Ndc10, Mps2, Ste6*, Pma1, Sbh2, Erg1, Pgc1, Dga1, Yeh1, Psx15（Δ30）, Gem1, Fmp32
	Asi1-Asi3	Asi2	Ubc4,7	不明	Nsg1, Erg11, Sec61-2, Wbp1, Gpi16, Gpi8

（文献1, 3, 4をもとに作成）

準　備

機器・装置（すべてRI施設内）

- ☐ CO_2インキュベーター
- ☐ 冷却遠心機
- ☐ ヒートブロック
- ☐ 電気泳動装置
- ☐ シェーカー

- [ ] ゲルドライヤー（バイオ・ラッド社，モデル583）
- [ ] アスピレーター
- [ ] イメージングプレート
- [ ] イメージングアナライザー（Cytiva社，Typhoon FLA7000）

バッファー

- [ ] **PBS**：0.20 g/L KCL，0.20 g/L KH_2PO_4，8.00 g/L NaCl，2.90 g/L $Na_2HPO_4 \cdot 12H_2O$
- [ ] **細胞溶解バッファー**：20 mM Tris-HCl（pH 7.5），150 mM NaCl，5 mM EGTA，1% Triton X-100，12 mM β-グリセロリン酸，5 μg/mL ロイペプチン（使用直前に添加）
- [ ] **IP 洗浄バッファー（高塩）**：20 mM Tris-HCl（pH 7.5），500 mM NaCl，5 mM EGTA，1% Triton X-100
- [ ] **IP 洗浄バッファー（低塩）**：20 mM Tris-HCl（pH 7.5），150 mM NaCl，5 mM EGTA
- [ ] **2×サンプルバッファー**：125 mM Tris-HCl（pH 6.8），20% グリセロール，4% SDS，0.008% ブロモフェノールブルー（BPB），100 mM DTT
- [ ] **泳動バッファー**：25 mM Tris，192 mM グリシン，0.1% SDS
- [ ] **ゲル固定液**：4% グリセロール，25% メタノール

試薬・材料

- [ ] メチオニン・システイン無添加DMEM（サーモフィッシャーサイエンティフィック社，#21013024）
- [ ] DMEM（ナカライテスク社，#21443-15）
- [ ] [^{35}S]-メチオニン/システイン（EXPRE^{35}S^{35}S Protein Labeling Mix [^{35}S]）（レビティ社，#NEG772）
- [ ] 基質タンパク質に対する抗体：ここでは，抗Flag抗体ビーズ（Anti-Flag M2 antibody affinity gel）（メルク社，#A2220），あるいは，抗 α 1AT抗体（ダコ社，#A0012）
- [ ] Protein Gビーズ（Protein G Sepharose 4 Fast Flow）（Cytiva社，#17-0618-02）
- [ ] プレステインドタンパク質分子量マーカー（日本ジェネティクス社，#NE-MWP03）
- [ ] 濾紙

プロトコール

1. ^{35}S パルスラベルとチェイス（1日目）

❶ コラーゲンコート6ウェルプレートあるいは35 mmディッシュに播種した，NHK-FlagあるいはNHK過剰発現NSC34細胞[*1]から，培地を吸引し，メチオニン・システイン無添加培地（メチオニン・システイン無添加DMEMに1 mM ピルビン酸ナトリウム と2 mM L-グルタミンを添加したもの）を1 mL添加して，37℃ CO_2 インキュベーターで30分間，前培養する[*2]．6ウェルプレートを用いる際は，チェイス時間別にプレートを分ける．

❷ 以下の^{35}Sラベル培地（6ウェルプレートあるいは35 mmディッシュ使用時の1サンプル分）を必要サンプル数準備し，細胞から培地を吸引し，1 mL添加する．

[^{35}S]-メチオニン／システイン   5 μL（＝約2,000 kBq）
メチオニン・システイン無添加培地   1 mL

❸ 37℃ CO_2 インキュベーターで15〜30分間，インキュベート後に，PBSで2回洗浄する．チェイス0時間のディッシュは，PBS洗浄後にラップをして冷凍保存する．チェイス対象のディッシュには，完全培地（DMEMに10％FBSと1％ペニシリン・ストレプトマイシンを添加したもの）を1 mL添加する[*3]．

❹ 37℃ CO_2 インキュベーターで培養を継続し，一定時間ごとに細胞を回収して培地を吸引し，ラップをして冷凍保存する．NHKの場合は，2，4，8時間でチェイスを行った．

2. 細胞溶解とIP（2日目）

❶ 回収したサンプルに細胞溶解バッファー0.5 mLを添加し，冷蔵庫内に設置した小型シーソー振盪機（タイテック社，Wave-SI）上で4℃で30分間溶解する．小型シーソー振盪機がない場合，往復振盪機などでも代用可能である．その際は，アイスボックス等に詰めた氷上にプレートやディッシュを置いて，往復振盪機上で30分間振盪する．

❷ 細胞溶解液を1.5 mLチューブに回収し，16,000×g，4℃で10分間遠心し，上清を新たな1.5 mLチューブに移す．

❸ NHK-Flagの場合は，抗Flag抗体ビーズを20 μL，細胞溶解液に加え[*4]，4℃で1時間混合させる．
タグのないNHKの過剰発現の場合は，抗α1AT抗体1 μg/mLを細胞溶解液に加え，4℃で一晩（16時間程度）混合させ，次いでProtein Gビーズを20 μL添加し[*4]，4℃で1時間混合

---

*1 3日前に細胞播種，2日前にトランスフェクションを行っておく．細胞内在性のタンパク質を見たい場合は，2日前に細胞播種（1日前に90％以上コンフルエントになるように調整）しておく．

*2 コラーゲンコートディッシュの使用により，培地などの交換時に細胞が剥がれにくくなる．

*3 細胞によっては剥がれやすいため，穏やかにPBSと培地を添加し，乾燥しないよう注意する．

*4 ビーズを添加する際は，先端をはさみなどで切りとったチップを使用すると扱いやすい．

させる．

❹ 16,000×g, 4℃で1分間遠心し，上清をアスピレーターで廃液ボトルに除去後，ビーズにIP洗浄バッファー（高塩）を1 mL加える．16,000×g, 4℃で1分間遠心し，上清を除去する作業を2回くり返す．

❺ 続けて，ビーズにIP洗浄バッファー（低塩）を1 mL加える．16,000×g, 4℃で1分間遠心し，上清を除去する作業を2回くり返す．

❻ 2×サンプルバッファーを50 μL添加し，ヒートブロックにて98℃で3分間インキュベートし，タンパク質を変性させる．

3. SDS-PAGEとゲルの乾燥（2日目）

❶ 10％アクリルアミドゲルにサンプルを全量アプライし，マーカーとともに泳動バッファーにてSDS-PAGEを行う．

❷ ゲル固定液を十分量添加したタッパーに，泳動後のゲルを必要部分のみカットして移す．シェーカーにて室温で10分間インキュベートし，ゲル固定液を2回交換して，インキュベートをくり返す*5．

❸ ゲルを固定中のタッパーの中に，ゲルより少し大きめにカットした濾紙を浸し，ゲルの下部へ移動させた後，ゲルと濾紙を重ねて同時に固定液より取り出し，ゲルドライヤーの上へゲルを上側にして載せる．ゲルをラップで覆い，ゲルドライヤーの蓋をして密着させ，アスピレーターで真空にして，80℃で2時間乾燥させる．

4. オートラジオグラフィーによる解析（2～5日目）

❶ 乾燥後のゲルをラップで包んで，イメージングプレートに室温で数時間から数日焼き付け，イメージングアナライザーにて ^{35}S ラベルされたNHKの放射線量を定量する．

*5 この作業により，ゲルが割れにくくなる．ゲル上のレーンの順番がわからなくならないよう，ゲルのコーナーを1カ所斜めにカットしておくとよい．

トラブルへの対応

・基質のアミノ酸配列中にメチオニン，システインがあることを確認しておく．

・基質によって翻訳速度と分解速度が異なるので，適切な ^{35}S ラベル時間とチェイスのタイムポイントを検討する必要がある．またそれに合わせて，サチュレーションしていない検出感度範囲内でシグナルを観察できるよう，イメージングプレートへの焼き付け時間も調整が必要となる．

・内在性の基質タンパク質を標的とする場合は，それに対応する抗体が必要となるが，外来性に発現させた基質タンパク質を標的とする場合は，タグを融合した発現ベクターを用い

ることでタグに対する抗体での解析が可能となる．
・RI実験設備が整っていない場合に，最近ではクリックケミストリーを利用したメチオニンの構造類似体のアジドホモアラニン（AHA）によるパルスチェイス法[7]も選択肢としてあげられる．われわれは，系の確立に至っていないため，ここでの紹介は控える．

実験結果

NSC34細胞においてNHKをERAD基質として過剰発現させた際のパルスチェイス法による分解速度の測定例を示す（図3）．ALSの原因遺伝子の一つであるSOD1の変異型の発現条件下では，NHKの分解が著しく遅れることがわかる．この結果は，変異型SOD1が，ERADに機能する小胞体膜タンパク質Derlin-1に特異的に結合することで，ERADを破綻させ，小胞体内の折畳み異常タンパク質の分解を阻害し，小胞体ストレスを誘導することを示している．NHKは3カ所のN型糖鎖修飾部位をもつため，小胞体内では糖鎖修飾を受けて推定分子量より大きく検出される．ERADで分解される過程で段階的に細胞質にて脱糖鎖される様子が示されている．

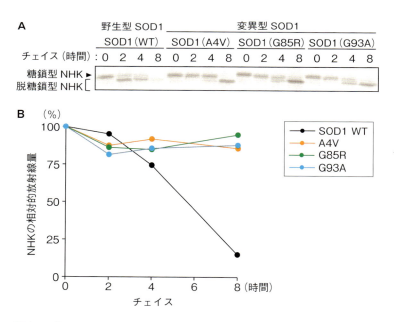

図3 パルスチェイス法によるERAD基質NHKの分解速度の測定例
NHKを過剰発現させたNSC34細胞において，ALSの原因遺伝子の一つSOD1の野生型あるいは変異型の発現条件下で，NHKの分解速度を測定した．A）オートラジオグラフィーによる解析データ，B）各条件におけるチェイス0時間での[35]S-メチオニン/システインでラベルされたNHKの放射線量を100％としたときの2, 4, 8時間でのNHKの放射線量の割合をグラフで示す．（Aは文献6より引用）

シクロヘキシミドチェイス法による基質タンパク質の分解速度の測定

シクロヘキシミドによりmRNA上でのリボソームの翻訳伸長プロセスを停止させることでタンパク質合成を抑制し，WBにより基質タンパク質のレベルの減少を測定する手法として，シクロヘキシミドチェイス法について解説する（図2右）．ここでも，パルスチェイス法と同様，HRD1 E3リガーゼのERAD複合体の基質であるNHKを過剰発現させたヒト胎児腎細胞株HEK293でのNHKの分解速度の測定を例にプロトコールを紹介する．

利点：RIなどの特殊な実験設備が不要．シクロヘキシミドを培地中に添加して，その後培地を吸引するだけなので作業が簡便．IPが不要でWBだけで解析可能．

欠点：長寿命タンパク質などでは，チェイスに長時間要するためにシクロヘキシミドの細胞毒性が影響する可能性がある．

準　備

機器・装置

- [ ] CO_2インキュベーター
- [ ] 冷却遠心機
- [ ] ヒートブロック
- [ ] 電気泳動装置
- [ ] 転写装置
- [ ] シェーカー（室温用と4℃用）
- [ ] 化学発光あるいは蛍光用の検出機器

バッファー

- [ ] 細胞溶解バッファー：20 mM Tris-HCl（pH 7.5），150 mM NaCl，5 mM EGTA，1 % Triton X-100，12 mM β-グリセロリン酸，5 μg/mL ロイペプチン（使用直前に添加）

- [ ] 2×サンプルバッファー：125 mM Tris-HCl（pH 6.8），20 % グリセロール，4 % SDS，0.008 % ブロモフェノールブルー（BPB），100 mM DTT

- [ ] 泳動バッファー：25 mM Tris，192 mM グリシン，0.1 % SDS

- [ ] TBS-T：25 mM Tris，150 mM NaCl，0.05 % Tween20，塩酸を適量添加しpH 7.5に調整

- [ ] 一次抗体希釈液（以下をTBS-Tで調製）：5 % BSA，0.1 % NaN_3
- [ ] WBに使用する転写バッファー等

試薬・材料

- ☐ シクロヘキシミド（メルク社，#C7698）
- ☐ プレステインドタンパク質分子量マーカー（日本ジェネティクス社，#NE-MWP03）
- ☐ PVDFメンブレン（日本ポール社，#BSP0161）
- ☐ スキムミルク（雪印メグミルク社）
- ☐ 基質タンパク質に対する抗体：ここでは，抗 α 1AT抗体（ダコ社，#A0012）
- ☐ 適切な二次抗体：ここでは，HRP標識抗ウサギIgG二次抗体（セルシグナリングテクノロジー社，#7074S）

プロトコール

1. シクロヘキシミドチェイス（1日目）

❶ 6ウェルプレートあるいは35 mmディッシュに播種したNHK過剰発現HEK293細胞の培地にシクロヘキシミドを50～100 μg/mLになるよう添加する．6ウェルプレートを用いる際は，チェイス時間別にプレートを分ける．

❷ 37℃ CO_2 インキュベーターで培養し，必要時間チェイスする（この例では2，4，6時間）．チェイス0時間では，シクロヘキシミドを添加後に，すぐ培地を吸引し，ラップをして冷凍保存する．

❸ 細胞を回収して培地を吸引し，ラップをして冷凍保存する．

2. 細胞溶解（2日目）

❶ 回収したサンプルに細胞溶解バッファー100～200 μLを添加し，冷蔵庫内に設置した小型シーソー振盪機上で4℃で30分間溶解する．小型シーソー振盪機がない場合，往復振盪機などでも代用可能である．その際は，アイスボックス等に詰めた氷上にプレートやディッシュを置いて，往復振盪機上で30分間振盪する[*1]．

❷ 細胞溶解液を1.5 mLチューブに回収し，16,000 × g，4℃で10分間遠心し，上清を新たな1.5 mLチューブに移す．

❸ 2×サンプルバッファーを細胞溶解液と等量添加し，ヒートブロックにて98℃で3分間インキュベートし，タンパク質を変性させる．

[*1] 溶解バッファーを少なくすることで，サンプルを濃く溶解できるが，回収しにくいという欠点がある．その際は，ピペッティング，それでも剥がれにくい場合は，ラバーポリスマンやセルスクレーパー等を使用するとよい．

3. SDS-PAGEとWBと解析（2〜3日目）

❶ サンプル（6ウェルプレートあるいは35 mmディッシュの場合，全細胞溶解液に対して25〜50％）を10％アクリルアミドゲルに1レーンずつアプライし，マーカーとともに泳動バッファーにてSDS-PAGEを行う．アプライ許容量はゲルのコームの大きさに依存するため，手持ちのコームの大きさに合わせて，細胞溶解バッファーの量を加減する．

❷ ゲルをPVDFメンブレン（なければニトロセルロースメンブレン）に転写する．

❸ メンブレンをTBS-Tで調製した5％スキムミルク液で室温，1時間ブロッキングする．

❹ メンブレンをTBS-Tにて，3〜5回リンス後，室温で10分間3回洗浄する．

❺ メンブレンを抗α1AT抗体（一次抗体希釈液で1/2,000に調製）で，4℃一晩シェーカー上で反応させる（一次抗体反応）[*2]．

❻ 翌日，抗体を回収し，メンブレンをTBS-Tにて，室温で10分間3回洗浄する．

❼ メンブレンをHRPあるいは蛍光標識二次抗体（5％スキムミルク液で，手持ちの二次抗体に適した濃度で希釈）で，室温1〜3時間シェーカー上で反応させる（二次抗体反応）．

❽ メンブレンをTBS-Tにて，室温で10分間3回洗浄する．

❾ 化学発光あるいは蛍光を検出機器を用いて解析し，NHKのバンドのシグナル強度を定量する．

*2 一次抗体希釈液に防腐剤としてNaN$_3$を添加しているため，一次抗体の再利用が可能である．ローディングコントロールとしてActinやGAPDHなどの検出のため，これらの一次抗体を用いることも可能である．

 トラブルへの対応

・目的の基質タンパク質以外にもすべてのタンパク質において翻訳伸長を阻害するため，場合によっては（基質タンパク質の代謝にかかわるタンパク質の合成不全等）結果の解釈に注意が必要となる．

実験結果

HEK293細胞においてNHKをERAD基質として過剰発現させた際のシクロヘキシミドチェイス法による分解速度の測定例を示す（図4）．定常状態の野生型HEK293細胞では，NHKは，半減期約5時間で分解されることがわかる．

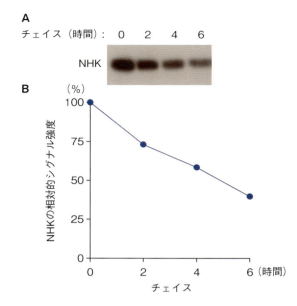

図4 シクロヘキシミドチェイス法によるERAD基質NHKの分解速度の測定例
NHKを過剰発現させたHEK293細胞において，NHKの分解速度を測定した．A）WBによる解析データ，B）チェイス0時間でのNHKのシグナル強度を100％としたときの2，4，6時間でのNHKの割合をグラフで示す．

おわりに

　近年，ERADにより分解される基質が続々と報告されており，その生理的意義と同時に病態との関連が明らかとなってきた．本稿で紹介したさまざまなERAD複合体によって制御される基質と，その分解速度解析手法により，未知のERAD構成因子やERADによって制御される新たな現象の解明につながることを期待したい．

◆ 文献

1）Krshnan L, et al：Cold Spring Harb Perspect Biol, 14：a041247, doi:10.1101/cshperspect.a041247（2022）
2）Christianson JC & Carvalho P：EMBO J, 41：e109845, doi:10.15252/embj.2021109845（2022）
3）Christianson JC, et al：Nat Rev Mol Cell Biol, 24：777-796, doi:10.1038/s41580-023-00633-8（2023）
4）Qi L, et al：Trends Cell Biol, 27：430-440, doi:10.1016/j.tcb.2016.12.002（2017）
5）Bhattacharya A & Qi L：J Cell Sci, 132：jcs232850, doi:10.1242/jcs.232850（2019）
6）Nishitoh H, et al：Genes Dev, 22：1451-1464, doi:10.1101/gad.1640108（2008）
7）Wang L, et al：Mol Cell, 82：3453-3467.e14, doi:10.1016/j.molcel.2022.07.006（2022）

第3章 ゴルジ体

1 概論―ゴルジ体の構造・機能・品質管理

吉田秀郎，佐々木桂奈江

はじめに

1898年，イタリアのパヴィア大学のカミロ・ゴルジ（Camillo Golgi）博士は神経細胞の中に不思議な構造があることを発見し，"apparato reticolare interno"（細胞の中に存在する網目状の構造体）と命名した[1]．この構造体は現在ではゴルジ体（Golgi Apparatus）とよばれるが，その姿はとても美しくミステリアスである．なかでも甲賀大輔博士（旭川医科大学）がオスミウム浸軟法によって撮影したゴルジ体（図1）[2] は，細胞生物学の写真のなかで最も美しいものの一つである．本章では，ゴルジ体の構造（3章-2）と機能（3章-3），品質管理機構（3章-4, 5）の3点からゴルジ体の解析方法に迫ることにする．科学的に正

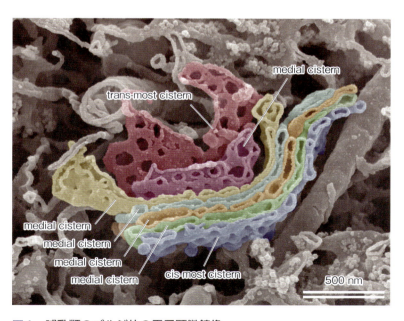

図1　哺乳類のゴルジ体の電子顕微鏡像
ラット脊髄神経節細胞をオスミウム浸軟法によって処理し，走査型電子顕微鏡で撮影した．ゴルジ体の各層板を人為的に着色して示す．青：cis-most cistern．緑，橙，シアン，黄，紫：medial cistern．赤：trans-most cistern．スケールバーは，500 nm．（文献2より改変して転載）

確な記述は後の稿に譲ることとし，本稿ではその魅力に焦点を当てる．

ゴルジ体の構造

　ゴルジ体が魅惑的に見えるのは，なんといってもあの層板状の構造である（図1）．"Form follows function."（形態は機能に従う）という言葉通り，なんとも意味ありげな形をしているではないか．ご存知の通り，小胞体で合成された膜タンパク質や分泌タンパク質は，それぞれの層板の中でさまざまな翻訳後修飾を受けて完成する．すなわちそれぞれの層板は異なる化学反応を行うための「試験管」であり，複数の化学反応が混じらないようにするための壁である．したがってゴルジ体を細胞生物学的に解析するためには顕微鏡を用いてそれぞれの層板の構造や機能を解析することが基本であり，細胞をまるごとすり潰すような位置情報が失われる生化学的方法は適用しにくい．電子顕微鏡は優れた解像度をもっており，連続切片SEM法やFIB-SEM法によってゴルジ体の精細な3D構造を再構築することが可能である．ただし，電子顕微鏡は生きた細胞の観察ができない．高精細のライブイメージングのためには超解像蛍光顕微鏡を用いるが，そのなかでも最も優れているものは中野明彦博士（理化学研究所）が開発した高感度共焦点顕微鏡システムSCLIMである．ゴルジ体内でタンパク質がどのように輸送されるかについては，「小胞輸送モデル」と「槽成熟モデル」の2つが提案され，激しい論争が続いていたが，それに終止符を打ったのも中野博士とSCLIMであった[3]．また最近では，ゴルジ体の層板内も一様ではなく機能的に異なる領域（ゴルジ体機能ゾーン）がいくつも存在することがSCLIMによる解析などによってわかってきた[4]．詳細は，**3章-2**に譲る．

ゴルジ体の機能

　ゴルジ体では，タンパク質や脂質の多種多様な加工が行われている（図2）．最も著名なものは，膜タンパク質や分泌タンパク質の糖鎖修飾である．糖鎖修飾にもさまざまなものがあり，主要なものとしてN型糖鎖とプロテオグリカン型糖鎖，ムチン型糖鎖がある．N型糖鎖は小胞体でタンパク質に付加されトリミングを受けた後，ゴルジ体の各層板においてさまざまな加工を受ける．N型糖鎖はほとんどの細胞でみられるが，プロテオグリカン型糖鎖はプロテオグリカンを産生する軟骨細胞など，ムチン型糖鎖はムチンを産生する杯細胞などでみられる．それぞれの糖鎖の形成には多数の特異的糖転移酵素がかかわっているが，このように複雑な化学反応が混線することなく整然と進んでいくことは驚くべきことである．その秘密は，やはりあのゴルジ体の構造，特に各層板に存在する機能ゾーンにあると想像されるが，その詳細は不明である．また，骨格筋と基底膜との結合に必要なαジストログリカンの糖鎖（マトリグリカン）のように，リビトールリン酸を含む全く新しい糖鎖構造も見つかってくるなど[5]~[7]，ゴルジ体での糖鎖修飾はきわめて奥深いものがある．詳細は，**3章-3**に譲る．

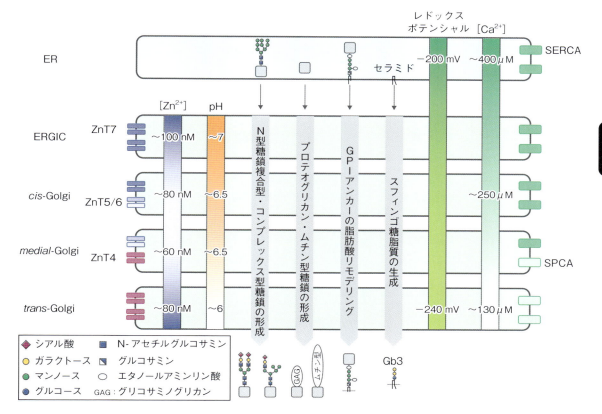

図2 哺乳類のゴルジ体の主要な機能
ゴルジ体ではタンパク質や脂質の糖鎖付加やタンパク質の切断など,さまざまな生化学反応が行われている.このようなゴルジ体の機能を支えるために,カルシウムイオンや亜鉛イオン等の金属イオンの濃度,pH,レドックスポテンシャルなどが厳密に制御されており,その分子機構も明らかにされつつある.(文献13をもとに作成)

GPIアンカー型タンパク質はグリコシルホスファチジルイノシトール(GPI)によって膜にアンカーされている一群のタンパク質であるが,小胞体でタンパク質にGPIアンカーが付加された後,ゴルジ体で脂肪酸のリモデリングが行われる[8].また,ゴルジ体では糖脂質の合成も行われる[9].小胞体から近位ゴルジ体へ運ばれてきたセラミドはゴルジ体でさまざまな糖鎖修飾を受け,多種類のスフィンゴ糖脂質を生み出す.輸送タンパク質であるCERTによって遠位ゴルジ体に運ばれたセラミドからは,スフィンゴミエリンなどのスフィンゴ脂質の産生が起こる[10].ゴルジ体の層板の膜脂質は,シスゴルジではリン脂質が多く,トランスゴルジに近づくにつれてスフィンゴ脂質やコレステロールを多く含むようになっており,だんだんと膜の厚みが増えていく.この膜の厚みの違いによって,膜貫通領域が短い膜タンパク質はシスゴルジの方に局在するのではないかという説もある[11].ゴルジ体では前述以外にも,糖鎖の硫酸化やタンパク質の硫酸化・リン酸化[12],タンパク質の切断(インスリンなど)といったさまざまな修飾反応が行われている.

また,前述のようなゴルジ体の機能を支援するため,細胞質からゴルジ体内にカルシウ

ムを取り込むトランスポーターSPCA1や亜鉛イオンを取り込むトランスポーターZnT4やZnT5/6, ZnT7が知られている. ゴルジ体のそれぞれの層板には異なる亜鉛トランスポーターが存在するため, ゴルジ体では亜鉛の濃度勾配が形成されている（シスゴルジの方がトランスゴルジよりも高濃度）[13]. さらに, ゴルジ体膜に存在する陰イオンチャネルであるGPHRによってゴルジ体は弱酸性（ゴルジ体内にpH 6.5〜6.0の勾配が存在する）に保たれており[14], モネンシンなどのイオノフォアによって人工的にpHを中性化するとゴルジ体のタンパク質の機能が失われる. ゴルジ体は小胞体同様酸化的な環境に保たれており, 小胞体ではPDIによってタンパク質のジスルフィド結合が形成されるが, ゴルジ体ではQSOXによってジスルフィド結合の形成が促進されていると考えられている. 小胞体では分子状酸素の酸化力を使ってERO1が小胞体を酸化的環境に維持している. ゴルジ体も酸化的環境を維持するために分子状酸素を利用していると考えられるが, ERO1に相当する分子は見つかっていない.

ゴルジ体の品質管理機構

　小胞体では, 非常に厳密な品質管理機構が存在することが知られている（図3）. 小胞体は分泌タンパク質や膜タンパク質の合成とフォールディングを行う細胞小器官であるが, 小胞体でのタンパク質合成量は細胞の性質によって大きく異なっているため, 細胞が分裂したり分化した結果小胞体の機能（特にフォールディング機能）が不足するとタンパク質のフォールディングが不完全となり, 凝集体を形成してしまう（小胞体ストレス状態）. このような危機的な状況を解消するため, 細胞は小胞体ストレス応答とよばれる小胞体の品質管理機構を活性化し, 不完全なフォールディング状態のタンパク質を正しい立体構造にフォールディングしようとする[15]. 具体的には, PERK経路によって小胞体でのタンパク質合成を一時停止し, それ以上小胞体ストレス状態が悪化しないようにするとともに, ATF6経路によって小胞体シャペロンの発現を増やしてフォールディング能力を増強するのに加えて, IRE1経路によって小胞体関連分解（ER-associated degradation）因子の発現を増やして構造異常タンパク質を分解処理する（2章-1, 3を参照）. さらには, 小胞体特異的なオートファジー（ERphagy）によってタンパク質凝集体が蓄積した小胞体を分解処理する. それでも小胞体ストレスが解消しない場合は, 細胞死を積極的に誘導して小胞体ストレスを受けた細胞を除去し, 個体としての生存を図ることが知られている. ミトコンドリアやリソソーム, ペルオキシソームにもそれぞれの機能を維持するための品質管理機構が知られており, これらを総称してOrganelle Autoregulationとよぶ[16].

　ゴルジ体にも品質管理機構が存在する（図3）[16]. 細胞の分化などによってタンパク質の合成量が増えてゴルジ体の機能が不足すると（ゴルジ体ストレス状態）, ゴルジ体ストレス応答とよばれる品質管理機構が活性化され, ゴルジ体の機能を増強することでゴルジ体ストレスを解消しようとする. ゴルジ体は小胞体よりも複雑な機能を担っているために, それぞれの機能を個別に増強する応答経路が報告されている. ゴルジ体の重要な機能の一つ

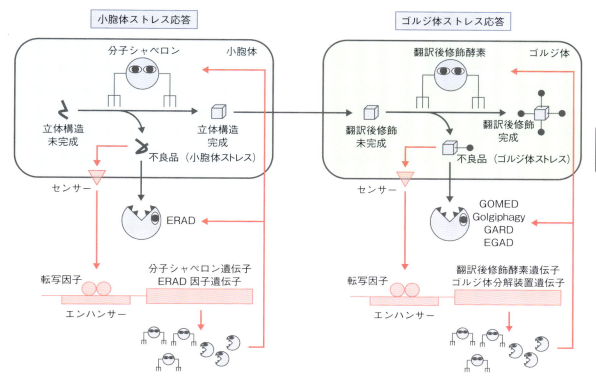

図3 小胞体とゴルジ体の品質管理機構（小胞体ストレス応答とゴルジ体ストレス応答）
小胞体では，分子シャペロンとERADによってタンパク質の品質管理が行われているが，ゴルジ体では翻訳後修飾酵素とGOMED，Golgiphagy，GARD，EGADによってタンパク質の品質管理が行われている．立体構造が未完成の不良品タンパク質が小胞体に蓄積すると（小胞体ストレス状態），小胞体ストレス応答によって分子シャペロンやERAD因子の発現が増強され，小胞体ストレスが解消される．同様に，ゴルジ体に翻訳後修飾が未完成のタンパク質が蓄積すると（ゴルジ体ストレス状態），ゴルジ体ストレス応答によって翻訳後修飾酵素やGOMED，Golgiphagy，GARD，EGAD因子の発現が誘導され，ゴルジ体ストレスが解消される．

は糖鎖修飾であるが，ゴルジ体ではさまざまな種類の糖鎖修飾が行われるため，個別の応答経路によってそれぞれの糖鎖修飾能力が増強されるようになっている．また，ゴルジ体を分解する機構としてGOMED（Golgi membrane-associated degradation）[17]やGolgiphagy[18]，GARD[19]，EGAD[20]が報告されている．さらに，ゴルジ体ストレス応答によって積極的に細胞死を起こす経路も知られるようになってきた．詳細は，3章4，5をご参照いただきたい．

おわりに

紙面の都合上，紹介しきれなかった点が多々あることは何卒ご容赦いただきたい．小職は転写誘導の専門家でありゴルジ体機能の研究者ではないため，本稿は素人の視点から書いた．そのため，ゴルジ体の専門家にはもの足りない内容である反面，専門外の研究者が

初めて読むガイドブックとしてはかろうじて合格かと考えている．ゴルジ体は小胞体に比べて構造的にも機能的にもはるかに複雑であり未知のことが多く残っていることから，異分野の研究者がゴルジ体の研究に参入されることを大いに期待している．

本稿作成中に，中野博士とともにゴルジ体の解析を進めてきた黒川量雄博士（理化学研究所）御逝去の報がもたらされた．黒川博士のゴルジ体研究における多大なる貢献を讃えるとともに，博士の御冥福を心からお祈り申し上げる．

◆ 文献

1）Golgi C：Bollettino Società Medico-Chirurgica di Pavia, 1：655-665（1898）
2）Koga D & Ushiki T：Arch Histol Cytol, 69：357-374, doi:10.1679/aohc.69.357（2006）
3）Kurokawa K, et al：J Cell Biol, 218：1602-1618, doi:10.1083/jcb.201807194（2019）
4）Shimizu Y, et al：Nat Commun, 12：1901, doi:10.1038/s41467-021-22267-0（2021）
5）Kanagawa M, et al：Cell Rep, 14：2209-2223, doi:10.1016/j.celrep.2016.02.017（2016）
6）Manya H, et al：J Biol Chem, 291：24618-24627, doi:10.1074/jbc.M116.751917（2016）
7）Yagi H, et al：Mol Cell Proteomics, 15：3424-3434, doi:10.1074/mcp.M116.062729（2016）
8）Kinoshita T：Open Biol, 10：190290, doi:10.1098/rsob.190290（2020）
9）Inokuchi JI, et al：Prog Mol Biol Transl Sci, 156：151-195, doi:10.1016/bs.pmbts.2017.10.004（2018）
10）Hanada K, et al：Nature, 426：803-809, doi:10.1038/nature02188（2003）
11）Munro S：Trends Cell Biol, 8：11-15, doi:10.1016/s0962-8924(97)01197-5（1998）
12）Ishikawa HO, et al：Science, 321：401-404, doi:10.1126/science.1158159（2008）
13）Amagai Y, et al：Nat Commun, 14：2683, doi:10.1038/s41467-023-38397-6（2023）
14）Maeda Y, et al：Nat Cell Biol, 10：1135-1145, doi:10.1038/ncb1773（2008）
15）Mori K：Cold Spring Harb Perspect Biol, 14：a041262, doi:10.1101/cshperspect.a041262（2022）
16）Sasaki K & Yoshida H：FEBS Lett, 593：2330-2340, doi:10.1002/1873-3468.13554（2019）
17）Yamaguchi H, et al：EMBO J, 35：1991-2007, doi:10.15252/embj.201593191（2016）
18）Kitta S, et al：EMBO J, 43：2954-2978, doi:10.1038/s44318-024-00131-3（2024）
19）Eisenberg-Lerner A, et al：Nat Commun, 11：409, doi:10.1038/s41467-019-14038-9（2020）
20）Schmidt O, et al：EMBO J, 38：e101433, doi:10.15252/embj.2018101433（2019）

◆ 参考図書

・「The Golgi Apparatus」（Berger EG & Roth J, eds），Birkhäuser，1997
・「Essentials of Glycobiology 4th edition」（Varki A, et al, eds），Cold Spring Harbor Laboratory, 2022

第3章 ゴルジ体

2 ゴルジ体の ライブイメージング

戸島拓郎，中野明彦

はじめに

　ゴルジ体は，シス槽（シスゴルジ），メディアル槽（メディアルゴルジ），トランス槽（トランスゴルジ）といった複数の膜区画が近接して積み重なった構成をとり，糖鎖修飾や細胞内物質輸送（膜交通）システムの中核として働くオルガネラである[1][2]．脊椎動物細胞において，小胞体（endoplasmic reticulum：ER）で新規合成された膜・分泌タンパク質（積荷）は，ER-ゴルジ中間区画（ER-Golgi intermediate compartment：ERGIC）を経由してゴルジ体のシス槽に取り込まれる．その後積荷はメディアル槽，トランス槽へと順に移動しながら適切な糖鎖修飾などを施され，トランス槽のさらに外側に存在するトランスゴルジ網（*trans*-Golgi network：TGN）とよばれる区画へと受け渡される．TGNでは積荷が選別され，輸送キャリアに積み込まれて，細胞内の各地に向けて搬出される．脊椎動物細胞のゴルジ体は，核近傍の1カ所に集積した巨大なゴルジリボンとよばれる構造をとるが，この構造は真核生物種のなかでは特殊で，植物細胞においては，円盤状のゴルジ各槽が積み重なった直径数μm程度の小さな層板構造（ミニスタック）が一単位となって大量に散在する．また，出芽酵母細胞のゴルジ体は層板構造をつくらず，各槽が解離した状態で細胞質中を動き回る．このように，生物種によってゴルジ体の構造や分布は大きく異なっている（図1）が，ゴルジ体の機能を司る基本的な分子機構は非常によく保存されている．

　蛍光タンパク質を用いたライブイメージング技術が生命科学分野の発展に大きく貢献してきたことはもはや言うまでもない．ゴルジ体研究においても，例えばわれわれによって証明されたゴルジ体の槽成熟[3]や，Franck PerezのグループによるRUSH（retention using selective hooks）法を用いた積荷移動の可視化[4]などのように，固定細胞の観察からは不可能であった現象の解明が相次いでいる．その結果，ゴルジ体は長期にわたって安定的に存在しているのではなく，さまざまな積荷や常在分子を頻繁に出入りさせることでその性質を時間とともに変えてゆく，非常に動的なオルガネラであることが明らかになりつつある[3]〜[9]．

　本稿では，われわれが行っている動物細胞株（HeLa細胞）を用いた蛍光タンパク質によるゴルジ体のライブイメージング手法を紹介する．

準備

ゴルジ槽マーカーの選択

　前述のように，ゴルジ体は複数の槽からなり，その前後にはERGICとTGNが存在する．ERGICは当初ERとゴルジリボンの間の長距離輸送を担う区画として同定されたが，ゴルジスタックの最もシス側にもERGIC常在タンパク質群が豊富に存在していることから，この区画をGolgi-associated ERGICと分類している最近の報告もある．ERGICとTGNを含めたゴルジ体各槽の名称の定義については，生物種や研究者ごとにコンセンサスが異なることも多く，また文献によっては誤用もあるため注意が必要である．例えばゴルジ体のトランス槽とTGNは混同されやすいが，機能的にも構造的にも完全に別区画とするべきである．新しい知見が蓄積している今，生物種を跨いだ統一的な槽の命名・分類を機能に基づいて再定義すべき時期が来ていると考える．

　いずれにしても，観察の際には目的の槽に常在するタンパク質をマーカーとして選ぶ必要がある．ERGIC／シス槽，メディアル槽，トランス槽，TGNのそれぞれに対して頻用されるマーカー分子があり，これらに蛍光タンパク質を付加した各種プラスミドコンストラクトがAddgene等の機関から入手可能である（表）．超解像顕微鏡の空間分解能では，同じ槽のマーカーとされている分子であっても局在が微妙に異なることも判明している．Lei Luのグループによる精密な空間マッピングの仕事があるので参考にしていただきた

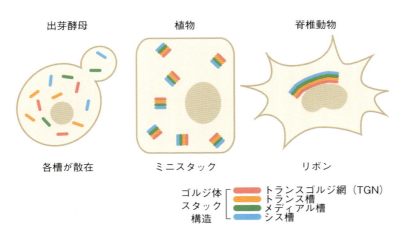

図1　各生物種におけるゴルジ体の細胞内分布
（文献9をもとに作成）

表　入手可能な蛍光タンパク質標識ゴルジ体マーカーのリスト

局在	プラスミド名	提供機関・型番	提供者	遺伝子／インサート名
ERGIC/*cis* Golgi	mEmerald-ERGIC-53	Addgene #170717	Ke Xu	human ERGIC-53
	EGFP-N2-GRASP65	Addgene #137709	Yanzhuang Wang	rat GRASP65
medial Golgi	Emerald-MannⅡ-N-10	Addgene #54150	Michael Davidson	mouse Man2a1（aa 1-113）
	mCherry-MannⅡ-N-10	Addgene #55074	Michael Davidson	mouse Man2a1（aa 1-113）
	td5StayGold(c4)=GianCreg	Addgene #212022 RIKEN BRC #RDB20222	Atsushi Miyawaki	human Giantin（C-terminal region）
	mScarlet-Giantin	Addgene #85048	Dorus Gadella	human Giantin（aa 3131-3259）
	mScarlet-i_Giantin_C1	Addgene #85050	Dorus Gadella	human Giantin（aa 3131-3259）
trans Golgi	sfGFP-Golgi-7	Addgene #56485	Michael Davidson	human B4GalT1（aa 1-82）
	mCherry-Golgi-7	Addgene #55052	Michael Davidson	human B4GalT1（aa 1-82）
	mTagRFP-T-Golgi-7	Addgene #58018	Michael Davidson	human B4GalT1（aa 1-82）
	mCherry-N1-GalT	Addgene #87327	Lei Lu	human B4GalT1（aa 1-81）
	mEmerald-SiT-N-15	Addgene #54255	Michael Davidson	human ST6GAL1（aa 1-45）
	mCherry-SiT-N-15	Addgene #55133	Michael Davidson	human ST6GAL1（aa 1-45）
	AcGFP1-N1-SialT	Addgene #87324	Lei Lu	human ST6GAL1（全長）
	ST-GFP	Addgene #162500	Lei Lu	human ST6GAL1（全長）
	ST*-GFP	Addgene #163667	Lei Lu	human ST6GAL1（aa 1-113）
TGN	mEmerald-TGNP-N-10	Addgene #54279	Michael Davidson	human TGN46
	EGFP-VAMP4	Addgene #42313	Thierry Galli	human VAMP4

情報は2024年5月21日現在．

い[10]．超解像レベルではアーチファクトに対するより厳密な注意も必要である．マーカーの種類によっては分子の全長ではなく，例えば糖転移酵素B4GalT1やST6GAL1のCTS領域（酵素触媒部位を欠損した膜貫通領域とその前後の短い部分）のように，ゴルジ局在の責任領域と考えられる部分のみにしたものも頻用されているが，微妙な局在の差異が生じている可能性もあるので，注意が必要である．

蛍光タンパク質の選択

　生細胞で観察するためには，蛍光タンパク質をゴルジ体マーカーに付加することが最も実用的である．現在では多種多彩な蛍光タンパク質が利用可能であるが，目的の区画が正しく可視化されるように，それらの特性をよく理解しておく必要がある．考慮すべきポイントは，単に明るさだけではなく，光安定性（耐褪色性），pH依存性，多量体形成能など多岐にわたる．併せて，蛍光タンパク質の付

加位置（N／C末端）や，リンカーの長さや配列によっても蛍光強度が変化したり局在異常になったりする可能性もあるので注意が必要である．

　ゴルジ体マーカーにおいて特段に気を付けるべき点としては，まずはpH感受性があげられる．蛍光タンパク質がオルガネラの内腔側に露出する場合，オルガネラ内腔pHに留意が必要である．オワンクラゲ由来のGFP派生体の多くは酸性領域で蛍光強度が減弱するが，サンゴ由来のmCherryを代表とする赤色蛍光タンパク質の多くは蛍光強度が維持される．そのため，ゴルジ体から排出されてリソソーム（pH 5程度）などの分解系オルガネラに運ばれた場合，GFP系は都合よく消光してくれるが，赤系の蛍光は残存してしまう．加えて，蛍光タンパク質によっては分解されにくく，分解経路に運ばれても蛍光が長く残存するものもあると考えられる．

　緑色蛍光タンパク質のなかでは，歴史が長く総合力に優れるEGFPが最もよく使われてきた．最近では明るさに優れるmNeonGreenなども代用されるようになってきたが，さらに最近になって発表されたStayGoldは，明るさだけでなく光安定性が桁違いに向上した．モノマータイプのmStayGoldも開発された今，緑色蛍光タンパク質のファーストチョイスとして今後頻用されることになると予想される[11]．赤色蛍光タンパク質は，明るさと光安定性からmCherryやその変異体であるmScarlet等が頻用されているが，これらは粒状のアーチファクトが出やすいため注意が必要である．緑，赤に続く3色目の蛍光タンパク質としては，われわれは赤外のiRFPを好んで使っている．iRFPは非常に暗いが光安定性が高く，また赤外領域はバックグラウンドノイズ成分も少ないことから，発現のよいマーカーであれば，強い励起光を当てることでうまく使えている．

発現系の選択

　本稿では，簡便で頻用されているリポフェクションによる一過性発現法を解説するが，発現過剰によるアーチファクトをできるだけ回避する努力が必要である．発現が過剰になりすぎた細胞では蛍光シグナルがゴルジリボン局在を呈さず，細胞質に多数の粒状シグナルとして散在してしまうことがある．理想的には，安定発現株を樹立する方が定量的な解析もやりやすいだろう．超解像レベルの微視的観点では，過剰発現系では内在性分子より比較的ブロードな局在になってしまう可能性も考慮する必要がある．現在では，ゲノム編集技術により内在性のゴルジ体マーカー遺伝子にタグを標識することも可能になっているが，発現量が非常に少ない場合もあるため，

114　　疾患研究につながる　オルガネラ実験必携プロトコール

顕微鏡観察に十分な蛍光量を得るための工夫も必要になると考えられる.

細胞培養

- [ ] HeLa細胞（理研バイオリソース研究センター，#RCB0007）
- [ ] プラスチックディッシュ：維持培養用. 細胞が張り付く培養細胞用のものを選ぶ.
- [ ] ガラスベースディッシュ（AGCテクノグラス社，#3911-035）：蛍光観察のために底面にガラスが貼り付けてある. コーティング済の製品もある.
- [ ] リン酸緩衝生理食塩水（PBS）
- [ ] トリプシン-EDTA（サーモフィッシャーサイエンティフィック社，#25300-054）
- [ ] DMEM（ナカライテスク社，#08456-36）
- [ ] DMEM/F12（フェノールレッド不含，サーモフィッシャーサイエンティフィック社，#11039-021）
- [ ] 牛胎仔血清（FBS）：多くのメーカーから販売されているが，ロットによっては細胞の調子に影響が出ることがあるので，可能であれば購入時にロットチェックをしておきたい.
- [ ] Antibiotic-antimycotic（100倍液，サーモフィッシャーサイエンティフィック社，#15240-062）：コンタミネーション防止用の抗生剤.
- [ ] 細胞培養液：DMEMに10 % FBSとAntibiotic-antimycotic（1/100量）を添加して作製.
- [ ] 観察用培養液：DMEM/F12に10 % FBSを添加して作製. フェノールレッドは赤色蛍光観察時のバックグラウンドを上昇させるため，不含のものを使用する.
- [ ] CO_2インキュベーター：37℃，5 % CO_2濃度に設定. 維持継代培養用.
- [ ] 恒温槽（ウォーターバス）：37℃に設定して培養液を使用前に温める.

遺伝子導入

- [ ] ゴルジ体標識用プラスミドコンストラクト：Addgeneなどから入手可能（表）. 必要に応じて蛍光タンパク質を置換するなど改変して使用する.
- [ ] Opti-MEM（サーモフィッシャーサイエンティフィック社，#31985-062）
- [ ] Lipofectamine™3000 Transfection Reagent（サーモフィッシャーサイエンティフィック社，#L3000）

顕微鏡観察

ゴルジ体の細胞内位置を知る程度の目的であれば，シンプルな倒立型蛍光顕微鏡でも十分に観察可能であるが，目的に応じて周辺機器が必要となる（図2）．ライブ観察を行う際は，ステージ保温装置や電動ステージ，さらにはオートフォーカス機能などがあるとよりよい．また，多色標識時に撮像の時間差を生じさせないためには波長分岐装置が必須である．ゴルジ体はZ方向にも広がりをもつため，正確な3D像を得るためには共焦点レーザー顕微鏡のような装置が望ましい．

さらに，槽内部の精密な分子局在を観察するためには超解像顕微鏡が必要となる．しかし，STED（stimulated emission depletion microscopy）やSTORM（stochastic optical reconstruction microscopy）などのように撮像に時間を要する顕微鏡はライブでの観察には不向きである．われわれの研究室では，きわめて高い時空間分解能を備え，3Dかつ多色（3色）同時撮像を可能にした独自の

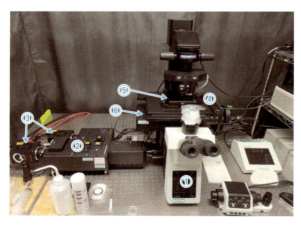

図2　ライブイメージング用の蛍光顕微鏡システム
①倒立型顕微鏡，②多色分光ユニット，③sCMOSカメラ（2台），④電動ステージ，⑤ステージインキュベーター，⑥オートフォーカスシステムなどから構成されている．

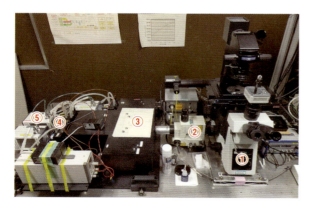

図3　SCLIMの装置構成
①倒立型顕微鏡，②高速スピニングディスク共焦点スキャナ，③多色分光ユニット（3色，自作），④冷却イメージインテンシファイア（3台），⑤EMCCDカメラ（3台）などから構成されている．

高速超解像顕微鏡システム（super-resolution confocal live imaging microscopy：SCLIM）を自ら開発している（図3）．この装置の詳細については別稿に譲る[12) 13)]が，最新型のSCLIM2Mでは，固定サンプルでは70 nmの空間分解能を達成し，ライブ撮像では毎秒20立体の4次元（XYZ + T）かつ3色完全同時（緑／赤／赤外）撮像が可能である．

☐ **倒立型蛍光顕微鏡システム**：エビデント社，ニコン社などの製品から目的に応じて適切なものを選択する．対物レンズはできるだけ開口数の大きいものを選ぶ．

☐ **電動制御ステージ**：多点タイムラプスには必須．各メーカーの顕微鏡に付属して販売されている．

☐ **オートフォーカスシステム**：長期タイムラプスには必須．各メーカーの顕微鏡に付属して販売されている．

☐ **波長分岐システム（浜松ホトニクス社，W-VIEW GEMINI／ W-VIEW GEMINI-2C）**：多色同時撮影には必須．

☐ **sCMOSカメラ**：例えば浜松ホトニクス社のORCA-FusionBTなど，高性能なカメラが各社から販売されている．

☐ **ステージ保温保湿装置**：動物細胞のライブ観察には必須．東海ヒット社から主要メーカーの顕微鏡に搭載できるものが販売されている．37℃に設定して使用する．炭酸バッファー培養液用にCO_2が導入できるタイプもある．

☐ **顕微鏡制御用PC・画像取得ソフトウェア**：例えばエビデント社のcellSens，ニコン社のNIS-Elementsなど．さまざまな画像解析機能ももつ．

☐ **イマージョンオイル**：油浸対物レンズ使用時に必要．

プロトコール

1. 細胞培養と遺伝子導入

❶ 培養用プラスチックディッシュに播種したHeLa細胞を5％CO_2インキュベーター（37℃）内で継代維持培養しておく．継代培養にはフェノールレッド入りの細胞培養液（DMEM + FBS）を使用する．

❷ 遺伝子導入の1～2日前に，HeLa細胞が付着したプラスチックディッシュをPBSで洗浄後，トリプシン-EDTA処理によりHeLa細胞を遊離させ，適切な細胞密度になるように細胞培養液に懸濁してガラスベースディッシュに播種する．細胞密度はトランスフェクション当日に80％程度になるように調整する．

❸ 遺伝子導入の数時間前に細胞培養液を新しいものに交換する.

❹ メーカーのプロトコールに従って,目的のゴルジ体マーカーのプラスミドDNAをOpti-MEMとLipofectamine™3000 Transfection Reagentに溶解し,ディッシュに滴下する*.

❺ CO_2インキュベーター内でオーバーナイト培養する.

* プラスミド量は個々に条件検討が必要.多くの場合0.05〜2.00 µg/dishの間でよい条件が見つかる.

2. 顕微鏡観察

❶ 顕微鏡観察前に,ガラスベースディッシュの培養液をあらかじめウォーターバスで37℃に温めておいた観察用培養液(フェノールレッド不含)に交換する.

❷ 顕微鏡システムを起動する.ステージ保温装置や蛍光光源などは安定するまでに時間がかかるため,観察の30分前には電源をつけておくとよい.

❸ 顕微鏡ステージにガラスベースディッシュを載せる.オートフォーカス機能がついていない場合,Z位置が安定するまで30分程度は待った方がよい.

❹ 接眼レンズで蛍光像を観察しながら顕微鏡ステージを動かし,程よくマーカー遺伝子が発現した細胞を探す.

❺ 露光時間,励起光強度などの各種カメラ条件などを設定し撮像する.電動ステージがあれば多点タイムラプスも可能.

トラブルへの対応

■細胞の調子が悪い

細胞のガラスベースディッシュへの付着が悪い場合は,ポリリジンなどで事前にコートしてもよい.通常HeLa細胞の場合にはコート不要だが,細胞の種類によっては接着が弱いものもある.リポフェクション試薬による細胞毒性が強い場合は,トランスフェクション操作の数時間後に培地交換をしてもよい.

■蛍光シグナルの分布が異常になる

ゴルジ体マーカーが発現過剰になった細胞では,蛍光シグナルがリボン構造をとらず,多数の粒状シグナルとなって散在してしまうことがある.特にmCherryをはじめとする赤色蛍光タンパク質を使用した場合にその傾向が出やすい.導入するプラスミドの量を減らす,蛍光タンパク質の種類を変更する,などの対策が考えられる.さまざまな機能分子の欠損や各種疾患に応じたゴルジ体の形態異常(断片化)もこれまでに多数報告されているが,このような形態的解析を行うためには注意が必要である.また,細胞分裂期にはゴルジ体のリボン構造が崩れて断片化することにも留意すべきである.一過性発現では,細胞ごとに発現効率がまちまちになるので,より定量的な解析をするには,安定発現株の作製も検討することが望ましい.

■**蛍光シグナルが暗い**

プラスミド導入量を増やす．また，プラスミド遺伝子の発現量は2～3日後にピークを迎えるので，観察日を変えてみてもよい．また，エレクトロポレーションの方が一般に導入効率が良いので，導入の難しい細胞の場合は検討の価値がある．それでもシグナルが弱い場合は，プラスミドのコンストラクションを見直す必要がある．より性能の優れた蛍光タンパク質や発現の良いプロモーターに変更するなどが考えられる．また，蛍光タンパク質を複数連結した2×EGFPのようなコンストラクトも有効である．

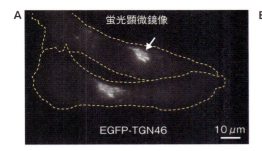

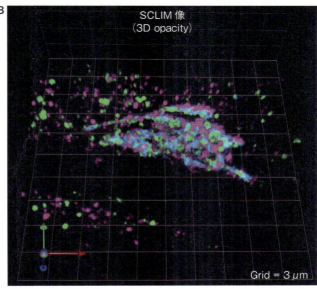

図4 蛍光顕微鏡（A）とSCLIM（B，C）で観察されたHeLa細胞のゴルジ体

A）EGFP-TGN46（TGN）の蛍光顕微鏡像．黄色の点線は細胞の輪郭．B，C）Aの矢印で指したゴルジリボンを3色SCLIM観察した．マゼンタ：mCherry-ERGIC53（ERGIC/シス槽），青：iRFP-ST（トランス槽），緑：EGFP-TGN46（TGN）．Bは3次元構築像（3D opacity mode表示），CはXY／XZ／YZプレーン像．XY像に描いた3本の白矢印（1～3）に沿った輝度値のラインプロファイルを右に示した．各槽の輝度ピーク位置より，ERGIC/シス槽（マゼンタ），トランス槽（青），TGN（緑）の順に層構造が形成されていることがわかる．

実験結果

　HeLa細胞に3種類のマーカーを導入して，蛍光顕微鏡とSCLIMにより観察した（図4）．SCLIM像から，ゴルジリボンの内部でERGIC／シス槽（マゼンタ），トランス槽（青），TGN（緑）が順に並んだ層構造を形成していることがわかる．

おわりに

　生命現象を「観る」ライブイメージングの適用により，オルガネラの実態が古くから想像されていたものとは全く異なった，非常に動的な構造体であることが明白になっている．われわれが開発した次世代型SCLIMでは時間分解能が大幅に上がり，直径100 nm以下の輸送小胞の高速な動きも捉えられはじめている．今後，ゴルジ体を中心としたオルガネラ間膜交通現象のさらに精密な時空間動態が明らかになり，細胞生物学の教科書を書き換えるようなパラダイムシフトが次々に起きることを期待したい．

謝辞
本稿であげたわれわれの一連の研究成果は，理化学研究所光量子工学研究センター生細胞超解像イメージング研究チームの現メンバーと過去のメンバーによって達成されたものである．ここに深く謝意を示す．最近の研究の一部は，JSPS科学研究費補助金（22K06213，23H00382）およびJST CREST（JPMJCR21E3）の助成を受けて行われた．

◆ 文献

1）Glick BS & Nakano A：Annu Rev Cell Dev Biol, 25：113-132, doi:10.1146/annurev.cellbio.24.110707.175421（2009）
2）Nakano A：Front Cell Dev Biol, 10：884360, doi:10.3389/fcell.2022.884360（2022）
3）Matsuura-Tokita K, et al：Nature, 441：1007-1010, doi:10.1038/nature04737（2006）
4）Boncompain G, et al：Nat Methods, 9：493-498, doi:10.1038/nmeth.1928（2012）
5）Kurokawa K, et al：J Cell Biol, 218：1602-1618, doi:10.1083/jcb.201807194（2019）
6）Tojima T, et al：J Cell Sci, 132：jcs231159, doi:10.1242/jcs.231159（2019）
7）Tojima T, et al：eLife, 13：e92900, doi:10.7554/eLife.92900（2024）
8）Shimizu Y, et al：Nat Commun, 12：1901, doi:10.1038/s41467-021-22267-0（2021）
9）戸島拓郎，中野明彦：顕微鏡，58：80-83, doi:10.11410/kenbikyo.58.2_80（2023）
10）Tie HC, et al：eLife, 7：e41301, doi:10.7554/eLife.41301（2018）
11）Ando R, et al：Nat Methods, 21：648-656, doi:10.1038/s41592-023-02085-6（2024）
12）Kurokawa K & Nakano A：Bio Protoc, 10：e3732, doi:10.21769/BioProtoc.3732（2020）
13）Tojima T, et al：Methods Mol Biol, 2557：127-140, doi:10.1007/978-1-0716-2639-9_10（2023）

◆ 参考図書

・実験医学増刊 Vol.36 No.20「生きてるものは全部観る！ イメージングの選び方・使い方100＋」（原田慶恵，永井健治／編），羊土社（2018）

第3章 ゴルジ体

3 糖タンパク質における N型糖鎖修飾の構造解析

矢木宏和

はじめに

　糖鎖修飾はタンパク質の主要な翻訳後修飾であり，その生合成過程は，小胞体で新たに生合成されたタンパク質に糖鎖が付加され，ゴルジ体で糖転移酵素によって単糖が一つずつ付加されて形作られていく．このため，ゴルジ体や小胞体の形成や機能を阻害すると，細胞表面や分泌された糖タンパク質の糖鎖構造に影響が現れる．こうしたことから糖鎖の構造を調べることで，摂動を与えた際のオルガネラの機能解析が可能となる．しかし，糖鎖の構造は多岐にわたる分岐構造や類似した単糖で構成されるため，配列解析が困難である．近年の質量分析技術の進展により，細胞内に存在する複合糖質糖鎖の定性・定量情報を得るプロファイリング技術が開発されているが，糖鎖の同定に関しては，生合成過程を想定した構造推定に基づいており[1]，異性体の詳細な構造解析は依然として簡便ではない．われわれはこれまで，糖タンパク質から糖鎖を切り出し，糖鎖の還元末端に蛍光標識を施して**HPLC**の溶出時間に応じて分離同定する方法を開発してきた（図1）[2]〜[5]．この方法は，600種類を超える糖鎖の溶出時間のデータベース（GALAXY database）[2]に基づいて糖鎖の異性体を分離同定することが可能である．例えば，この方法を用いれば，小胞体における糖タンパク質上の糖鎖のトリミングで生じる高マンノース糖鎖の異性体の識別も可能であり，小胞体におけるタンパク質の機能解析も行うことができる[6][7]．本稿では，特に**N型糖鎖**の構造解析方法について，プロトコールとその解析例を紹介する．

::: 準　備 :::

試薬・器具

☐ 超純水
☐ 26Gの注射針つきシリンジ（1 mL）

HPLC：高速液体クロマトグラフィーのことで，化合物を分離，同定，定量するための分析技術である．液体移動相を用いてサンプルをカラム内で移動させ，カラムへの親和性の違いから異なる成分の分離を行う．
N型糖鎖：タンパク質のアスパラギン（Asn）残基のアミド基に結合する糖鎖のこと．N型糖鎖は小胞体で付加され，その後ゴルジ体でさらに糖鎖が形成される．N型糖鎖の基本構造は，高マンノース型，複合型，ハイブリッド型の3つに分類され，タンパク質の折りたたみ，安定性，細胞間認識などに重要な役割を果たす．

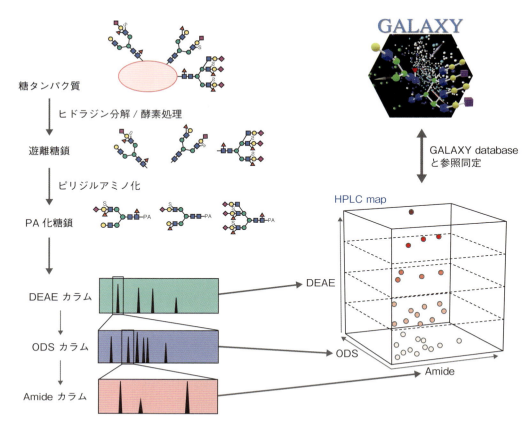

図1　HPLCデータに基づく糖鎖の構造解析のスキーム

糖タンパク質から遊離させた糖鎖に蛍光標識を施して，3種類のHPLCカラムに供する．これにより，糖鎖を分離精製すると同時に，各カラムに対する溶出時間を得ることができる．これまで蓄積されている糖鎖の溶出時間（GALAXYデータベース）[2] と参照同定することで，糖鎖の構造決定を実施する．

- □ 無水ヒドラジン，purity＞99％（東京化成工業社，#H0697）
- □ スクリューキャップ付き試験管（AGCテクノグラス社，#TST-SCR16-100）
- □ 無水酢酸，purity＞99％（東京化成工業社，#A2036）
- □ 酢酸，HPLC grade（富士フイルム和光純薬社，#010-19112）
- □ ジメチルアミンボラン，purity＞99％（富士フイルム和光純薬社，#026-08402）
- □ アセトニトリル，HPLC grade（富士フイルム和光純薬社，#015-21693）
- □ グラファイトカーボンカラム（GL-Pak Carbograph 150 mg/3 mL，ジーエルサイエンス社）
- □ 微結晶セルロース（メルク社，#1.02331.0500）

- ☐ 2-アミノピリジン，purity ＞ 99 ％（富士フイルム和光純薬社）
- ☐ PA化グルコースオリゴマー（DP ＝ 3-22）（タカラバイオ社）
- ☐ ルアーチップカラム（ザルスタット社，#CC.11）

HPLCカラム

- ☐ TSKgel diethylaminoethyl（DEAE）-5PW column（7.5 mm i.d. × 75 mm，東ソー社）
- ☐ Shim-pack HRC-octadecyl silica（ODS）column（6.0 mm i.d. × 150 mm，島津製作所）
- ☐ TSKgel Amide-80 column（4.6 mm i.d. × 250 mm，東ソー社）

バッファー

- ☐ 溶解バッファー：25 mM Tris-HCl バッファー（pH 7.6），150 mM NaCl，1 mM ethylenediaminetetraacetic acid（EDTA），1 ％ TritonX-100
- ☐ カーボンカラムバッファーA：50 mM酢酸アンモニウムバッファー（pH 7）
- ☐ カーボンカラムバッファーB：50 mM酢酸トリエチルアミンバッファー（pH 7）／アセトニトリル（40：60）
- ☐ セルロースカラムバッファーⅠ：66 ％ 1-ブタノール，16 ％ エタノール，16 ％ 0.6 M酢酸
- ☐ セルロースカラムバッファーⅡ：33 ％ エタノール，66 ％ 75 mM 重炭酸アンモニウム

装置

- ☐ High Performance Liquid Chromatography（HPLC）：送液ポンプ，インジェクター（オートサンプラー），カラムオーブン，蛍光検出器
- ☐ Savant SpeedVac遠心濃縮装置

プロトコール

1. 糖タンパク質からのN型糖鎖サンプルの準備

❶ 細胞または組織抽出液を準備するために，溶解バッファーを加え，サンプルを26Gの注射針を通して通過させる．通常10 cmディッシュ1枚から培養細胞を集めて，1 mLの溶解バッファー（4℃）を加える．26Gの注射針を20回通して破砕する．

❷ 細胞または組織抽出液1等量に対してエタノール4等量を加え，タンパク質の沈殿のために−20℃で一晩インキュベートする．

遠心分離後，上清を廃棄し，沈殿物はSpeedVacで乾燥させる*1.

❸ ❷で乾燥させたタンパク質画分（約1 mg）を5 mLのスクリューキャップ付き試験管に量りとり，200 µLの無水ヒドラジンを加えしっかりキャップを閉めた後，95℃で10時間ヒートブロックまたは水浴で試験管をインキュベートすることでN型糖鎖を遊離させる*2*3.

❹ ヒドラジン溶液を3 mLのカーボンカラムバッファーAと混合して反応を停止させる.

❺ グラファイトカーボンカラムに対して，5 mLのカーボンカラムバッファーBを通した後に，15 mLのカーボンカラムバッファーAで平衡化を行う.

❻ カラムにヒドラジン反応液を加え，カーボンカラムバッファーAで5 mLずつ2回洗浄する.

❼ 2％酢酸無水物を含む5 mLのバッファーBでN型糖鎖をスクリューキャップ付き試験管に溶出する. 溶出液はSpeedVacで乾燥させる*4.

2. 2-アミノピリジンによる蛍光標識*5

❶ 蛍光標識溶液を準備するために，276 mgの2-アミノピリジンを100 µLの酢酸で溶解する. 溶解しない際は，90℃のヒートブロックにいれて，温めることで2-アミノピリジンを溶解させる.

❷ N型糖鎖を乾燥させたスクリューキャップ付きの試験管に❶の蛍光標識溶液30 µLを加え，90℃のヒートブロックで60分間，しっかりと蓋を閉めてインキュベートする.

❸ 還元溶液を準備するために，200 mgのジメチルアミンボランに対して，80 µLの酢酸，および50 µLの超純水を混合する.

❹ サンプルチューブに還元溶液110 µLを加え，80℃のヒートブロックで35分間，しっかりと蓋を閉めてインキュベートする.

❺ 10 gの微結晶セルロースを100 mLの蒸留水で8回洗浄し，その後セルロースカラムバッファーⅠで2回洗浄する.

❻ セルロースカラムバッファーⅠで調製した50％の微結晶セルロース懸濁液2 mLをルアーチップカラムに加え，溶液を通す.

❼ カラムに詰めた微結晶セルロースを5 mLセルロースカラムバッファーⅠで2回洗浄する.

❽ ❹のピリジルアミノ化反応液に，350 µLの超純水，400 µL

*1 脱塩と乾燥：糖タンパク質は脱塩し，SpeedVacで乾燥させる. 処理した細胞や組織から得られたアセトン粉末も出発材料として使用できる. 開始量としての細胞量はおよそ1×10^5個程度あれば十分に解析可能である.

*2 水分の除去：効率のよいヒドラジン分解を行うために，可能な限り最大限に脱水または蒸発によって水分を除去する.

*3 グリカンの放出方法：ヒドラジン分解の代わりに，グリコアミダーゼAまたはペプチド：N-グリコシダーゼF（PNGaseF）処理によって糖鎖遊離することも可能である.

*4 再アセチル化：ヒドラジン分解反応において，N-アセチルグルコサミンに存在するN-アセチル基も遊離してしまうため，無水酢酸を溶出液に加えることで，再アセチル化を行う. PNGaseFなどの酵素で糖鎖を遊離させた際は，無水酢酸を混合しなくてもよい.

*5 副生成物の発生：ピリジルアミノ化反応の副生成物として，約10％のエピメリ化された物質が得られる. エピメリ化物はアミドカラムの溶出時間は主生成物と同じであるが，ODSカラムの溶出時間が3.5 GUほど早く溶出される.

のエタノール，1,600 μLの1-ブタノール，および15 μLの酢酸を加えて混合する.

❾ ❽を微結晶セルロースで満たされたカラムに加える.

❿ 反応液を通過させた後，カラムをセルロースカラムⅠで5 mLずつ2回洗浄する.

⓫ カラムに結合している2-アミノピリジル化された糖鎖（PA化糖鎖）を2 mLセルロースカラムバッファーⅡをカラムに加えて溶出する.

⓬ 溶出画分をSpeedVacで濃縮乾固させる.

3. 陰イオン交換クロマトグラフィーを用いたPA化糖鎖の分離[*6]

❶ 2.で調製したPA化糖鎖を陰イオン交換カラムであるDEAEカラムに供し，シアル酸残基や硫酸基の含有量に応じて分離する（図2）[*7].

陰イオン交換のHPLC条件

カラム	DEAE-5PWカラム
カラム温度	30℃
DEAE溶媒A	10％アセトニトリル/0.01％トリエチルアミン
DEAE溶媒B	10％アセトニトリル/7.4％トリエチルアミン/3％酢酸
勾配溶出パラメータ	5〜40分間，0〜20％溶媒Bの線形勾配
流量	1 mL/分
検出	蛍光（励起320 nm，発光400 nm）

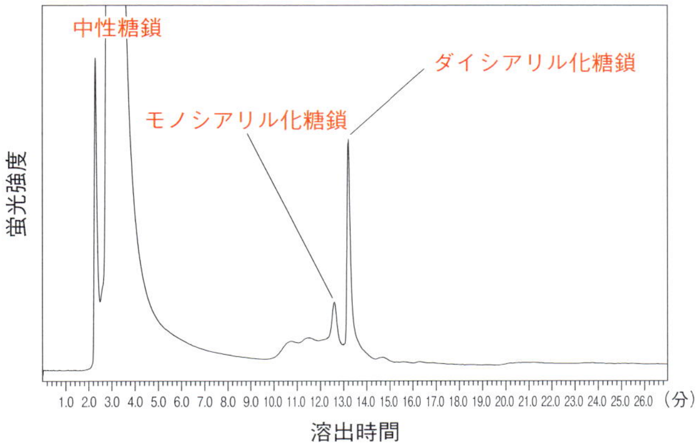

[*6] 酸性の糖鎖を有さないサンプルの場合は，陰イオンカラムによる分離を行わなくてもよい．ODSカラム後にアミドカラムに供しても，アミドカラム後にODSカラムに供してもかまわない.

[*7] 溶出プロファイルの確認：乾燥したサンプルを溶媒Aの20 μLに溶解し，まず1 μLをHPLCカラムに通して溶出プロファイルを確認する．その後，残りのサンプルをいくつかの画分に分割する.

図2 陰イオン交換カラムにおけるイムノグロブリンG（IgG）由来の溶出プロファイル

IgG由来のN型糖鎖は，中性糖鎖，モノシアリル化糖鎖（シアル酸を1残基有する），ダイシアリル化糖鎖（シアル酸を2残基有する）に分離することができる.

❷ 分離した各分画を分取し，SpeedVacで濃縮乾固する．

4. ODSカラムによるPA化糖鎖の分離

❶ 10 pmol相当のPA化グルコースオリゴマーをODSカラムに注入し，グルコース単位（glucose unit：GU）に規格化するための溶出時間を記録する（図3）．

❷ DEAEカラムから分離された各画分をODSカラムに供する[*7]．

ODSカラムの分離条件
カラム　　　　　　　Shim-pack HRC-ODS（6.0 × 150 mm）
カラム温度　　　　　55℃
ODS溶媒A　　　　 10 mMリン酸ナトリウム（pH 3.8）
ODS溶媒B　　　　 10 mMリン酸ナトリウム（pH 3.8）/0.5％1-ブタノール
勾配溶出パラメータ　 0〜60分間，溶媒Bの20〜50％線形勾配
流量　　　　　　　　1 mL/分
検出　　　　　　　　蛍光（励起320 nm，発光400 nm）

❸ PA化糖鎖を分画し，その溶出時間を記録する[*8]．

❹ 溶出画分をSpeedVacにて濃縮乾固する．

[*8] 構造予測の検証：ODSカラムにおける分画後のピークをアミドカラムに供せず，直接質量分析装置に供して質量を得ることで，データベースサーチを行うことが可能である．GALAXYは，実験的に得られるGU値や質量をインプットすることで，予想糖鎖構造を表示することが可能である．

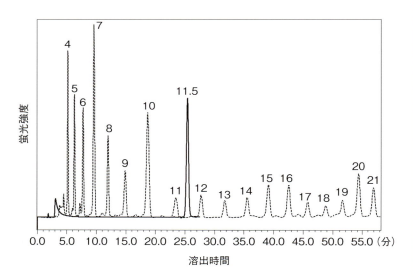

図3　ODSカラムにおける，グルコースオリゴマーと試料の糖鎖プロファイル
点線：グルコースオリゴマー（重合度4〜21）各ピークに重合度を記した．実線：試料糖鎖を示す．試料糖鎖はグルコースオリゴマー11と12間に溶出され，比例配分により11.5 GUと換算することができる．

5. アミドカラムによるPA化糖鎖の分離[*9]

❶ PA化グルコースオリゴマーをアミドカラムに注入し，GU値として溶出時間を記録する．

❷ ODSカラムから分離された各画分をアミド溶媒Aに溶解して注入する．各ピークを分画し，その溶出時間を記録する[*7]．

アミドカラムの分離条件

カラム	TSKgel Amide-80（4.6×250 mm）
カラム温度	40℃
アミド溶媒A	65％アセトニトリル/2.9％トリエチルアミン/0.6％酢酸
アミド溶媒B	50％アセトニトリル/4.1％トリエチルアミン/1.7％酢酸
勾配溶出パラメータ	0〜30分間，溶媒Bの0〜60％線形勾配
流量	1 mL/分
検出	蛍光（励起320 nm，発光400 nm）

6. PA化糖鎖の構造同定

❶ ODSカラムおよびアミドカラムにおけるPA化糖鎖の溶出時間をGUに変換する（図3）．

❷ ODSカラムのGU，アミドカラムのGU，および個々のグリカンの負電荷残基の成分をX軸，Y軸，およびZ軸にプロットする．

❸ GALAXYデータベース（http://www.glycoanalysis.info/）に搭載されているPA化糖鎖のGU値と実験値を比較して，糖鎖構造を推定する[*8]．

❹ データと比較することで複数の糖鎖構造が予想された場合には，標準PA化糖鎖とサンプルを共打ち（混合して分析）することで糖鎖構造を同定する．

❺ 既知のデータと一致しないグリカンについては，既知の特異性をもつグリコシダーゼ処理後に一致するデータを考慮し，元の糖鎖構造を推定する[*9]．

[*9] UC値の利用：ODSまたはアミドカラムからのPA化糖鎖の溶出時間は，カラムへの構成単糖の親和性〔unit contribution（UC）〕の合計と見なすことができる．各糖残基のUC値は重回帰分析によって計算される．このUC値を使用することで，マップ上にデータのないPA化糖鎖の溶出時間を計算することが可能である．データベースにない糖鎖であっても，UCから算出された予想溶出時間をGALAXY ver3は表示することが可能となっている[2]．

実験結果

　　小胞体におけるタンパク質フォールディングの失敗は，哺乳類細胞で合成される全タンパク質の3分の1を占める分泌タンパク質や膜貫通タンパク質の成熟に悪影響を及ぼしてしまう．EDEM（ER degradation-enhancing α-mannosidase-like protein）ファミリーは，小胞体（ER）に存在するタンパク質であり，フォールディングが失敗したタンパク質の分解を促進する役割を果たすことが知られている．われわれは，細胞の糖鎖プロファイリングにより，EDEMおよびその結合タンパク質が機能不全になることでどのように糖鎖修飾

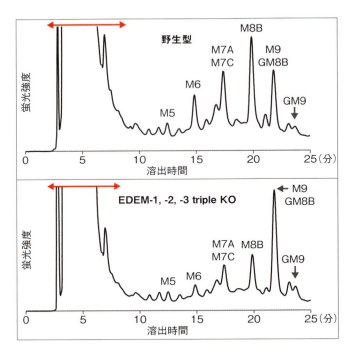

図4 アミドカラムにおける野生型，EDEM-1, -2, -3の3重欠損細胞に由来するN型糖鎖の糖鎖プロファイル

野生型およびEDEMの3重欠損細胞からPA化糖鎖を調製し，アミドカラムに供した．その後，各分画をODSカラムに供することで，M9とGM8BおよびM7AとM7Cの糖鎖を分離した．そのピーク強度から存在比を定量することが可能である．定量結果および糖鎖の構造は図5に示す．矢印の分画は，PA化糖鎖ではない，精製過程で含まれる化合物が溶出される．

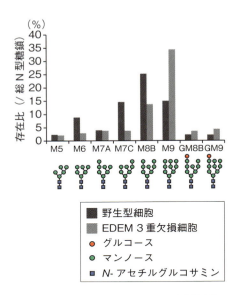

図5 アミドカラムにおける野生型，EDEM-1, -2, -3の3重欠損細胞に由来するN型糖鎖の存在量とその構造を表したグラフ

に影響を及ぼすか明らかにしてきた[6)7)]．ここでは，HPLCによる糖鎖の同定法によって，これらタンパク質が欠損した際の細胞の糖鎖プロファイルを解析した例を示す．図4には，EDEM-1, -2, -3の3重ノックアウト（KO）細胞と野生型細胞の糖鎖プロファイルを示す．プロファイルから野生型細胞においてはM8B糖鎖の存在量が多く，一方でKO細胞においてM9の糖鎖が増加していた（図5）．つまり，EDEM分子は，M9からM8Bへのマンノースの切断に関与していることが明らかになった．このように，異性体を含めた糖鎖の構造を明らかにすることによって，小胞体内のタンパク質の機能を明らかにすることができる．

おわりに

　本稿では，特に糖鎖修飾のなかでも N 型糖鎖に焦点をあて，細胞に発現している糖鎖の構造解析のプロトコールを紹介した．本方法は，細胞を対象とするだけでなく，単離したタンパク質そのものの分析に加え，オルガネラを対象としたり，組織，個体における糖鎖分析も可能とする．HPLC を用いた糖鎖分析法は，**O 型糖鎖**にも対応可能であるが[8]，糖タンパク質から O 型糖鎖の切り出しに関して，最適な化学反応や酵素がいまだ見出されておらず，データベースに登録されている糖鎖構造の数も少ないことが課題である．一方，遊離した糖鎖に標識を施し，イオン化効率を高めたうえで**MALDI-TOF-MS**を用いた糖鎖のプロファイルを得る方法も考案されている[1)9]．これらの方法はハイスループット性に優れ，簡便に糖鎖のプロファイルを得ることができる．さらには，化学的な反応性の違いを利用して，シアル酸の結合様式に伴う異性体の識別も可能となっている[9]．しかしながら，本稿で紹介した M9 と GM8B など中性糖鎖のなかの異性体の識別はいまだ困難である．小胞体で起きる糖鎖のトリミングやゴルジ体での糖付加において，多くの異性体が出現する．これらの異性体を区別して解析することで，糖鎖形成プロセスにかかわるタンパク質の機能を明らかにすることができるため，異性体の区別が可能な HPLC を用いた分析方法は重要である．また，ゴルジ体や小胞体の形成および膜輸送にかかわるタンパク質の発現抑制によっても糖鎖プロファイルが変化することが予想されるため，今後これらのタンパク質の機能解析においても本方法が活用されることを期待する．

◆ 文献

1 ）Yoshida Y, et al：Proteomics, 16：2747-2758, doi:10.1002/pmic.201500550（2016）
2 ）Yagi H, et al：Glycobiology, 32：646-650, doi:10.1093/glycob/cwac025（2022）
3 ）Yagi H & Kato K：Trends Glycosci Glycotechnol, 21：95-104, doi:10.4052/tigg.21.95（2009）
4 ）Yagi H, et al：Glycobiology, 15：1051-1060, doi:10.1093/glycob/cwi092（2005）
5 ）Takahashi N, et al：2.08 – The Two-/Three-Dimensional HPLC Mapping Method for the Identification of N-Glycan Structures.「Comprehensive Glycoscience」（Kamerling H, ed），pp283-302, Elsevier, 2007
6 ）George G, et al：eLife, 9：e53455, doi:10.7554/eLife.53455（2020）
7 ）George G, et al：eLife, 10：e70357, doi:10.7554/eLife.70357（2021）
8 ）Yagi H, et al：Biomolecules, 1：48-62, doi:10.3390/biom1010048（2011）
9 ）Furukawa JI, et al：Anal Chem, 92：14383-14392, doi:10.1021/acs.analchem.0c02209（2020）

O 型糖鎖：タンパク質のセリン（Ser）やスレオニン（Thr）残基の酸素原子に結合する糖鎖のこと．O 型糖鎖は N 型糖鎖と比べて構造が多様で，単糖が順次結合していくことにより形成される．
MALDI-TOF-MS：マトリックス支援レーザー脱離イオン化 - 飛行時間質量分析のことで，試料をマトリックスとともに固体状態でレーザー照射によりイオン化し，イオン化された分子の飛行時間を測定することで化合物の質量を解析する技術である．

第3章 ゴルジ体

4 ゴルジ体関連分解GOMED の解析方法

桜井　一，清水重臣

はじめに

　ゴルジ体関連分解（Golgi membrane-associated degradation：GOMED）はゴルジ体終末を構成するトランスゴルジ（*trans*-Golgi）/TGNからオートファゴソーム様の隔離膜が形成され，タンパク質などを包み込んだのちにリソソーム酵素を用いてこれらを分解する細胞機能である．ゴルジ体から細胞膜/細胞外への分泌輸送が抑制されるとGOMEDが誘導されることが多く，GOMEDはゴルジ体からの分泌物を主に分解すると考えられている[1]．一方で，赤血球成熟過程におけるミトコンドリア分解にも機能することが明らかにされており，広範な細胞現象に関与するものと考えられ，今後の研究分野の拡がりが期待されている[2][3]．GOMEDはオートファゴソームと非常によく似た膜構造，膜動態であるために区別化が非常に困難であったが，近年になって解析手法が整備されつつある[4]．本稿では，GOMED研究の黎明期より活躍してきた手法（オートファジー欠損細胞を用いた手法）と，近年新たに開発された手法（野生型細胞でもGOMEDを検出可能な手法）を順番に紹介する．GOMEDの誘導条件が既知であるMEF細胞（マウス線維芽由来培養細胞）やHeLa細胞を使った実験であれば後者の手法から，GOMED研究を新しい実験系で検討する場合はオートファジー関連遺伝子の欠損細胞を用意して前者の手法から着手することをお勧めする．

オートファジー欠損細胞を用いたGOMEDの解析

　GOMEDは，オートファジーを欠損した細胞においても観察されるオートファジー様構造体として発見された経緯をもつ[5]．図1のようにオートファジーとGOMEDは上流の制御機構において共通した分子を利用していながら，下流の隔離膜様構造体の形成以降においては全く異なる分子群が駆動している．そのため，オートファジーの隔離膜形成の中核を担うAtg5やAtg7，Atg9などの遺伝子を欠損した細胞などのオートファゴソームが形成されない状況においても，なお観察されるオートファゴソーム様構造体としてGOMEDを検出することができる．まずは，GOMED研究の最初期より多用されてきたこれら手法を簡単に解説する．

130　疾患研究につながる　オルガネラ実験必携プロトコール

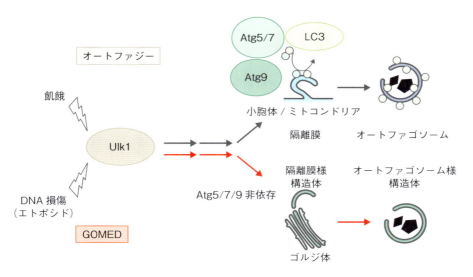

図1 オートファジーとGOMED
Ulk1はオートファジーとGOMEDの両機構で共通して上流制御因子として機能する．一方で，膜動態はオートファジーとGOMEDで全く異なっており，由来する細胞内小器官も機能する分子群も異なる．初期に隔離膜形成に機能するAtg5やAtg7，Atg9を欠損した細胞ではオートファジー隔離膜が形成されないが，GOMEDに由来する膜構造体の形成には影響がない．

準備

- □ オートファジー隔離膜形成に機能する分子の機能欠損細胞（例：Atg5やAtg7，Atg9などのKO細胞）
- □ オートファジーおよびGOMEDの両者を機能欠損した細胞（例：Ulk1/Ulk2 DKO細胞など）もしくは，両機能を阻害する薬剤（例：SBI-0206965，メルク社，#SML1540）
- □ エトポシド（メルク社，#E1383）
- □ 抗Lamp1抗体（例：アブカム社，#ab24170）または抗Lamp2抗体（例：アブカム社，#ab13524）

プロトコール中の他の試薬や用具はメーカーを問わない．

プロトコール

1. GOMED誘導条件の検討

100 mMでDMSOに溶解したエトポシドを，凍結再融解を避けるために小容量ずつ冷凍保管しておく．MEF細胞では，終濃度10 μMのエトポシドを細胞培養液に添加すると，10～18時間後にGOMEDが誘導される．一方で，HeLa細胞では，終濃度100 μMのエトポシ

ドを細胞培養液に添加すると，10〜24時間後にGOMEDが誘導される．HeLa細胞でGOMEDを誘導するためには，MEF細胞の10倍量のエトポシドが必要であり，細胞種によってGOMED誘導条件は大きく異なる．そこで，まずはGOMED誘導の条件を確立してほしい[*1]．

また，実験のネガティブコントロールとして，オートファジーおよびGOMEDの両者で共通する上流制御因子Ulk1を欠損した細胞を用いるか，SBI-0206965で薬剤阻害するとよい．SBI-0206965でUlk1を阻害する場合は，エトポシドによるGOMED誘導の少なくとも12時間以上前から終濃度20 μMのSBI-0206965をMEF培地中に添加しておき，エトポシドによるGOMED誘導時も引き続きSBI-0206965を培地に添加し[*2]，Ulk1を阻害する[6) 7)]．

2-A. リソソーム形態を指標とした解析

GOMEDの積み荷は最終的にリソソーム内で時間をかけて分解されるため，リソソーム内腔にはGOMEDに由来する構造体が蓄積しやすい．この特徴を利用し，Lamp1やLamp2[*3]のようなリソソーム膜上に局在する分子でリソソームを可視化すると，GOMED誘導と協調してリソソームの肥大化を観察することができる（図2）[5)]．

2-B. 電子顕微鏡によるGOMED由来構造の観察

オートファジーを欠損した細胞を用い，エトポシドでGOMEDを誘導した後，固定液（終濃度1.5％パラホルムアルデヒド，3％グルタルアルデヒド，0.1 Mリン酸緩衝液pH 7.2）で一次固定（室温，20〜30分）し，PBSで3回洗浄後，1％四酸化オスミウムで二次固

[*1] MEF細胞では，エトポシドを添加後24時間以上経過すると細胞死が誘導される．GOMEDは細胞死の誘導より早い段階で活性化する傾向があり，観察時間の条件検討の際に留意してほしい．また，オートファジーを欠損した細胞では無処理の状態でもGOMED活性が比較的高くなる傾向がみられる．

[*2] エトポシド添加培地に培地交換する際に，SBI-0206965も添加しておく．その後24時間後までこれらの試薬の追加や交換は必要ない．

[*3] 本稿で記載した抗Lamp2抗体（#ab13524）での免疫染色時は，透過処理にTriton X-100の使用を避ける．

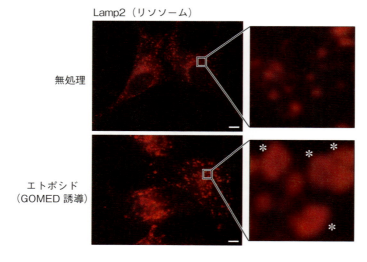

図2 GOMED誘導に応答してリソソームが肥大化する

Atg5 KO MEF細胞を終濃度10 μMのエトポシドで12時間処理してGOMEDを誘導した．4％PFAで室温，30分間細胞を固定し，PBSで洗浄後，2％FBS，0.1％サポニン（ともに終濃度）のリン酸緩衝液で4℃，1時間膜透過処理を行う．膜透過に使用した溶液に抗Lamp2抗体を1：200で希釈し，4℃で一晩インキュベートする．PBSで洗浄後，二次抗体を1：500で暗所，室温で1時間反応させ，PBSで洗浄した後にプレパラートを作製した．GOMED誘導によって肥大化したリソソームを＊で示す．スケールバー＝10 μm．

定（4℃，30分）し，1時間以上脱水，Epon 812で樹脂包埋する．超薄切片を作製したのちに透過型電子顕微鏡にて二重膜構造をもつオートファゴソーム様構造体が細胞内に存在するのかを観察する[8]．

2-C. タンデム蛍光タンパク質による解析

緑色蛍光タンパク質EGFPと赤色蛍光タンパク質mRFPの性質の差を利用した，オートファジー研究で広く利用されている技術の1つである．哺乳動物細胞では，リソソーム内のEGFPの蛍光強度は酸性環境による立体構造の変化やタンパク質分解酵素による分解を経て，著しく減弱する．一方で，mRFPはこれらの影響をほとんど受けずにリソソーム内腔においても安定して蛍光を検出することができる．EGFPとmRFPをリンカー配列で接続し，細胞質中に発現すると細胞質全体でEGFPとmRFPの両方の蛍光が観察できる（図3A）．オートファジーやGOMEDが誘導されると細胞質成分がランダムにオートファジー/GOMED構造体内に取り込まれてリソソームへと運ばれ，最終的にmRFP蛍光のみがリソソーム内に安定して検出されるようになる（図3B）．オートファジー機能を欠損した細胞を用いることで，GOMEDによるタンデム蛍光タンパク質の取り込みだけを評価することが可能となる[*4]．

*4 EGFPやmRFP以外の蛍光タンパク質を使用する場合，使用する蛍光タンパク質がリソソーム内で分解されるのか，低pH環境で蛍光の強さが変化するのかを事前に調べる必要がある．また，タンデム蛍光タンパク質を安定的に細胞に発現させる場合は，分解耐性をもつmRFPなどのタンパク質がリソソーム内に蓄積し，細胞毒性を示すこともあることに注意する．

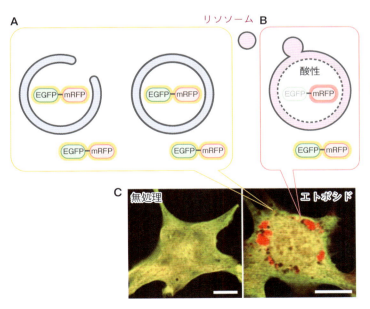

図3 タンデム蛍光タンパク質によるGOMED解析

Atg5 KO MEF細胞にEGFP-mRFPをコードするプラスミドを一過的に発現させ，終濃度10 μMのエトポシドで18時間GOMEDを誘導した．A）EGFP-mRFPタンデム蛍光タンパク質は，細胞質やオートファゴソーム様構造体内の中性環境ではEGFPとmRFPの両蛍光タンパク質の蛍光が検出され黄色で表示される．B）オートリソソーム様構造体内の酸性環境においては，EGFPが消光し，mRFPに由来する赤色蛍光のみが検出される．C）GOMEDを誘導した細胞で観察される肥大化したリソソームの内腔に，GOMEDに由来する赤色蛍光が観察された．スケールバー＝10 μm．（文献9より引用）

実験結果

1） リソームの形態を指標とした解析

　　GOMED誘導に伴い，細胞内に肥大化したリソームが増加した（図2）．MEF細胞では，直径約1μm以上を指標として肥大化したリソームを判定している．観察に使用する顕微鏡の性能にもよるが，ドーナツ型に観察されたリソーム膜蛍光を肥大化したリソームとして判定する場合もある（図2＊）．

2） 電子顕微鏡によるGOMED由来構造の観察

　　オートファジー欠損細胞においてGOMEDが誘導されると，オートファジーで形成される二重膜構造と似た膜構造が観察できる[5]．

3） タンデム蛍光タンパク質による解析

　　細胞質にはEGFPに由来する緑色蛍光とmRFPに由来する赤色蛍光の両者が検出される（図3A，C）．一方で，エトポシドで誘導される肥大化したリソームの内腔では，リソームに耐性をもつmRFP蛍光のみが検出される（図3B，C）．

野生型細胞におけるGOMED解析手法①：FLAD

　　以降の3手法ではオートファジー欠損細胞を必ずしも用意しなくてもGOMEDの活性を検討することができる．まずは，前項で紹介したタンデム蛍光タンパク質による解析手法を改訂したFLAD（FLIP-based autophagy-detecting technique）を紹介する[10]．タンデム蛍光タンパク質による解析手法では，リソーム内の低pH環境とそれ以外の中性環境との環境変化を利用し，GOMEDによるリソームへのタンパク質輸送を可視化していた．一方で，FLADでは細胞質中のフリーの蛍光タンパク質とGOMEDに取り込まれた蛍光タンパク質の細胞内での移動の自由度の違いを利用している．自由度の高いフリーの蛍光タンパク質は，photo-bleaching（光退色）領域を通過して消光する確率が高く，GOMEDに取り込まれた蛍光タンパク質の方がより明るいシグナルとして検出できる．また，GOMEDがリソームへと到達するよりも前の段階からの可視化が可能となり，1種類の蛍光タンパク質だけで可視化することも可能となった．FLADはGOMEDだけでなくオートファゴソームも同様に可視化するが，オートファゴソームに由来する構造体ではLC3が局在しており，GOMED由来の構造体と区別することが可能である．この手法の開発により，GOMEDはオートファジーが欠損した細胞でのみ機能する「オートファジーの補欠」的な機構ではなく，1つの細胞内でオートファジーとGOMEDとが別々に目的をもって機能することが明らかになった．

準備

- □ 蛍光タンパク質のみを発現できるプラスミド（例：pEGFP-C1）
- □ LC3を可視化するプラスミド（例：mRFP-LC3，Addgene，#21075）
- □ area photo-bleachingに対応した蛍光顕微鏡

プロトコール中の他の試薬や用具はメーカーを問わない．

プロトコール

1. 細胞の用意

観察する前日までに，培養細胞に準備した2種類のプラスミドを形質転換しておく．MEF細胞の場合，2.5×10^5個の細胞を35 mmガラスボトムディッシュに播種し，終濃度10 μMエトポシドで10〜18時間処理してGOMEDを誘導する．

2. photo-bleachingの条件検討

蛍光タンパク質が異常な凝集体を形成せずに細胞質中に均一に発現している細胞を探し，細胞のおよそ半分の領域をarea photo-bleachingする．3分以内のphoto-bleachingで，非photo-bleaching領域の細胞質蛍光が半分以下に消光されるようにレーザー強度，照射時間を条件検討する（図4A）．

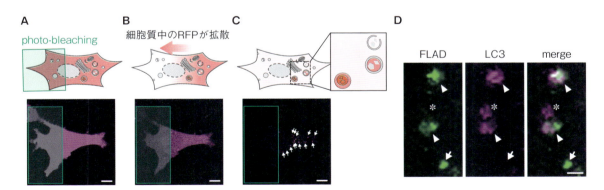

図4　FLADによるGOMED関連構造体の可視化

A〜C）FLADの原理を模式図（上段）と実際の撮影写真（下段）で示す．野生型MEF細胞の細胞質中にRFPを発現し，飢餓でオートファジーを誘導した．緑色の四角で示す領域でphoto-bleachingすると，非photo-bleaching領域に赤色蛍光の強いドット状シグナルを検出した（C下段→）．スケールバー＝10 μm．D）mRFP-LC3を発現する野生型MEF細胞の細胞質にEGFPを一過的に発現させ，FLADを実施した．FLADで検出されたドット状シグナルとLC3が共局在する構造体としてオートファゴソームが検出され（▷），LC3と共局在しないFLADシグナルとしてGOMEDが検出された（→）．FLADと共局在しないLC3陽性シグナルは閉じていない隔離膜またはオートリソソームに相当する（*）．スケールバー＝1 μm．

3. 撮影

オートファジーやGOMEDの膜構造体に取り囲まれていない，細胞質中のフリーの蛍光タンパク質は原形質流動によって細胞内に流動的に拡散し，photo-bleaching領域で迅速に消光される（図4B）．一方で，膜構造体で囲まれた蛍光タンパク質は流動しにくく，消光されずに強い輝度をもつドット状のシグナルとして検出される（図4C）＊5．検出されたFLADシグナルのうち，LC3と共局在する構造体はオートファジーに由来しており，LC3と共局在しない構造体がGOMEDに由来すると判別できる（図4D →）．

＊5 GOMEDやオートファジーが非常に活性化した細胞では，photo-bleaching操作をする前から細胞内にドット状の蛍光が観察できることがある．客観的な解析を実施するためにもこのような細胞を使って解析することは避ける．

トラブルへの対応

- Photo-bleaching後に形成されたオートファゴソーム様構造体はFLADで可視化されないため，オートリソソーム様構造体よりも早い段階の膜構造体の観察を実施する場合はすみやかに観察を行う．また，オートファゴソーム／リソソーム様構造体も流動しないわけではないため，photo-bleaching領域境界部での観察時には注意が必要である．
- FLADで可視化される構造体はオートファゴソームやGOMED以外にも，多胞体エンドソームに由来する可能性も考慮される．多胞体エンドソームの内腔小胞は直径30〜150 nm程度であり一般的な蛍光顕微鏡ではほとんど検出できず，また，平均的なオートファゴソーム，GOMEDの直径（500 nm前後）とも異なることから判別可能である．

実験結果

photo-bleachingしていない領域に検出されたFLADシグナルを観察する．定量する際には，非photo-bleaching領域の面積あたりのFLADシグナル検出数を用いるとよい．LC3と共局在するFLADシグナルをオートファジーに由来する構造として判別する他に，ゴルジ体（特にtrans-Golgiマーカー）と共局在するFLADシグナルをGOMEDに由来する構造として判別することも可能である．

野生型細胞におけるGOMED解析手法②：蛍光プローブ

蛍光タンパク質を付与したLC3やタンデム蛍光タンパク質による解析，FLADなどの手法でオートファジーやGOMEDを可視化する際には，観察する細胞への遺伝子の導入が必須であった．より簡便に，かつ遺伝子導入の困難な実験対象においてもオートファジーやGOMEDを検出することが可能な手法として，オートファジー可視化蛍光プローブDAL-Green，DAPGreen，DAPRedを紹介する[7) 11)]．これらの蛍光プローブはオートファジーやGOMEDに由来する膜構造体を可視化する．DALGreenはオートリソソーム／オートリソソーム様の酸性構造体のみ，DAPGreenとDAPRedはオートファゴソーム／オートファゴ

ソーム様構造体とオートリソソーム/オートリソソーム様構造の両構造を標識する．生体への利用も可能であり，GOMEDの解析に着手する際の最初の手法として導入しやすい．

準　備

- □ DALGreen（同仁化学研究所，#D675）
- □ DAPGreen（同仁化学研究所，#D676）
- □ DAPRed（同仁化学研究所，#D677）
- □ *trans*-Golgiマーカーを蛍光で可視化した細胞
  （例：ST6GAL1-GFP，Addgene，#162500）
  プロトコール中の他の試薬や用具はメーカーを問わない．

プロトコール

1. 蛍光プローブによる染色

　GOMEDとオートファジーの区別化のために利用する*trans*-Golgiマーカーに付与された蛍光タンパク質に応じて，使用する蛍光プローブを選択する．本稿では，*trans*-Golgiを緑色蛍光で可視化できるST-EGFPを使用し，蛍光プローブは赤色蛍光のDAPRedを利用した例を紹介する．

　まず，GOMEDを誘導する前に，観察に用いる細胞を0.1 μM DAPRedで30分間前染色する．蛍光プローブの使用濃度は細胞や観察に使用する顕微鏡機種によって異なるため，事前の条件検討が必要である．

2. GOMED誘導と観察

　前染色後の細胞を培地1 mLで一度洗浄し，培地中の余剰のDAPRedを除いた後にエトポシドでGOMEDを誘導する[*6]．DAPRedでドット状に標識される構造体のうち，*trans*-Golgiマーカーが共局在する構造をGOMED由来の膜構造体だと判別している．

*6　前染色後の細胞を洗浄する回数，洗浄時の液量を増やすと観察時の蛍光プローブのシグナル強度が減少する．特にDALGreenは減少しやすい．

トラブルへの対応

- 各蛍光プローブは前染色後，オートファジーやGOMEDに由来する膜構造体が形成されるまでの間，細胞内に非特異的に局在すると考えられる．この非特異的なシグナルがほとんど検出されないようなプローブ濃度や観察条件を事前に検討する必要がある．
- いずれの蛍光プローブも固定細胞ではオートファジーやGOMED由来の膜構造体への局在が保持されにくい．4％PFAで固定後15分程度であればこれらの膜構造体上にシグナルが

保持されるように観察できるが，固定後30分以上経過したMEF細胞では蛍光プローブのシグナルが拡散していた．
・観察に使用する細胞種にもよるが，洗浄および培地交換後すぐに観察すると細胞の形態が著しく変化することがある（蛍光プローブ染色とは無関係）．その際は，洗浄にconditioned medium（野生型細胞の培養に半日〜1日使用した培地を0.22 μmフィルター濾過したもの）を用いた方が観察しやすい．

実験結果

エトポシドでGOMEDを誘導すると，断片化した*trans*-GolgiマーカーとDAPRedシグナルが共局在する膜構造体としてGOMEDが検出できる（図5→）．野生型細胞を用いる場合は，ゴルジ体マーカーとの共局在でGOMEDとオートファジー由来構造を区別する必要があるが，オートファジー欠損細胞を用いる場合はDALGreenやDAPGreen，DAPRedで標識される膜構造体はすべてGOMEDに由来する．

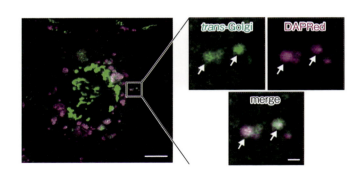

図5 DAPRedによるGOMED関連構造体の可視化

野生型MEF細胞にST-EGFP（*trans*-Golgiマーカー）を発現し，0.1 μM DAPRedで37℃，30分間前染色した．培地中のDAPRedを洗浄した後，終濃度10 μMエトポシドで9時間処理してGOMEDを誘導した．DAPRedで検出されたオートファジーまたはGOMED関連の構造体のうち，ST-EGFPと共局在するシグナルとしてGOMEDを検出している（→）．スケールバー＝10 μm（左），1 μm（右）．

野生型細胞におけるGOMED解析手法③：抗リン酸化Ulk1抗体

GOMEDとオートファジーはUlk1が上流制御因子として機能するという共通点をもつ．エトポシドでGOMEDを誘導すると，マウスUlk1の746番目のセリン（ヒトUlk1では747番目のセリン）がリン酸化され，このUlk1セリンのリン酸化はオートファジーの誘導時には検出されないことが近年発見された[12]．また，Ulk1は細胞質中に局在しているが，GOMED誘導によって746番目のセリンがリン酸化されたマウスUlk1はゴルジ体上に局在変化することも報告されている．このリン酸化修飾を指標としてエトポシドによるGOMED活性化を検出することが可能となった．最後に，Ulk1のリン酸化を指標として生化学的にGOMEDの活性化を検出する手法を紹介する．

準　備

- □ 抗リン酸化Ulk1抗体（メルク社，#ABS2250-100UG）
- □ 抗Ulk1抗体（メルク社，#A7481）
- □ 破砕バッファー（pH 7.5）

  HEPES（終濃度20 mM），NaCl（終濃度100 mM），グリセロール（終濃度10%），$MgCl_2$（終濃度1.5 mM），EGTA（終濃度1 mM），$Na_4P_2O_7$（終濃度10 mM），NP-40（終濃度1%）．使用直前にProtease inhibitor cocktail（ナカライテスク社，#25995-11）を1/100添加．

- □ Dynabeads Protein G（サーモフィッシャーサイエンティフィック社，#10004D）

  プロトコール中の他の試薬や用具はメーカーを問わない．

プロトコール

1. 共免疫沈降によるUlk1の濃縮

6 cmディッシュに1×10^6 cellでMEF細胞を播種し，翌日終濃度10 μMエトポシドを12時間処理し，GOMEDを誘導する．12時間GOMED誘導後のディッシュをPBS 1 mLで1回洗浄し，液体窒素上に浮かべて急冷する[*7][*8]．急冷したディッシュを氷上に移動し，破砕バッファーを300 μL添加しスクレイパーで細胞を丁寧に回収する．細胞とともに回収した破砕バッファーを15秒間ボルテックスした後，15,000 rpm，4℃，10分で遠心する．上清を別チューブに分注し，抗リン酸化Ulk1抗体2 μLを添加．4℃で撹拌しながら2時間インキュベート．あらかじめ破砕バッファー500 μLで3回洗浄した20 μL分のDynabeads Protein Gを添加．4℃で撹拌しながら1時間インキュベート．マグネットベースに設置し，破砕バッファー500 μLで5回洗浄．洗浄後のDynabeadsにサンプルバッファーを添加し，ボルテックス＆スピンダウン．100℃，3分インキュベート後に，マグネットベースに設置して上清を回収．746番目のセリンがリン酸化したUlk1を濃縮する．

*7 液体窒素中にディッシュが沈まないように注意．

*8 急冷後のディッシュは−80℃で保管可．

2. リン酸化Ulk1の検出

泳動，転写後に抗Ulk1抗体を一次抗体（1：2,000），抗ウサギ抗体を二次抗体に使用し，マウスUlk1の746番目のセリンのリン酸化状態を評価する（図6）．

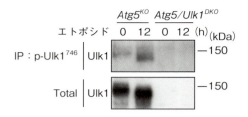

図6　リン酸化Ulk1の検出
Atg5 KOおよびAtg5/Ulk1 DKO MEFに終濃度10 μMエトポシドを12時間処理してGOMEDを誘導した．エトポシドを12時間処理したAtg5 KO MEFでのみリン酸化Ulk1が強く検出されている．（文献12より引用）

 トラブルへの対応

- MEF細胞を用いた実験系では，セリン746番目のリン酸化したUlk1は細胞内に少量しか存在しておらず，共免疫沈降によるUlk1の濃縮を実施した方が検出しやすい．
- 本手法のUlk1リン酸化は，エトポシドによるGOMED誘導時の上流制御機構であるが，他の刺激によるGOMED誘導時にも共通する機構であるかは未知である．

おわりに

　GOMEDは赤血球分化や神経変性疾患，糖尿病などに関連することがすでに明らかにされつつも，他の生体内での役割についてはほとんど未解明である．これまでに酵母，マウス，ヒトでGOMED機構の存在を報告しており，他のモデル生物においてもGOMED機能が保存されている可能性が高い．また，GOMEDはオートファジーとは異なる細胞内機能をもつ一方で，オートファジーを欠損した細胞内では基底レベルのGOMED活性が高く，一部オートファジー機能を代償している可能性も考えられる．本稿で紹介したGOMEDの解析手法が活用され，これら未解明な課題の解決が加速することを期待している．

◆ 文献

1） Yamaguchi H, et al：EMBO J, 35：1991-2007, doi:10.15252/embj.201593191（2016）
2） Honda S, et al：Nat Commun, 5：4004, doi:10.1038/ncomms5004（2014）
3） Honda S, et al：J Mol Biol, 432：2622-2632, doi:10.1016/j.jmb.2020.01.016（2020）
4） Sakurai HT, et al：Cells, 12：2817, doi:10.3390/cells12242817（2023）
5） Nishida Y, et al：Nature, 461：654-658, doi:10.1038/nature08455（2009）
6） Egan DF, et al：Mol Cell, 59：285-297, doi:10.1016/j.molcel.2015.05.031（2015）
7） Sakurai HT, et al：iScience, 26：107218, doi:10.1016/j.isci.2023.107218（2023）
8） Torii S, et al：EMBO Rep, 17：1552-1564, doi:10.15252/embr.201642565（2016）
9） Yamaguchi H, et al：Nat Commun, 11：5311, doi:10.1038/s41467-020-18892-w（2020）
10） Sakurai HT, et al：Sci Rep, 12：22452, doi:10.1038/s41598-022-26430-5（2022）
11） Iwashita H, et al：FEBS Lett, 592：559-567, doi:10.1002/1873-3468.12979（2018）
12） Torii S, et al：Nat Commun, 11：1754, doi:10.1038/s41467-020-15577-2（2020）

第**3**章 ゴルジ体

5 ゴルジ体ストレス応答解析

佐々木桂奈江, 吉田秀郎

はじめに

　ゴルジ体ストレス応答は, ゴルジ体の機能が不足したとき (ゴルジ体ストレス状態) に
ゴルジ体の機能を増強し, ゴルジ体の恒常性を維持する機構である[1]. ゴルジ体にはさまざ
まな機能があることから, それぞれの機能に対して個別のゴルジ体ストレス応答経路が存
在している. 哺乳類の場合は, PI4P経路やTFE3経路, プロテオグリカン経路, ムチン経
路, HSP47経路, CREB3経路などが知られている. 各経路は, ①ゴルジ体ストレスを感知
するセンサー分子, ②ゴルジ体の機能を担う遺伝子の転写を誘導する転写因子, ③転写誘
導を制御するエンハンサー配列, ④転写が誘導される標的遺伝子からなっている. 本稿で
は, 各応答経路の概要を述べるとともに, 各応答経路が活性化しているかどうか調べる方
法について概説する.

TFE3経路の解析

　TFE3経路はゴルジ体の一般的な機能を増強する機構である[2]. 転写因子であるTFE3は
通常は108番目のセリン残基がリン酸化されることによって細胞質に繋留されているが,
TFE3経路が活性化されると (普遍型ゴルジ体ストレス), TFE3は脱リン酸化されて核へ
移行し, エンハンサー配列であるGASE (コンセンサス配列：ACGTGGC) に結合して, ゴ
ルジ体の一般的な機能を担う遺伝子の転写を誘導する (図1). TFE3経路の標的遺伝子と
しては, N型糖鎖修飾にかかわるFUT1やSIAT4A, SIAT10, B3GAT2, UAP1L1, ゴル
ジ体でのタンパク質輸送に関与するGCP60やGM130, Giantin, STX3A, WIPI49, RAB20,
ゴルジ体でのタンパク質の切断を行うPCSK1が知られている[3]. TFE3経路を活性化する
センサー分子は, まだ同定されていない.

準　備

□ 哺乳類細胞 (例：HeLa細胞)
□ TFE3経路を活性化する試薬 (例：monensin sodium, メルク
　社, #M5273)

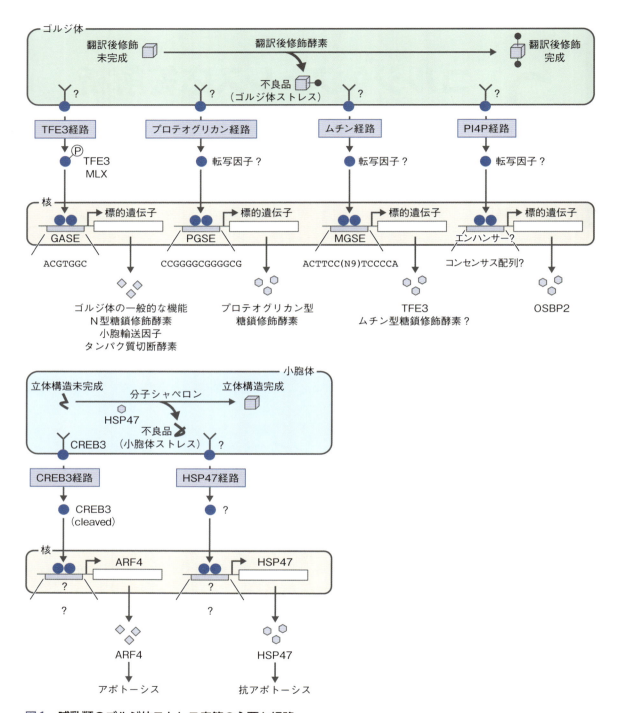

図1 哺乳類のゴルジ体ストレス応答の主要な経路

ゴルジ体の機能が不足すると（ゴルジ体ストレス状態），ゴルジ体ストレス応答の特定の応答経路が活性化され，不足した機能を特異的に増強する．各応答経路の詳細については本文で詳述する．PI4P経路は，翻訳後修飾ではなく，小胞体とゴルジ体間の脂質輸送（コレステロールとPI4P）の能力が不足したときに，脂質の輸送能力を高めようとする応答経路である．CREB3経路とHSP47経路は小胞体との関連が深い経路であるが，なぜ小胞体が関係するのかについては未知である．

- [ ] 抗TFE3抗体（例：anti-TFE3 polyclonal antibody，アブカム社，#ab93808）
- [ ] PBS
- [ ] PLP液：2％ホルムアルデヒドと1.37％リジン，0.214％ $NaIO_4$ を含むPBS
- [ ] Triton液：2％ Triton X-100を含むPBS
- [ ] Can Get Signal immunostain enhancer solution B液（東洋紡社，#NKB-601）
- [ ] DAPI（例：メルク社，#D9542）
- [ ] Slowfade（サーモフィッシャーサイエンティフィック社，#S36963）
- [ ] PBS-inhibitor液：プロテアーゼ阻害剤（例：プロテアーゼ阻害剤カクテル，ナカライテスク社，#04080-24）を含むPBS
- [ ] 4×SDSサンプルバッファー
- [ ] 2×HBS液：50 mM HEPES，280 mM NaCl，1.5 mM Na_2HPO_4，NaOHでpH 7.15に合わせる
- [ ] pGL3-promoter-4xGASEプラスミド
- [ ] pRL-SV40 Vector（プロメガ社，#E2231）
- [ ] $CaCl_2$
- [ ] PLB液（プロメガ社，#E1941）
- [ ] Dual-Luciferase Reporter Assay System（プロメガ社，#E1960）
- [ ] luminometer（例：Berthold社，Centro LB963）
- [ ] セパゾール RNA I Super G（ナカライテスク社）
- [ ] RNaseフリーのDNase（例：タカラバイオ社，#2270A）
- [ ] qRT-PCR用逆転写試薬（例：タカラバイオ社，#RR047A）
- [ ] qRT-PCR用試薬（タカラバイオ社，#RR820S）
- [ ] qRT-PCR装置（例：サーモフィッシャーサイエンティフィック社，QuantStudio 6 Flex real time PCR system）

プロトコール

1. TFE3経路の人工的活性化方法

TFE3経路を人工的に活性化するためには，ゴルジ体の一般的な機能を阻害する必要がある．最も簡便な方法は，イオノフォアであるmonensinを用いる方法である[3]．ゴルジ体は酸性の細胞小器官であり，ゴルジ体の機能を担うタンパク質は酸性条件下で機能するようになっている．細胞をmonensinで処理するとゴルジ体内の水

素イオンが細胞質に運ばれて中性化し，糖鎖修飾や小胞輸送といったゴルジ体の機能が失われた結果，TFE3経路が活性化される．同じくイオノフォアであるnigericinを用いても同様の効果が得られる．HeLa細胞の場合，monensinは300 nM〜10 μMの濃度で使用している．高濃度だと細胞の形態に影響が出るので，細胞染色を行う場合は低濃度で用いる方がよい．Monensinはコレステロール量が多いゴルジ体膜に特に強く作用するが，高濃度だと同じく酸性の細胞小器官であるミトコンドリアやリソソームにも作用するので注意が必要である．より特異的にTFE3経路を活性化する方法としては，福岡大学の三角佳生博士と相田美和博士（現 長崎国際大学）が作製したGCP60のドミナントネガティブ変異体[4]を細胞で発現させる方法や，ゴルジ体に糖鎖修飾の材料であるCMP-シアル酸を輸送するSLC35A1のsiRNAを用いる方法がある[2]．

2. TFE3経路の活性化を検出する方法

TFE3経路が活性化しているかどうか調べる方法として，以下の方法がある．

1) TFE3の核移行（図2A）

TFE3経路が活性化するとTFE3は核へ移行するので，蛍光抗体を用いた細胞染色や核と細胞質を分画した細胞抽出液を用いたウエスタンブロッティングによってTFE3経路の活性化度を評価するこ

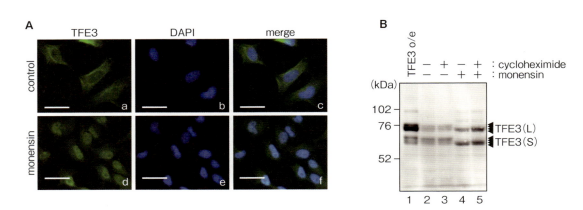

図2　ゴルジ体ストレス時に起こるTFE3の核移行（A）と脱リン酸化（B）
A）細胞をmonensinで処理しゴルジ体ストレスを起こすと，TFE3は細胞質から核へ移行する．スケールバー＝10 μm.
B）TFE3をウエスタンブロッティングで検出すると，平常時はTFE3（L）のバンド4本とTFE3（S）のバンド4本が見える．Monensinで処理すると，TFE3（L）とTFE3（S）のバンドのうち高分子側（高度にリン酸化されている状態）の2本が消失し，低分子側（リン酸化度が低い）の2本のバンドが濃くなる．シクロヘキシミドで処理して新規のタンパク質合成を止めてもこの分子量変化（脱リン酸化）が起こることから，平常時に存在していたTFE3がゴルジ体ストレス時に脱リン酸化されることがわかる．（文献2より引用）

とが可能である[2]．アブカム社の抗TFE3抗体である#ab93808を用いると，とてもよい結果が得られる．

❶ 細胞をカバーガラスを底に敷いた24ウェルプレートで一晩培養した後，培地にmonensinを終濃度300 nMになるように添加し，3時間培養する．

❷ 培地を除去後PBSで洗浄し，PLP液で室温10分間固定する．

❸ PLP液を除去し，PBS中で室温5分間静置する．これを3回くり返す．

❹ PBSを除去し，Triton液で室温10分間処理して膜の透過化処理を行う．

❺ Triton液を除去し，PBS中で室温5分間静置する．これを3回くり返す．

❻ PBS液を除去し，Can Get Signal immunostain solution B液で100倍希釈した抗TFE3抗体液150 µLを添加し，室温で1時間処理する．乾かないように，濡らしたキムワイプが入った容器に24ウェルプレートを入れておく．

❼ 抗体液を除去し，PBSで室温5分間静置する．これを3回くり返す．

❽ PBS液を除去し，Can Get Signal immunostain solution B液で100倍希釈した蛍光標識二次抗体液150 µLを添加し，室温で1時間処理する．乾かないように，濡らしたキムワイプが入った容器に24ウェルプレートを入れておく．

❾ 抗体液を除去し，PBSで室温5分間静置する．これを3回くり返す．

❿ 細胞が付着しているカバーガラスを24ウェルプレートから取り出し，スライドガラス上に滴下した0.1 ng/mLのDAPIを含むSlowfade液5 µLのところに細胞が付着している面を下にしてカバーガラスを載せる．蛍光顕微鏡で観察する．

2）TFE3の脱リン酸化（図2B）

　TFE3は平常時はリン酸化されてウエスタンブロッティングでは4本のバンドとして検出されるが，ゴルジ体ストレス時には脱リン酸化されて2本のバンドになる[2]．この変化を利用してTFE3経路の活性化度を測定することが可能である．

❶ 細胞を60 mmディッシュで一晩培養した後，培地にmonensinを終濃度5 µMになるように添加し，3時間培養する．

❷ 培地を除去した後，4℃のPBSを5 mLで1回洗浄し，すぐにPBSを除去する．

145

❸ 4℃のPBS-inhibitor液を500 μL入れ，rubber policeman で細胞を掻きとって1.5 mLチューブに回収する．

❹ ❸の操作をくり返す．

❺ 小型の卓上遠心機で10,000 rpm 10秒間遠心し，上澄みを除去する．

❻ チューブをよくタップして，細胞の沈殿をほぐす．

❼ 4℃のPBS-inhibitor液を20 μL入れ，軽くボルテックスすることで細胞を完全に懸濁する．

❽ 4×SDSサンプルバッファーを20 μL添加後，1秒間ボルテックスし，すぐに100℃で10分間煮沸処理をする[*1]．

❾ 5分間以上ボルテックスをしてゲノムDNAを切断し，試料の粘度を下げる．

❿ 通常のSDS-PAGEとウエスタンブロッティングのプロトコールに従って処理する．SDS-PAGEゲルは，5〜20％の勾配ゲルを使うのがよい．抗TFE3抗体は，100倍希釈で使用する．

3）GASE-ルシフェラーゼレポーター

　TFE3経路が活性化するとエンハンサーであるGASEからの転写が誘導される．そこでGASEにホタルルシフェラーゼをつないだレポーター遺伝子を細胞で発現させ，ルシフェラーゼの活性を指標としてTFE3経路の活性化度を評価できる[3]．

❶ 細胞を24ウェルプレートで一晩培養する．

❷ pGL3-promoter-4xGASEのプラスミド1 μgと形質転換効率を補正するためのpRL-SV40 Vector 0.1 μg，250 mM CaCl$_2$ 50 μLが入った1.5 mLチューブに，2×HBS液（pH 7.15）50 μLを少量ずつボルテックスで混ぜながら器壁を伝わらせて添加混合する[*2]．

❸ このDNA-CaPO$_4$液を室温で30分放置する．

❹ DNA-CaPO$_4$液100 μLを細胞の入った24ウェルプレートに添加する．

❺ 細胞培養装置で16時間培養する．

❻ 培地を除去し，PBSで1回洗浄後，新しい培地を入れる．

❼ 細胞培養装置で8時間培養する．

❽ monensinを終濃度300 nMになるように添加し，16時間培養する．

❾ 培地を除去し，PBSで3回洗浄した後，新しい培地を入れて6

[*1] SDSサンプルバッファーの濃度は，理論上終濃度が2×になるが，細胞の沈殿の分や壁に付いたPBS液による体積増加があるため，このように少し濃いめにしてある．

[*2] 本稿ではリン酸カルシウム沈殿法を紹介しているが，リポフェクションなど他の方法でも可能である．

時間回復培養を行う．

❿ 培地を除去し，PBSで1回洗浄した後，PLB液100 μLを入れて室温で15分間振盪処理する．

⓫ Dual-Luciferase Reporter Assay SystemとluminometerをＡ用いて，ルシフェラーゼとRenillaルシフェラーゼの活性を測定する．

⓬ ルシフェラーゼの活性をRenillaルシフェラーゼの活性で割ったものを，相対ルシフェラーゼ活性とする．

4）TFE3経路の標的遺伝子のmRNA量の定量

TFE3経路の標的遺伝子の転写が誘導されているかどうかをqRT-PCRやノザンブロッティングによって調べれば，TFE3経路の活性化状況を調べることが可能である[3]．SIAT4AやGM130などの発現を調べることが多い．

❶ 細胞を100 mmディッシュで一晩培養した後，培地にmonensinを終濃度5 μMになるように添加し，12時間培養する．

❷ 培地を除去した後，4℃のPBS 5 mLで1回洗浄し，すぐにPBSを除去する．

❸ セパゾールRNA I Super Gなどの全RNAを抽出する試薬を用いて，プロトコールに従い，❷の細胞から全RNAを抽出する．

❹ 全RNA試料に含まれているゲノムDNAをRNaseフリーのDNaseで処理し，1 μg分の全RNAから逆転写によりcDNAを合成する．

❺ ❹のcDNAを用いて，通常のqRT-PCRのプロトコールに従い，mRNA量を測定する．

トラブルへの対応

- 蛍光抗体染色によってTFE3の核移行を検出する際，細胞が充分に進展せずに丸くなっていると核と細胞質の区別が難しい．カバーガラスをコラーゲンコートしたり，monensinの濃度を低くするなど工夫する必要がある．内在性のTFE3ではなく，EGFPなどの蛍光タンパク質にTFE3をつないだコンストラクトを培養細胞などに発現させて核移行を調べる場合は，そのTFE3の発現レベルに注意が必要である．TFE3の供給量が多いとキナーゼによるリン酸化が追いつかず，脱リン酸化状態のTFE3が多くなるために，ゴルジ体ストレス非依存的に核移行が起こってしまう．
- ウエスタンブロッティングによってTFE3のリン酸化状態を調べる際，リン酸化されたTFE3と脱リン酸化されたTFE3の泳動度にあまり差がない場合は，Phos-tag（富士フイ

ルム和光純薬社，#304-93526）を使用する．通常は，使用しなくても検出が可能である．
- ルシフェラーゼアッセイによって転写誘導を調べる際には，PBSで細胞を洗浄する際に細胞が洗い流されてしまわないように細心の注意が必要である．また2×HBSのpHが低すぎるとCaPO₄の沈殿が大きくなりすぎるし，pHが高すぎると沈殿が形成されず，いずれの場合も形質転換効率が悪くなる．CaPO₄の沈殿の大きさが細胞が食作用で食べることができるくらい小さい顆粒状であることを位相差顕微鏡で確認する必要がある．
- qRT-PCRでは用いるプライマーの配列が重要である．標準曲線が引けないようであれば，プライマーの配列を変更する．当研究室では，タカラバイオ社のPerfect Real Timeサポートシステムforインターカレーターで設計したプライマーを使用している．

PI4P経路

トランスゴルジネットワーク（TGN）と小胞体は膜接触部位を形成しており，この部分に存在する脂質輸送タンパク質OSBPがTGNから小胞体へphosphatidylinositol 4-phosphate（PI4P）を輸送し，反対に小胞体からTGNにコレステロールを輸送している（図3）．小胞体へ運ばれたPI4Pは脱リン酸化酵素であるSAC1によって脱リン酸化されてphosphatidylinositol（PI）に変換される．PIは脂質輸送タンパク質PITPNBによってTGNに輸送され，TGNに存在するリン酸化酵素PI4KⅢBやPI4KⅡAによってPI4Pに変換される．このような一連の反応（PI4P-OSBPサイクル）は一見無駄に見えるが，PI4PはTGNからの分泌小胞の形成に重要であるとともに，PI4P濃度が減少することがゴルジ体のタンパク質分解装置の一つであるGOMEDの開始を誘導すること，またTGNに過剰量のPI4Pが蓄積すると細胞死が誘導されることから，PI4P-OSBPサイクルはTGNに存在するPI4P量を厳密に制御する機構であると考えられる．細胞分裂や分化などによってOSBPの量や機能が不足するとTGNにPI4Pが蓄積して細胞死が誘導されてしまう状況になる（PI4P型ゴルジ体ストレス）．このような状況に対処するためにPI4P経路を活性化し，細胞はOSBPによ

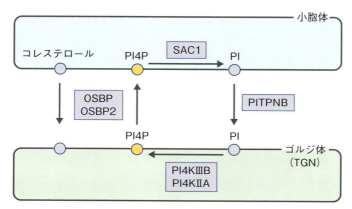

図3　小胞体とゴルジ体の膜接触部位で機能するPI4P-OSBPサイクル

小胞体とゴルジ体の膜接触部位では，脂質輸送タンパク質であるOSBPによってコレステロールとPI4Pが交換輸送されている．小胞体に運ばれたPI4Pは脱リン酸化されてPIになった後，再びゴルジ体に運ばれてPI4Pに戻される．OSBPの機能が不足すると，PI4P経路によってOSBP2の発現が誘導される．PI4P-OSBPサイクルは，コレステロールの濃度勾配に逆らってコレステロールをゴルジ体に輸送するとともに，ゴルジ体のPI4P濃度を厳密に制御する機能があると考えられる．

く似たタンパク質であるOSBP2/OPR4の発現を転写レベルで誘導し，TGNに蓄積した過剰量のPI4Pを小胞体へ輸送することでストレス状況を解消すると考えられている[5]．PI4P経路の標的遺伝子はOSBP2が知られているが，センサー分子や転写因子，エンハンサー配列はまだ同定されていない．

1. PI4P経路の人工的活性化方法

PI4P経路を人工的に活性化するためには，OSBPの機能が不足する状況をつくり出す必要がある．最も簡便な方法は，OSBPの阻害剤であるOSW-1（Cayman Chemical社，#30310）で処理する方法である[5]．OSW-1はユリ科植物である*Ornithogalum Saundersiae*の球根から単離された抗がん活性をもつ有機化合物である．使用濃度は細胞によるが，HeLa細胞だと5～25 nMの濃度で充分である．別の方法としては，OSBPのsiRNAを用いる方法もある[5]．

2. PI4P経路の活性化を検出する方法

PI4P経路が活性化しているかどうか調べる方法はまだ確立していないが，次の方法で簡易的に調べることが可能である．

1) OSBP2 mRNA量の定量

PI4P経路の標的遺伝子であるOSBP2の転写が誘導されているかどうかをqRT-PCRやノザンブロッティングによって調べれば，PI4P経路の活性化状況を調べることが可能である[5]．HeLa細胞の場合，25 nM OSW-1処理（18時間）で4倍程度転写量が増加する．プロトコールは，**TFE3経路**の項を参照のこと．

2) ゴルジ体に蓄積するPI4P量の定量

OSBPの機能低下によってゴルジ体に蓄積したPI4Pの量を測定することによって，PI4P経路の活性化状況を評価することも可能である．PI4Pの量を測定する方法としては，PI4Pに結合するタンパク質ドメインであるP4MにGFPをつないだレポーターを細胞で発現させ，蛍光量を測定する方法や，細胞からリン脂質を抽出して測定する方法がある[5]．

プロテオグリカン経路

糖タンパク質であるプロテオグリカンは軟骨や真皮の主要成分の一つであるが，プロテオグリカン経路はプロテオグリカンの糖鎖形成能力を強化する応答経路である（図1）[6]．プロテオグリカンにはヘパラン硫酸プロテオグリカンやコンドロイチン硫酸プロテオグリカンなどがあるが，プロテオグリカンのコアタンパク質にプロテオグリカン型糖鎖を転移する酵素（B3GAT3やCSGALNACT2，EXT2など）や糖を硫酸化する酵素（NDST2やCHST7，HS6ST1，HS3ST1），糖を異性化する酵素（GLCE）などがプロテオグリカン経路の標的遺伝子である．これらの標的遺伝子のプロモーター領域には転写誘導を制御するエンハンサー配列PGSE-A（コンセンサス配列：CCGGGGCGGGGCG）やPGSE-B（コンセンサス配列：TTTTACAATTGGTC）が存在している．PGSE-Aの塩基配列から，PGSEに

はKLFファミリーの転写因子が結合するのではないかと考えられている．プロテオグリカン経路のセンサー分子はまだ見つかっていない．

1. プロテオグリカン経路の人工的活性化方法

プロテオグリカン経路を人工的に活性化するためにはプロテオグリカンの糖鎖修飾能力を不足させ，細胞内に糖鎖修飾が不足したプロテオグリカンのコアタンパク質を蓄積させる（プロテオグリカン型ゴルジ体ストレス状態）ことが必要であるので，そもそもプロテオグリカンを産生している細胞を実験に用いる必要がある．プロテオグリカン経路を人工的に活性化する最も簡便な方法は，4MU-xyloside（メルク社，#M7008）や4NP-xyloside（メルク社，#N2132）を用いてプロテオグリカンの糖鎖修飾を阻害することである[6]．HeLa細胞の場合，7.5 mM 4MU-xylosideで16時間処理している．別の方法としては，SDC2などのプロテオグリカンのコアタンパク質を細胞で過剰発現させ，糖鎖修飾能力を不足させる方法である[6]．

2. プロテオグリカン経路の活性化を検出する方法

プロテオグリカン経路の活性化度合いを調べる方法としては次のものがある．

1） PGSE-ルシフェラーゼレポーター

転写誘導を制御するエンハンサー配列であるPGSE-AやPGSE-Bにホタルルシフェラーゼをつないだレポーター遺伝子を細胞で発現させ，ルシフェラーゼの活性を指標とすれば，プロテオグリカン経路の活性化度を比較的簡便に調べることができる[6]．プロトコールは，**TFE3経路**の項を参照のこと．

2） プロテオグリカン経路の標的遺伝子のmRNA量の定量

プロテオグリカン経路の標的遺伝子の転写が誘導されているかどうかをqRT-PCRやノザンブロッティングによって調べれば，プロテオグリカン経路の活性化状況を調べることが可能である[6]．プロトコールは，**TFE3経路**の項を参照のこと．

ムチン経路

糖タンパク質であるムチンは粘膜の成分として，消化管などの上皮細胞から分泌されている．ムチン経路は，ムチンのコアタンパク質にムチン型糖鎖を形成する能力を強化する応答経路である（**図1**）[7]．ムチン経路の標的遺伝子としては，ムチンのコアタンパク質に糖を転移するGALNT5やGALNT8，GALNT18がある．興味深いことに，TFE3の転写もムチン経路によって誘導される．TFE3の誘導を制御するエンハンサー配列としてMGSE〔コンセンサス配列：ACTTCC(N9)TCCCCA〕が同定されているが，MGSEがGALNT5やGALNT8，GALNT18の転写を制御しているかどうかは不明である．ムチン経路の転写因子やセンサー分子は未同定の状態である．

1. ムチン経路の人工的活性化方法

　　ムチン経路を人工的に活性化するためにはムチンの糖鎖修飾能力を不足させ，細胞内に糖鎖修飾が不足したムチンのコアタンパク質を蓄積させる（ムチン型ゴルジ体ストレス状態）ことが必要であるので，そもそもムチンを産生している細胞を実験に用いる必要がある．ムチン経路を人工的に活性化する最も簡便な方法は，BenzylGalNAc（メルク社，#B4894）を用いてムチンの糖鎖修飾を阻害することである[7]．HT29細胞の場合，10 mM BanzylGalNAcで48時間処理している．別の方法としては，MUC1やMUC20などのムチンのコアタンパク質を細胞で過剰発現させ，糖鎖修飾能力を不足させる方法もある[7]．

2. ムチン経路の活性化を検出する方法

　　ムチン経路の活性化度合いを調べる方法としては次のものがある．

1）MGSE-ルシフェラーゼレポーター

　　転写誘導を制御するエンハンサー配列であるMGSE-Bにホタルルシフェラーゼをつないだレポーター遺伝子を細胞で発現させ，ルシフェラーゼの活性を指標とすれば，ムチン経路の活性化度を簡便に調べることができる[7]．プロトコールは，**TFE3経路**の項を参照のこと．

2）ムチン経路の標的遺伝子のmRNA量の定量

　　ムチン経路の標的遺伝子の転写が誘導されているかどうかをqRT-PCRやノザンブロッティングによって調べれば，ムチン経路の活性化状況を調べることが可能である[7]．プロトコールは，**TFE3経路**の項を参照のこと．

HSP47経路

　　HSP47経路は，ムチン型糖鎖修飾の阻害剤であるBenzylGalNAcで細胞を処理したとき（ムチン型ゴルジ体ストレス状態）に小胞体に存在する分子シャペロンであるHSP47の発現を遺伝子の転写レベルで誘導し，ムチン型ゴルジ体ストレスによる細胞死を抑制する経路である[8]．小胞体におけるコラーゲンのフォールディングを特異的に促進する分子シャペロンであるHSP47の発現がゴルジ体ストレスによる細胞死を抑制する詳細な機構は不明であるが，HSP47の発現をsiRNAによって抑制するとゴルジ体ストレス時にゴルジ体の断片化や拡張がみられることから，HSP47にはゴルジ体ストレスから細胞を守る働きがあるのかもしれない．

1. HSP47経路の人工的活性化方法

　　HSP47経路を人工的に活性化する方法としては，ムチン経路と同じくBenzylGalNAcを用いてムチン型糖鎖修飾を阻害することが用いられている．NIH3T3細胞やヒト結腸腺がん細胞であるColo 205細胞の場合，10 mM BanzylGalNAcで24時間処理している[8]．

2. HSP47経路の活性化を検出する方法

ムチン経路の活性化度合いを調べる方法としては次のものがある.

1) HSP47経路の標的遺伝子であるHSP47のタンパク質の定量

細胞抽出液を用いたウエスタンブロッティングによって細胞内のHSP47量を定量することでHSP47経路の活性化度を測定することが可能である[8]. プロトコールは, **TFE3経路**の項を参照のこと.

2) HSP47経路の標的遺伝子であるHSP47のmRNA量の定量

HSP47遺伝子の転写が誘導されているかどうかをqRT-PCRやノザンブロッティングによって調べることで, HSP47経路の活性化状況を評価できる[8]. プロトコールは, **TFE3経路**の項を参照のこと.

CREB3経路

CREB3経路は, ゴルジ体ストレスによって細胞死を誘導する応答経路である[9]. 小胞体膜上に膜貫通型タンパク質として存在するセンサー型転写因子であるCREB3/Lumanがゴルジ体ストレスを感知すると, CREB3はゴルジ体へ小胞輸送されてゴルジ体に局在するタンパク質切断酵素であるS1PとS2Pによって切断された結果, 細胞質側の領域（転写因子領域）が核へ移行し, 低分子Gタンパク質であるARF4の転写を誘導する. 発現誘導されたARF4は未知の機構によって細胞死を誘導する. CREB3は小胞体ストレス応答を制御する転写因子ATF6と同じファミリーに属するタンパク質であり, 活性化機構もATF6とよく似ている. 小胞体膜上に存在するCREB3がどのようにしてゴルジ体ストレスを感知するのかについてもまだよくわかっていない.

1. CREB3経路の人工的活性化方法

CREB3経路を人工的に活性化する方法としては, 低分子Gタンパク質ARFのGEFであるGBF1を阻害することが知られているBrefeldin A（メルク社, #B7651）を用い, ゴルジ体を消滅させて小胞体へ吸収させる方法が用いられている[9]. ヒト肺胞基底上皮腺がん細胞であるA5495細胞の場合, 20 ng/mL Brefeldin Aで29時間処理している. また別のゴルジストレス誘導剤として, 同じくGBF1の阻害剤であるGolgicide A（メルク社, #345862）が用いられることもある.

2. CREB3経路の活性化を検出する方法

CREB3経路の活性化度合いを調べる方法としては次のものがある.

1) CREB3経路のセンサー分子であるCREB3の切断や核移行

細胞抽出液を用いたウエスタンブロッティングによってCREB3が切断されているかどうか調べることによって, CREB3経路が活性化されているかどうか調べることが可能である[9]. あるいは, 細胞を抗CREB3抗体（アブカム社, #ab180119）で染色してCREB3が細

胞質から核移行しているかで評価することもできる．ただし，CREB3の切断や核移行は小胞体ストレスによっても起こることが知られており，ゴルジ体ストレスによって誘導されているのか小胞体ストレスによって誘導されているのかを区別することは難しい．前述の解析に加えて，ゴルジ体の形態変化（断片化）を指標としてゴルジ体ストレスも同時に起こっているかどうか調べることでこの問題を回避できる．ゴルジ体の形態を検出するためには，GM130（日本ベクトン・ディッキンソン社，#610822）やGiantin（アブカム社，#ab37266），TGN46（バイオラッド社，#AHP5000G）の抗体を用いた細胞染色や，BODIPY TR Ceramide（サーモフィッシャーサイエンティフィック社，#D7540）のような蛍光染色剤，YFP-Golgi（Clontech社：すでに廃番になっているが，Addgeneなど他社からも類似の製品が供給されている）のような蛍光タンパク質の発現によって検出するのが一般的である．もちろん，電子顕微鏡で調べることも可能である．プロトコールは，**TFE3経路**の項を参照のこと．

2) CREB3経路の標的遺伝子であるARF4のmRNA量の定量

ARF4遺伝子の転写が誘導されているかどうかをqRT-PCRやノザンブロッティングによって調べることで，CREB3経路の活性化状況を評価できる[9]．プロトコールは，**TFE3経路**の項を参照のこと．

おわりに

ゴルジ体ストレス応答経路のうち，TFE3経路とPI4P経路，プロテオグリカン経路，ムチン経路は筆者の研究室で発見したものであり，解析方法についても熟知しているが，HSP47経路とCREB3経路は別の研究室が発見したものであり，筆者の研究室では参考程度に調べたことしかないため，詳述することができなかった．またこれ以外にもゴルジ体ストレス応答経路が知られているが，筆者の研究室では解析の経験がないため記載することができなかったことをお詫びしたい．記載した方法に関して質問などがあれば，筆者までお気軽にお問い合わせいただければ幸いである．ゴルジ体ストレス応答の研究に多くの研究者が参入し，分野が盛り上がることを期待している．

◆ 文献

1) Sasaki K & Yoshida H：FEBS Lett, 593：2330-2340, doi:10.1002/1873-3468.13554（2019）
2) Taniguchi M, et al：Cell Struct Funct, 40：13-30, doi:10.1247/csf.14015（2015）
3) Oku M, et al：Cell Struct Funct, 36：1-12, doi:10.1247/csf.10014（2011）
4) Sohda M, et al：J Biol Chem, 276：45298-45306, doi:10.1074/jbc.M108961200（2001）
5) Sasaki K, et al：bioRxiv, doi:10.1101/2023.05.18.541279（2023）
6) Sasaki K, et al：Cell Struct Funct, 44：1-19, doi:10.1247/csf.18031（2019）
7) Jamaludin MI, et al：Cell Struct Funct, 44：137-151, doi:10.1247/csf.19009（2019）
8) Miyata S, et al：PLoS One, 8：e69732, doi:10.1371/journal.pone.0069732（2013）
9) Reiling JH, et al：Nat Cell Biol, 15：1473-1485, doi:10.1038/ncb2865（2013）

第4章 エンドソーム・リソソーム・オートファジー

1 概論—エンドソーム・リソソーム・オートファジーの機能

松井貴英，山本　林

はじめに

　エンドソームはエンドサイトーシスにより形成されるオルガネラの総称で，細胞内へと取り込まれたさまざまな細胞外成分および細胞膜成分の選別，分解，再利用などを制御する．リソソームは内部に多数の加水分解酵素を含む，細胞内の分解工場として機能するオルガネラで，一部のエンドソームが成熟することで形成される．

　オートファジー（マクロオートファジー）は，細胞内成分の一部をオートファゴソームで取り囲み，リソソームへと輸送することで分解を行う．エンドソームやリソソームの膜が内腔側へと陥入し，細胞内成分を直接取り囲み分解する現象はマクロオートファジーに対してミクロオートファジーとよばれ，近年注目を集めている．本稿では，これまでに明らかになっているエンドソーム，リソソーム，オートファジーの基本的な役割を最近の知見を交えて解説したい．

エンドソームの種類と役割

　エンドソームは細胞膜に由来し，エンドサイトーシスで形成されるオルガネラで，形態的，機能的特徴をもとに初期エンドソーム，後期エンドソーム，リサイクリングエンドソームの3つに大別される（図1）．

1. 初期エンドソーム（early endosome）

　一般的に，エンドサイトーシスにより取り込まれた物質は数分で初期エンドソームへと輸送される．初期エンドソームでは，輸送された物質をリソソームへと輸送する分解経路，もしくはリサイクリングエンドソームを経由して細胞膜へと戻すリサイクリング経路の2つの経路への選別が行われる（図1）．その物質を選別する機能から，初期エンドソームは選別エンドソーム（sorting endosome）ともよばれている．分解経路へと選別される代表的なタンパク質として，受容体型チロシンキナーゼに分類されるさまざまな成長因子受容体〔EGF（epidermal growth factor）受容体など〕がよく知られている．リガンドと結合し活性化した成長因子受容体は，細胞質側の領域がユビキチン修飾されることで，分解経路へ選別されることが知られている[1]．この機構は，活性化された成長因子受容体から成長シグ

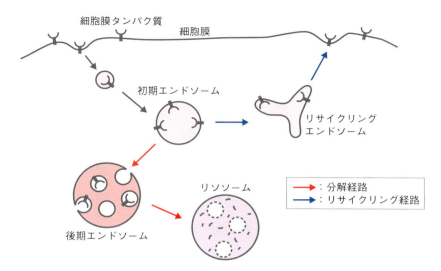

図1 エンドソームを介した細胞内物質輸送

エンドサイトーシスで細胞内に取り込まれた細胞外物質および細胞膜物質は初期エンドソームへ輸送され，分解経路もしくはリサイクリング経路へと選別される．分解経路へ選別された物質は後期エンドソームを経由して，リソソームに運ばれ分解される．一方でリサイクリング経路へ選別された物質はリサイクリングエンドソームを経由して細胞膜へ戻され，再利用される．

ナルが伝達され続けることにより細胞が過剰成長・増殖することを防ぐためのシステムと考えられている．

一方で，リサイクリング経路へと選別されるタンパク質として，カドヘリンやインテグリンなどの接着分子，鉄イオンの取り込みを仲介するトランスフェリン受容体が知られているが，その選別シグナルは現在までに未解明であり，分解経路への選別シグナルをもたない分子がリサイクリング経路へ選別されると考えられている．

2. 後期エンドソーム（late endosome）

後期エンドソームは，分解経路へ選別された分子を含む，初期エンドソームが成熟したオルガネラである（図1）．前述のように，初期エンドソーム膜上の分解経路に選別されたタンパク質はユビキチンによって修飾されている．このユビキチン修飾はESCRT（endosomal sorting complex required for transport）タンパク質群に認識され，エンドソーム内腔側へと陥入し，最終的に内腔小胞内へと隔離される[1)2)]．後期エンドソームはこのような内腔小胞を多数含むことから，多胞体（multivesicular body）ともよばれる．活性化した成長因子受容体は，キナーゼ領域を細胞質側に露出し，細胞内へとシグナル伝達を行う．後期エンドソームは，活性化した成長因子受容体を内腔側へと隔離することで，シグナル伝達を負に制御する役割を担う．最終的に後期エンドソームがリソソームと融合することで，活性化した成長因子受容体は分解される．また，後期エンドソームはゴルジ体との間で小胞を介した物質輸送を行っており，新規合成されたリソソーム酵素をゴルジ体より受けとり

リソームへと供給する，中継オルガネラとしても機能する[3].

　近年，後期エンドソームは細胞膜と直接融合することで，内腔小胞を細胞外へと分泌することがわかってきている．細胞外へと分泌された内腔小胞はエクソソームとよばれ，がんや神経変性疾患などヒトの疾患を含むさまざまな生理現象に関与することが報告されている[4].しかしながら，形成された後期エンドソームがリソームと融合して分解されるのか，細胞膜と融合しエクソソーム分泌を行うのか，その経路選別のメカニズムは現在までにわかっていない.

3. リサイクリングエンドソーム（recycling endosome）

　リサイクリングエンドソームは，エンドサイトーシスされた分子を再び細胞膜へ戻すリサイクリング経路を制御するオルガネラである（図1）．リサイクリングエンドソームは極性輸送との関連が多く報告されており，例えば，カドヘリンやインテグリンを細胞膜の特定の領域に方向性をもって輸送することで，細胞遊走をコントロールすることが知られる[5].また，軸索や樹状突起といった神経突起形成過程においても，リサイクリングエンドソームを介した特定の細胞膜領域への膜供給が重要であることも広く知られている[6].

　リサイクリング経路の利点は，細胞膜分子を分解・再産生することなしに何度も利用できることである．このことが，余計なエネルギー消費なしに細胞外物質の取り込みを効率よく行うことを可能にしている.

リソームの役割

　リソームは，エンドサイトーシス，ファゴサイトーシス，オートファジーの終着点であり，細胞内外の物質の分解を行うオルガネラである（図1）．リソームの内部は酸性（pH 4.5〜5.0）を呈しており，酸性条件で活性を示す，タンパク質や脂質などに対するさまざまな加水分解酵素（リソーム酵素）を含有している[7].リソーム内部に取り込まれたオルガネラや分解基質はこれらのリソーム酵素によりすみやかに分解される．これまで，リソーム酵素の欠損や，リソームへの酵素の輸送障害によって発症するリソーム病と総称される約60種類ほどの遺伝性疾患が知られている．これらの疾患では未分解の基質がリソーム内部に過剰に蓄積してしまい，中枢神経障害や腎障害，心不全などさまざまな症状を呈する[8].

　近年，リソームは，小胞体，ゴルジ体，ペルオキシソーム，ミトコンドリアとオルガネラコンタクトサイト（第6章参照）を形成しており，コレステロールなどの脂質交換を行っていることが知られている[9].さらに最近では，リソームがミトコンドリアとコンタクトサイトを形成することでミトコンドリアの分裂を制御することも報告されている[10].

オートファジーの種類と役割

オートファジーはユビキチン・プロテアソーム系と並ぶ細胞内の主要な分解機構で，異常タンパク質や不良オルガネラなどの細胞内成分をリソソームへと輸送し，分解することで，細胞内品質管理を行い，得られたアミノ酸や脂質を再利用するリサイクル機構である．オートファジーはリソソームへの基質輸送機構や，膜動態の違いから，マクロオートファジー，ミクロオートファジー，シャペロン介在性オートファジーの3つに大別される（図2）[11) 12)]．

1．マクロオートファジー

マクロオートファジーは3つのオートファジーのなかで最も解析が進んでおり，多くの教科書や文献で扱われている「オートファジー」はマクロオートファジーを指すことが多い．本章でも，主にマクロオートファジーの解析方法について記載している．

栄養枯渇などによりマクロオートファジーが誘導されると，細胞質に隔離膜とよばれる膜が出現し，細胞質やオルガネラを包み込みながら伸長し，オートファゴソームとよばれる二重膜の構造体が形成される．形成されたオートファゴソームは最終的にリソソームと融合することでオートリソソームを形成し，リソソーム酵素によりオートファゴソーム内

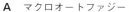

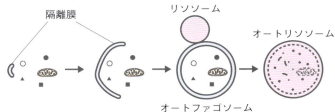

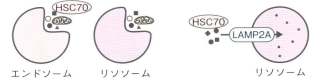

図2　3種類のオートファジーの模式図

A）栄養枯渇などによりマクロオートファジーが誘導されると，隔離膜によりタンパク質やオルガネラなどの細胞質物質が囲まれ，オートファゴソームが形成される．オートファゴソームにリソソームが融合してオートリソソームとなり，リソソーム酵素により細胞質物質が分解される．B) ミクロオートファジーでは，エンドソーム膜，リソソーム膜が細胞質成分を直接取り囲み内腔小胞を形成し，分解する．エンドソームミクロオートファジーの一部では，分解基質の認識にシャペロンタンパク質HSC70が関与する．C）シャペロン介在型オートファジーでは，HSC70で認識された分解基質がリソソーム膜上のLAMP2Aを介してリソソーム内に取り込まれ，分解される．

の細胞質成分が分解される（図2A）．マクロオートファジーには，特定のオルガネラやタンパク質凝集体などを特異的に認識，分解する機構も存在する．これらは選択的オートファジーと総称され，ミトコンドリア分解であればマイトファジー，タンパク質凝集体分解であればアグリファジーとよばれる．

マクロオートファジーは，ATG遺伝子群を中心としたオートファジー関連遺伝子群に制御される[11][12]．多くのオートファジー関連遺伝子は酵母より保存されているが，高等生物のみが有するオートファジー関連遺伝子（VMP1など）も存在する．酵母では，リソソームと類似する分解オルガネラである液胞の近傍にATGタンパク質が集積し，PAS（pre-autophagosomal structure）とよばれるオートファゴソーム形成装置を形成する．一方で哺乳類細胞では，小胞体の近傍でATGタンパク質が集積し，オートファゴソームが形成される[11]．

2. ミクロオートファジー

ミクロオートファジーはリソソーム膜が陥入し，細胞質成分やオルガネラを直接包み込み，分解する現象である（図2B）．古くから酵母や哺乳類細胞において，ペルオキシソームや脂肪滴，エンドソームなどのオルガネラが選択的にミクロオートファジーで分解されることが報告されている[13]．一方で，分子メカニズムに関しては一部のATG遺伝子が関与することが知られているが，生物種や分解基質により異なる報告もあり，多くのことが未解明である．

近年，リソソームだけでなく後期エンドソームも膜陥入し，ミクロオートファジーを行うことが報告されている[11][13][14]．このエンドソームミクロオートファジーは，前述の多胞体形成過程と似ているが，多胞体形成が細胞外成分や細胞膜成分を取り込み分解するのに対して，エンドソームミクロオートファジーでは細胞内成分を分解する．さらに，エンドソームミクロオートファジーの特徴として選択的な分解機構であることがあげられる．この選択性は細胞質からエンドソーム膜上に移行するHSC70とよばれるシャペロンタンパク質に依存する．HSC70は標的タンパク質内のKFERQ様配列とよばれる特徴的なアミノ酸配列を認識するため，この配列をもつタンパク質が選択的にエンドソーム内部に引き込まれ分解される[14]．

3. シャペロン介在性オートファジー

シャペロン介在性オートファジーは，リソソーム膜タンパク質であるLAMP2Aが基質タンパク質をリソソーム内部へ取り込み分解する機構である（図2C）[11][15]．シャペロン介在性オートファジーの基質も前述のHSC70で認識されるKFERQ様配列をもつタンパク質とされていることから，シャペロン介在性オートファジーはミクロオートファジーの一種である可能性もある．近年，細胞質中のDNAやRNAが直接リソソームに取り込まれ分解されるDNオートファジー（DNautophagy），RNオートファジー（RNautophagy）とよばれる現象も報告されている．これらはリソソーム膜タンパク質のLAMP2Cなどが必要であり，シャペロン介在性オートファジーの一種と考えられているが詳細なメカニズムは不明である[16]．

158　疾患研究につながる　オルガネラ実験必携プロトコール

おわりに

　本稿では，エンドソーム，リソソーム，オートファジーの基本的な役割，性質などについて解説した．紙面の都合上，記載できなかった知見も含め，これらのオルガネラの機能は多岐にわたる．また，本稿で触れたエクソソーム分泌やオルガネラコンタクトサイト形成などは今まさに最も競争が激しい研究分野であるが，不思議なほどにその分子基盤や生理機能には未解明な点が多い．本書をお読みいただき興味をもたれた読者の皆様には，これらのオルガネラ研究のさらなる発展にご助力いただけると幸いである．

◆ 文献

1）Huotari J & Helenius A：EMBO J, 30：3481-3500, doi:10.1038/emboj.2011.286（2011）
2）Vietri M, et al：Nat Rev Mol Cell Biol, 21：25-42, doi:10.1038/s41580-019-0177-4（2020）
3）Progida C & Bakke O：J Cell Sci, 129：3971-3982, doi:10.1242/jcs.185702（2016）
4）Dixson AC, et al：Nat Rev Mol Cell Biol, 24：454-476, doi:10.1038/s41580-023-00576-0（2023）
5）Webb DJ, et al：Nat Cell Biol, 4：E97-100, doi:10.1038/ncb0402-e97（2002）
6）Prekeris R, et al：J Neurosci, 19：10324-10337, doi:10.1523/JNEUROSCI.19-23-10324.1999（1999）
7）Yang C & Wang X：J Cell Biol, 220：e202102001, doi:10.1083/jcb.202102001（2021）
8）Parenti G, et al：Annu Rev Med, 66：471-486, doi:10.1146/annurev-med-122313-085916（2015）
9）Ballabio A & Bonifacino JS：Nat Rev Mol Cell Biol, 21：101-118, doi:10.1038/s41580-019-0185-4（2020）
10）Wong YC, et al：Dev Cell, 50：339-354.e4, doi:10.1016/j.devcel.2019.05.033（2019）
11）Yamamoto H & Matsui T：J Nippon Med Sch, 91：2-9, doi:10.1272/jnms.JNMS.2024_91-102（2024）
12）Yamamoto H, et al：Nat Rev Genet, 24：382-400, doi:10.1038/s41576-022-00562-w（2023）
13）Wang L, et al：Nat Rev Mol Cell Biol, 24：186-203, doi:10.1038/s41580-022-00529-z（2023）
14）Sahu R, et al：Dev Cell, 20：131-139, doi:10.1016/j.devcel.2010.12.003（2011）
15）Cuervo AM & Dice JF：Science, 273：501-503, doi:10.1126/science.273.5274.501（1996）
16）Fujiwara Y, et al：Biochem Biophys Res Commun, 460：281-286, doi:10.1016/j.bbrc.2015.03.025（2015）

◆ 参考図書

・実験医学 Vol.41 No.11「リソソームの真機能 分解の場からコントロールセンターへ」（中村修平／企画），羊土社，2023
・実験医学増刊 Vol.35 No.15「Theオートファジー 研究者たちの集大成が見える最新ビジュアルテキスト」（水島 昇，吉森 保／編），羊土社，2017
・実験医学 Vol.39 No.13「どうして自分だけ狙われる？選択的オートファジー」（小松雅明／企画），羊土社，2021

第4章 エンドソーム・リソソーム・オートファジー

2 小腸上皮細胞におけるエンドサイトーシスの観察

白濱−野田佳苗，孫−和田戈虹，和田　洋

はじめに

　脂質二重膜は細胞の中を区画化することにより，各コンパートメントが独自の環境を形成・維持することを可能としている．原核細胞に比べ，サイズの大きな真核細胞では，生命機能の発現と維持に必要とされる膜表面積が，体積比では小さくなる．そのため，細胞内に膜オルガネラを発達させることによって表面積＝膜の量と細胞体積＝細胞基質の量のバランスを保っている．細胞の各コンパートメントは独自性を維持する一方で，細胞基質と相互にその成分を交換し合う，ダイナミックな性質を有する．細胞表層を形成する形質膜（plasma membrane）は，その一部が細胞基質側にくびれてpitをつくり，pitが閉じることで小さな膜小胞を形成し，この小胞が細胞内を移動して，他の膜系からの小胞と融合しながら，エンドソーム，そして，細胞内分解コンパートメントであるリソソームとなっていく．この過程を，エンドサイトーシスとよぶ．これに対して，細胞の中にある小胞が形質膜と融合して細胞表層の一部となる過程はエクソサイトーシスとよばれている．

　エンドサイトーシスとエクソサイトーシスは細胞間のシグナル伝達に必須な役割を果たす．ペプチド性の増殖因子が別の細胞に働きかけるには，細胞内で産生されたのちにエクソサイトーシスによって細胞外へ分泌されなければならないことは明らかであろう．多くの受容体を介したシグナル伝達系で，細胞表層でリガンドと結合した受容体はその場ではシグナルを伝達せず，エンドサイトーシスによって細胞表層から切り離されてエンドソームに移行してから，細胞基質のセカンドメッセンジャーにシグナルを伝達する．エクソサイトーシスとエンドサイトーシスによって細胞表層の性質を変化させることは，細胞の分化形質発現の大事な過程であり，多細胞体制の構築において両者の果たす役割はすこぶる重要である[1]．

　エンドサイトーシスは，細胞膜を通過できないような高分子を細胞内に取り込むのに機能する．血液中を循環する低分子量リポプロテイン（LDL）は，細胞表層のLDL受容体と結合し，エンドサイトーシスされてリソソームへ送られ分解される．これにより生じる遊離コレステロールが細胞内のさまざまな膜へ分配される[2]．LDLの受容体依存性エンドサイトーシスは古典的な例である．

　培養細胞におけるエンドサイトーシスに関しては，観察手法はもとより，分子メカニズムの詳細も十分に理解が進んでいる．しかしながら，分化した組織や，発生分化における

エンドサイトーシスの生理的な役割は未解明な点が多々，残されている．われわれはこの点に注目した研究を進めてきた．マウス原腸胚の臓側内胚葉（visceral endoderm：VE）や，乳飲期マウス仔の小腸では活発なエンドサイトーシスが起きている[3)~5)]．VEのエンドサイトーシスは母体からマウス胚本体（epiblast）に栄養や増殖シグナルを伝達するのに，また，マウス仔の小腸におけるエンドサイトーシスは，母乳に含まれる栄養を吸収するのに主要な役割を果たすと考えられる[6) 7)]．なお，齧歯類の新生仔は胃でのプロトンポンプ（H^+/K^+-ATPase）の発現が抑制されているため，胃の内腔は酸性化されておらず，離乳後の胃とは異なりタンパク質の分解が起こらない．したがって，小腸での栄養吸収では，タンパク質は高分子のままエンドサイトーシスにより取り込まれる[8)]．本稿では小腸の組織レベルにおけるエンドサイトーシスの観察[7)]について解説したい．

準　備

乳飲期マウス

遺伝子改変マウスや生理的，薬理的な処理をした親マウスの仔を観察する場合，自施設で交配し，出産日を特定する必要がある．野生型マウスの場合，交配が確認された日時を指定した妊娠マウスを動物供給業者から納入してもらうことができる．野生型マウスで観察する場合，交配後約20日で出産することを念頭に，実験当日に出生後日数がくるように合わせて発注すれば，効率的に実験を進めることができる．

培地・試薬

1）蛍光デキストランラベリング

□ **DMEM**：DMEM粉末 フェノールレッド不含，$NaHCO_3$不含（メルク社，#D5030-1L）を1L超純水に溶解，4.5 gグルコース，3.7 g $NaHCO_3$を加えて0.22 μmフィルターを通し，適宜分注して冷蔵保存．

□ **200 mM L-グルタミン**（サーモフィッシャーサイエンティフィック社，#25030081）

□ **100 mM ピルビン酸ナトリウム**（サーモフィッシャーサイエンティフィック社，#11360070）

□ **1 M HEPES**（サーモフィッシャーサイエンティフィック社，#15630080）

□ **ラット血清**（Rockland社，#D110-10-0100）

□ **マウス血清**（ジャパン・バイオシーラム社，#031-00195）

□ **PBS（10×）Ca^{2+} Mg^{2+} フリー**（サーモフィッシャーサイエンティフィック社，#70011044）

- [ ] **FITC-デキストラン**：Dextran, Fluorescein, 70,000 MW, Anionic, Lysine Fixable（サーモフィッシャーサイエンティフィック社，#D1822）
- [ ] **TRITC-デキストラン**：Dextran, Tetramethylrhodamine, 70,000 MW, Lysine Fixable（サーモフィッシャーサイエンティフィック社，#D1818）

最終濃度 2 mg/mL で使用する．それぞれ 25 mg/mL になるように 0.9 % NaCl に溶解．20 μL 程度に分注して -20℃保存．

下記の培地・試薬は，実験当日に調製する．
- [ ] **DMEM（＋）**：10 mL DMEM に 100 μL 200 mM L-グルタミンと 100 μL 100 mM ピルビン酸ナトリウムを加える．
- [ ] **解剖/洗浄バッファー**：10 mL DMEM（＋）に 100 μL 1 M HEPES を加え，室温～37℃で保温する．
- [ ] **ラベリング/培養培地**：2 mL DMEM（＋）と 2 mL ラット血清またはマウス血清を混合し，5 % CO_2/95 % Air インキュベータで平衡化する[*1][*2]．
- [ ] **4 % PFA/PBS**：1 g パラホルムアルデヒド（メルク社，#104005）を秤量し，22.5 mL の DDW と 5 M NaOH を 1 滴加えて，60℃まで加温して溶解する．2.5 mL 10×D-PBS を加え，室温にまで下げた後，0.45 μm フィルターで濾過する．

2）蛍光抗体染色

- [ ] **10 %（w/v）Tween 20**：Tween 20（メルク社，#P1379；もしくは同等品）を適当量計量し，w/v が 10 % になるよう，超純水を加える．9～11 % 程度のなかにおさまっていればよしとする．
- [ ] **10 % Triton X-100**：Triton X-100（メルク社，#T8787；もしくは同等品）を用いて，10 %（w/v）Tween 20 にならって作製しておく．
- [ ] **PBST**：PBS with 0.05 %（w/v）Tween 20．10×PBS と 10 %（w/v）Tween 20 から作製する．1 回の実験で 50 mL 以上は使用する．
- [ ] **0.5 % Triton X-100/PBST**：PBS に Tween 20 と Triton X-100 を加えたもの．
- [ ] **ブロッキング溶液**：0.5 % TSA Blocking Reagent（アコヤバイオサイエンス社，#FP1012），0.5 % Triton X-100，0.05 % Tween 20，1 % 正常ロバ血清，0.01 % NaN_3，in 1×PBS．15 mL チューブに 5 mL 程度ずつ分注，-20℃に保存．
- [ ] **一次抗体**
- [ ] **二次抗体**
- [ ] **マウントメディア**：VECTASHIELD Mounting Medium with DAPI（#H-1200），または VECTASHIELD PLUS Antifade

---

[*1] ラット，マウス血清ではなく，通常の細胞培養に用いている牛胎仔血清も使用したことがあるが，取り込み活性が著しく低下していたので，一度のみの実験で使用しなくなった．

[*2] 培地に関してさらに考察すると，もともと，本方法はマウスの初期胚の形態形成を *in vitro* で再現する培養システム[11]に倣ったものであり，DMEM を粉末から調製することやラット血清を用いるなど，特殊な部分を継承していることに注意されたい．初期胚 VE のエンドサイトーシスの観察ではこの培地を用いることが必須であった[12]．ただし，小腸の場合，工夫の余地があると考えている．体腔側の腸管組織はいまの培地の方がより *in vivo* を反映していると考えられる．組織片では，内腔側が「外」に向いていることを考えると，培地は体液側ではなくむしろ母乳の組成に近いものがより自然かもしれない．

Mounting Medium with DAPI（#H-2000）（Vector Laboratories社）

□ 20％グリセリン in PBST，40％グリセリン in PBST：80％（w/v）グリセリン，10×PBS，10％（w/v）Tween 20から作製.

□ グリシン（ナカライテスク社，#17141-24）

装置および器具

□ IVF用Nunc 4ウェルディッシュ（サーモフィッシャーサイエンティフィック社，#144444）：ウェルが浅く実体顕微鏡下で操作しやすい.

□ Nunc 35 mm ディッシュ（サーモフィッシャーサイエンティフィック社，#150318）もしくは同等品

□ 保温プレート（HIENAI MAT 01R，コスモ・バイオ社）

□ シェーカー

□ ステレオ実体顕微鏡

□ 眼科ピンセット

□ 眼科剪刀

□ CO_2インキュベータ

□ 0.2 mL PCR用チューブ：管壁が透明なものが観察しやすい.

□ 35 mmガラスボトムディッシュ（AGCテクノグラス社，#3910-035または#3970-035）：使用前に洗剤を用いてよく洗っておく．割れない限り，何度も再使用可能．また，再使用したものの方が観察するときのバックグラウンドが低い.

□ カバーガラス（松浪硝子工業社，#C218181）

::: プロトコール :::

1．小腸組織片による蛍光デキストランの取り込み

1）事前準備

組織を取り出す前に，

・4ウェルプレートに，下記のように分注し，CO_2インキュベータ内においておく.

Well #1　368 μL ラベリング/培養培地
　　　　　　 + 32 μL TRITC-デキストラン

Well #2　400 μL ラベリング/培養培地

Well #3　368 μL ラベリング/培養培地
　　　　　　 + 32 μL FITC-デキストラン

Well #4　400 μL ラベリング/培養培地

・35 mm ディッシュ 2 枚に 3 mL 解剖／洗浄バッファーを分注し，CO_2 インキュベータ内においておく．

・35 mm ディッシュに，2 mL 解剖／洗浄バッファーを分注，4 ～5 枚つくって，37 ℃に保持する．

2) 小腸組織片の調製（図1）

❶ マウス仔を数枚重ねたキムタオルの上に置き，断頭放血により安楽死させる．直ちに開腹し，眼科剪刀を用いて胃と腸を摘出し，35 mm ディッシュにはった解剖／洗浄バッファーの中に移す．

❷ 小腸部分（膵臓との接続部から，盲腸との分岐までが小腸）を胃／十二指腸，盲腸／大腸から切り離し，新しい解剖／洗浄バッファーを入れた 35 mm ディッシュに移す．

❸ 両刃カミソリを用いて，口－肛門軸に対して直交する平面で小腸を輪切りにし，切り出す[*3]．長さは 2 ～ 3 mm 程度．切り出した組織は自然に，小腸内腔側が外側になるように裏返る．実体顕微鏡下で作業すると確認しやすい．

*3 小腸各部位組織片の取り込み活性を比較すると，回腸が特に高い取り込み活性を示す．

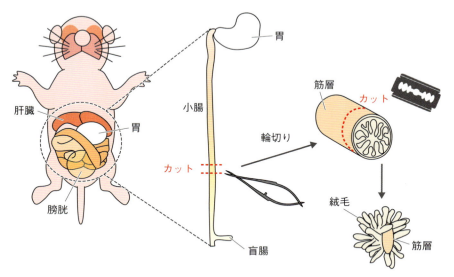

図1 小腸組織片の調製模式図
マウス仔を安楽死させた後，直ちに開腹し，眼科剪刀を用いて胃と腸を摘出する．小腸部分を胃／十二指腸，盲腸／大腸から切り離す．両刃カミソリを用いて，口－肛門軸に対して直交する平面で小腸を輪切りにし，切り出す．長さは 2 ～ 3 mm 程度．切り出した組織は自然に，小腸内腔側が外側になるように裏返る．実体顕微鏡下で作業すると確認しやすい．

3）蛍光デキストランラベリング（図2）

❶ 一次ラベル：眼科ピンセットを用いて，調製した組織片を4ウェルプレートのwell #1に移す．複数の組織を1つのウェルに入れてもよいが，作業の時間を考えると2～3個が適当であろう[*4*5]．すぐに，CO_2インキュベータに戻し，所定の時間（フルラベルの場合30分）培養する[*6]．

❷ 所定時間後，ピンセットで3 mL 解剖/洗浄バッファーを入れた35 mm ディッシュに移し，軽くゆすって洗浄する．

❸ 一次ラベルの後，チェイスする場合は，well #2に移してチェイスする．通常，15分ラベル15分チェイスでTRITC-デキストランはリソソームに到達する．

❹ 二次ラベル：well #3に組織片を移す（われわれの実験では5分）．

❺ 二次ラベル後，ピンセットで3 mL 解剖/洗浄バッファーを入れた35 mm デッシュに移し，軽くゆすって洗浄する．

[*4] 操作するとき以外はCO_2インキュベータに入れて，大気中にさらす時間は最小にするよう心がける．
[*5] 操作は保温プレート上で行う．
[*6] ラベル中にディッシュを揺らして，デキストランが均一に組織片全体に行き渡るようにする．

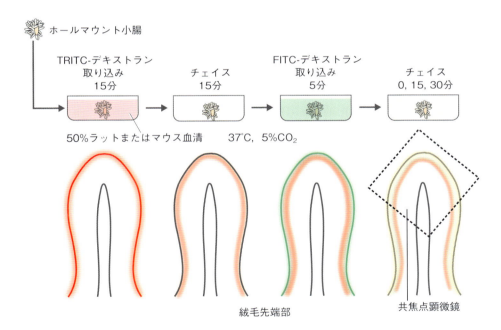

図2　蛍光デキストランラベリング模式図
眼科ピンセットを用いて，調製した組織片を4ウェルプレートのwell #1に移す．所定の時間（フルラベルの場合30分）培養する．所定時間後，ピンセットで解剖/洗浄バッファーを入れた容器に移し，軽くゆすって洗浄する．一次ラベルの後，チェイスする場合は，well #2に移してチェイスする．通常，15分ラベル15分チェイスでTRITC-デキストランはリソソームに到達する．二次ラベルを行う場合，well #3に組織片を移す．二次ラベル後，解剖/洗浄バッファーで洗浄する．well #4に移し，CO_2インキュベータ内で所定の時間，チェイスを行う．マウントメディアの浸透処理後，組織片を共焦点レーザー顕微鏡下で観察する．

❻ well #4に移し，CO_2インキュベータ内で所定の時間，チェイスを行う．

❼ 所定のチェイス時間の後，5mL 4％PFA/PBSを入れた容器に移し，シェーカーでゆっくり振盪しながら，一晩4℃で固定する[*7][*8]．

❽ PBSで2回，シュリーレンがなくなるまで洗浄し，3. 共焦点レーザー顕微鏡観察に進む[*9]．

固定をせずにライブイメージングを行うことも可能である．ただ，実際にはいくつかの点で，思ったほどの情報が得られていない．まず，FITCは酸性条件下では蛍光が弱くなるので，リソソームのような酸性コンパートメントに到着した場合には蛍光強度が低下すると思われる．この点はAlexa色素など，pH依存性がない蛍光色素で標識したデキストランを用いる必要がある．次に，未固定の小腸組織はFITC/Alexa488の励起光に対して強い自家蛍光を発する．そのため，シグナル比が損なわれてしまう．

2. 小腸組織片の蛍光抗体染色

1）乳飲期マウス小腸組織片

1. で示した方法に従って，新生仔マウスから小腸組織片を調製し，直ちに4％PFA/PBSで4℃一晩固定，あるいは蛍光デキストランを取り込ませてから固定する[*10]．

2）蛍光抗体染色

❶ 4％PFA/PBSで固定した組織を，3 mL PBSを入れた35 mm ディッシュに移し，1分程度，ゆっくり揺らしながら洗浄する．新しい3 mL PBSを入れた35 mm ディッシュに移して，4％PFA/PBSのシュリーレンがなくなるまで2回洗浄する．

❷ 3 mL 10 mM グリシン/PBS（用時調製）を入れた35 mm ディッシュに移して，室温で10分処理し，さらに新しいPBSで洗浄する．

❸ 0.5％Triton X-100/PBSTに移し，室温で20分，透過処理を行う．

❹ ブロッキング溶液に移し（500 μL/0.5 mL チューブ），非特異的吸着をブロックする．4℃で一晩，シェーカーでゆっくり振盪しながら行う．

❺ 一次抗体反応：一次抗体をブロッキング溶液で希釈したものを200 μL用意する．組織を抗体希釈液（200 μL/0.2 mL PCR用チューブ）に移し，4℃で一晩，シェーカーでゆっくり振盪しながら一次抗体反応を行う．

[*7] チェイス時間を0，5，15，30分としたときなど，400 μLずつ4％PFA/PBSをはった4ウェルプレートに順次移すと作業効率が良い．35 mm ディッシュに4％PFA/PBSをいれた中でもよい．ただし，ラベリング/培養培地のウェルとPFA/PBSのウェルを同一のプレートにするのは禁忌である．

[*8] 早い時間のチェイスを止める際に使ったピンセットは十分にPFAを除いてから次のラベリング/培養培地のサンプルに接触するように気をつける．

[*9] デキストランは分子量70,000なので容易には膜オルガネラから漏れだすことはない．しかし蛍光抗体染色などの操作の過程で失われる可能性がある．ここで用いるデキストランにはアルデヒド反応性の官能基が付加されているのでPFA固定によってオルガネラ内腔，あるいはそのサブリージョンにもよく保持される．

[*10] 蛍光抗体染色を行って観察する場合，抗体の産生動物種と培地に用いる血清の組合わせに留意する必要がある．小腸上皮細胞は母乳の免疫グロブリンを取り込むことから，飲乳期のマウス小腸の上皮細胞のエンドソームには大量の内在性マウス抗体が存在している[9) 10)]．この「マウス」抗体に，抗マウスFc抗体（標識二次抗体）が結合するため，マウス由来のモノクローナル抗体は（一次抗体を標識しない限り）使えない．ここで紹介した培地ではラット血清を用いているが，その場合，ラット由来の一次抗体は使用できない．lysosome associated membrane protein 2（Lamp2）は，リソソーム膜の標準的なマーカータンパク質として多用されている．マウスの蛍光染色では，GL2A7というラット由来モ

❻ 一次抗体洗浄：3 mL PBSTを入れた35 mm ディッシュに移し，室温でシェーカーを用いてゆっくり振盪しながら抗体を洗浄除去する．毎回，ディッシュを交換し20分の洗浄を6回くり返す．

❼ 二次抗体反応：蛍光色素で標識された二次抗体をブロッキング溶液で希釈したものを用意する．200 μLの抗体溶液を用意して，一次抗体反応と洗浄の終わった組織を反応させる．ここでも0.2 mL PCR用チューブを用いる．

われわれはJackson ImmunoResearch社のmultilabelling gradeのものを頻用している．免疫動物はロバを用いている．われわれが用いている抗体濃度は，FITC-標識 1：100，Cy3-標識 1：500，Cy5-標識 1：250である．

❽ 二次抗体洗浄：一次抗体反応後の洗浄に準じて，4〜6回，PBSTで洗浄する．

❾ 4％PFA/PBSに移し，室温で10分固定し，PBSTでシュリーレンがなくなるまで2回洗浄する．

3. 共焦点レーザー顕微鏡観察[*11]

❶ マウントメディアはグリセリンが入っていて高張なため，マウントする前，20％グリセリン/PBST 10分，40％グリセリン/PBST 10分で処理した後，マウントメディア（50 μL/0.2 mL PCR用チューブ）に移し，4℃で一晩静置する．

FITCの蛍光は弱アルカリ性で強度が増す．さらに，蛍光色素の褪色を防ぐため，われわれは，Vector Laboratories社のマウントメディアを使用している．

❷ 35 mmガラスボトムディッシュにマウントメディアを約30〜50 μL滴下する．チューブから組織片を取り出し，マウントメディアのドロップに移した後，軽く押し付けるようにしてカバーガラスを被せ，63倍の対物レンズを用いて共焦点レーザー顕微鏡で観察を行う[*12][*13]（図3）．

ノクローナル抗体が，われわれが知るかぎりでは最も信頼性が高い．ところが前述の理由から，本法で調製した小腸組織片の蛍光抗体では培地にラット血清を使っているため使用できなかった．そのため，マウス血清を代替に用いたが，想像できる通り，個体サイズの小さいマウスから血清を用意するのは簡単ではなく，ラット抗体を使用せざるを得ない場合のみに限っての培地システムであることに注意されたい〔最近，新たに市販のマウス血清（本稿で紹介している日本バイオ・シーラム社の製品）を入手し，取り込み活性を試したところ，ラット血清を使用したときと遜色ない結果を得ている．この製品は，ラット血清より安価であるため，今後移行を検討している〕．

[*11] 組織片に厚みがあるので，共焦点顕微鏡の使用を勧める．

[*12] 組織片を1〜2 mm程度の幅になるように切断してマウントすると，観察時の絨毛の重なりをある程度防ぐことができる．

[*13] 蛍光デキストランは，残念ながら組織片のなかですべての絨毛が十分に取り込んでいるわけではない．観察する際は，低倍率で蛍光デキストランのシグナルを確認してから高倍率のレンズを使用することを勧める．

おわりに

　　デキストランは，液相トレーサーとよばれ，取り込みには受容体は関与しないため，さまざまなエンドサイトーシスの活性をみていることになる．特異的な基質のエンドサイトーシス，例えばマクロファージによるバクテリアのファゴサイトーシスを観察する場合，蛍光タンパク質を発現させた大腸菌がよいトレーサーとなる[13]．一方，シグナル伝達などでは受容体を介したエンドサイトーシスに着目したい．この場合は，リガンドに蛍光標識したもので前述のような実験を行えばよい．培養細胞ではLDL，Transferrin（Tf），EGFな

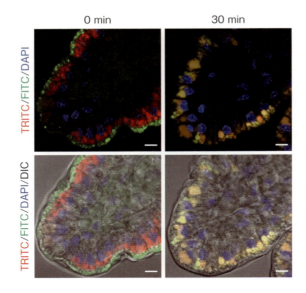

図3 出生2日目マウス仔小腸吸収上皮細胞による蛍光デキストランの取り込み

マウス仔小腸組織片を培養し，TRITC-デキストランで15分間標識した後，15分間チェイスした．さらにFITC-デキストランで5分間標識し（0 min），その後，30分チェイスし（30 min），LSM800共焦点レーザー顕微鏡（Zeiss社）で63倍レンズを用いて観察した．微分干渉観察（DIC）を重ね合わせた画像（下段）も示した．スケールバー：10 μm．

どを用いた研究が進められてきた．市販の標識LDLやTfはヒト由来であり，PFA固定まで安全キャビネット内で操作する環境をわれわれは構築していないので，これらの組織レベルでの解析を進めるにはマウスかラットのリガンドを自前で標識することが必要となる．組織の分化した細胞ではこれらのリガンド分子がどこで受容体と解離し分解されるのか，分解された後どのような運命をたどるのかは，必ずしも培養細胞と同様ではないと予想している．リガンドの運命と，液相トレーサーの両者を比較することで，組織レベルでのエンドサイトーシスの意義をより明確にすることができると期待している．

◆ 文献

1) Wada Y, et al：Birth Defects Res C Embryo Today, 108：33-44, doi:10.1002/bdrc.21124（2016）
2) Luo J, et al：Traffic, 18：209-217, doi:10.1111/tra.12471（2017）
3) Aoyama M, et al：Dev Cell, 22：1163-1175, doi:10.1016/j.devcel.2012.05.009（2012）
4) Kawamura N, et al：Nat Commun, 3：1071, doi:10.1038/ncomms2069（2012）
5) Takasuga S, et al：Proc Natl Acad Sci U S A, 110：1726-1731, doi:10.1073/pnas.1213212110（2013）
6) Kawamura N, et al：Cell Rep, 31：107733, doi:10.1016/j.celrep.2020.107733（2020）
7) Takimoto A：BPB Reports, 4：27-35, doi:10.1248/bpbreports.4.1_27（2021）
8) Park J, et al：Dev Cell, 51：7-20.e6, doi:10.1016/j.devcel.2019.08.001（2019）
9) Ladinsky MS, et al：Mol Biol Cell, 23：2537-2545, doi:10.1091/mbc.E12-02-0093（2012）
10) He W, et al：Nature, 455：542-546, doi:10.1038/nature07255（2008）
11) Yamamoto M, et al：Genes Dev, 15：1242-1256, doi:10.1101/gad.883901（2001）
12) Wada Y, et al：Protocol Exchange：doi:10.1038/protex.2012.039（2012）
13) Sun-Wada GH, et al：J Cell Sci, 122：2504-2513, doi:10.1242/jcs.050443（2009）

第4章 エンドソーム・リソソーム・オートファジー

3 液胞膜とオートファジックボディの単離方法

佐々木美智子, 大隅良典, 堀江-川俣朋子

はじめに—原理, ワークフロー

　液胞とリソソームはどちらも分解を担うコンパートメントであるが, その体積と個数は大きく異なる. 酵母の液胞は, 培養条件により変化するが, 通常1個から数個存在し, 細胞内でかなりの体積を占めている. 一方, 哺乳類のリソソームは1細胞あたり数百個存在し, 細胞全体に占める割合は低く, 点在する形で存在している. オートファジーが誘導されると, オートファゴソームとよばれる二重膜構造体が出現する. 細胞質成分を含んだオートファゴソームは, 液胞／リソソームに運ばれるが, その際オートファゴソーム外膜は液胞／リソソームと融合し, 細胞質成分を含む内膜構造体は分解される. オートファジックボディ（AB）は, 酵母で発見された際に命名されたものであり, 液胞内で分解されるオートファゴソーム内膜構造体（一重膜）を指す.

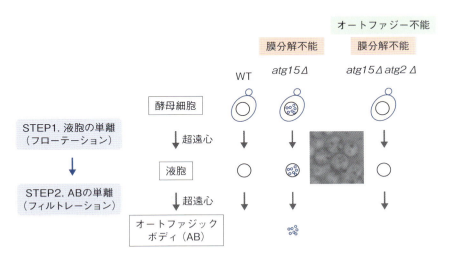

図1　液胞単離とAB単離の概念図
ABを2ステップで単離する. （STEP1）オートファジー誘導後, 液胞をフローテーションにより単離する. （STEP2）単離した液胞をフィルトレーションして液胞膜を破り, その後密度勾配遠心を行ってABを回収する. 野生型では液胞リパーゼAtg15の作用でABは分解されてしまうため[5], atg15破壊株を用いる. オートファジー不能株であれば液胞内にABは蓄積されないため, AB精製の対照実験となる. （文献1をもとに作成）

本稿では，酵母からABを単離する方法を紹介する（図1）．液胞リパーゼ（Atg15）を欠損した細胞でオートファジーを誘導すると，液胞内にたくさんのABが蓄積する．そこで*atg15*破壊株（*atg15*Δ）を用いてオートファジーを誘導後，できるだけ温和な条件で細胞を破砕して細胞抽出液を調製し，液胞を超遠心でフローテーションさせて単離する（STEP1：Ficollステップ勾配遠心）[1)2)]．単離した液胞を，AB（約500 nm）は素通りできるが液胞（約1〜3μm）は素通りできず破れてしまう孔径のフィルターに通過させた後，密度勾配遠心を行い，液胞膜とAB画分を別々の分画として分離する（STEP2：Optiprep密度勾配遠心）．図2にこのワークフローを示す．単離した液胞，液胞膜やABの精製度は，オルガネラマーカータンパク質を用いたウエスタンブロットなどで確認できる[1)]．本手法は，液胞や液胞膜の解析にも応用できる（ABが不要な場合はオートファジーの誘導は不要で*atg15*Δ

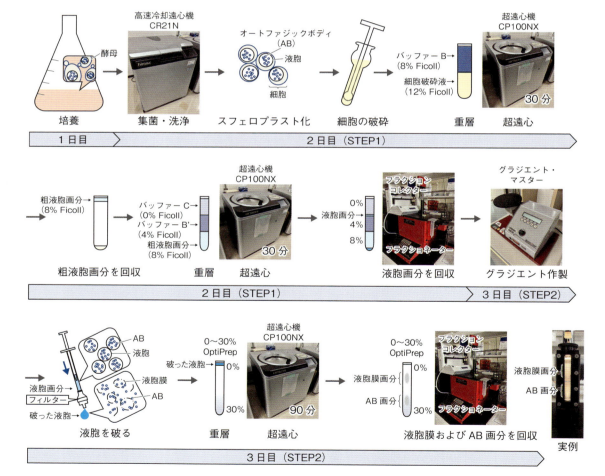

図2　ワークフロー
1日目：酵母細胞を培養．2日目：液胞の単離（STEP1）．集菌・洗浄→スフェロプラスト化→細胞を破砕→超遠心（Ficollステップ勾配遠心）→粗液胞画分を回収→超遠心（Ficollステップ勾配遠心）→液胞画分を回収．3日目：液胞膜およびABの単離（STEP2）．液胞膜を破る→超遠心（OptiPrep密度勾配遠心）→液胞膜画分とAB画分を回収．

を用いる必要もない）．精製標品はプロテオーム解析，リピドーム解析，RNAseq 解析など，オミクス解析にも利用できる[3][4]．精製した AB は膜構造が保たれているため，リパーゼの基質としても利用できる[5]．哺乳類のリソソームの単離に関しては，近年 Lyso-IP とよばれる免疫沈降法が主流になってきている[6]．しかし，哺乳類細胞等でオートファゴソーム内膜構造体を精製する方法はこれまで報告されていない．リソソームとオートファゴソームの大きさが酵母とは逆転しているため，本書で紹介する方法とは別のアプローチが必要になると考えられる．

準　備

1. 液胞の精製

試薬類

- ☐ Yeast extract（Bacto™ Yeast Extract，サーモフィッシャーサイエンティフィック社，#212750）
- ☐ Peptone（Bacto™ Peptone，サーモフィッシャーサイエンティフィック社，#211677）
- ☐ グルコース〔D（+）-Glucose，ナカライテスク社，#16806-54〕
- ☐ ラパマイシン（Rapamycin，LC Laboratories 社，#R-5000）
- ☐ Triton X-100（ナカライテスク社，#35501-15）
- ☐ エタノール〔Ethanol（99.5），ナカライテスク社，#14713-95〕
- ☐ Ficoll PM400（Cytiva 社，#17030050）
- ☐ ソルビトール（D-Sorbitol，≧98％，メルク社，#S1876）
- ☐ MES（GB12 MES，富士フイルム和光純薬社，#343-01626）
- ☐ Tris〔Tris（hydroxymethyl）aminomethane，ナカライテスク社，#35434-21〕
- ☐ MgCl$_2$（Magnesium Chloride Hexahydrate，富士フイルム和光純薬社，#135-00165）
- ☐ HCl〔Hydrochloric Acid（35％），ナカライテスク社，#18321-05〕
- ☐ 2-ME（2-メルカプトエタノール，富士フイルム和光純薬社，#131-14572）
- ☐ Zymolyase100T（ナカライテスク社，#0766555）
- ☐ プロテアーゼ阻害剤カクテル（cOmplete™ EDTA フリー，メルク社，#05056489001）

培地（事前に作製してオートクレーブ滅菌しておく）

- ☐ YPD 培地：1％（w/v）Yeast Extract，2％（w/v）Peptone，2％

（w/v）グルコース

ストック試薬（事前に作製して−30℃にストックしておく）

☐ 1 mg/mL ラパマイシン：1 mg/mL ラパマイシン，90％エタノール，10％ Triton X-100

ストック溶液（事前に作製して滅菌し4℃にストックしておく）

☐ 24％ Ficoll PM400
☐ 1 M ソルビトール
☐ 100 mM MES-Tris（pH 6.9）
☐ 100 mM MgCl$_2$
☐ 1 M Tris-HCl（pH 7.5）

ストック溶液を用いて作製し4℃保存するバッファー

☐ バッファーA：12％ Ficoll PM400，0.2 M ソルビトール，10 mM MES-Tris（pH 6.9），0.1 mM MgCl$_2$
☐ バッファーB：8％ Ficoll PM400，0.2 M ソルビトール，10 mM MES-Tris（pH 6.9），0.1 mM MgCl$_2$
☐ バッファーB'：4％ Ficoll PM400，0.2 M ソルビトール，10 mM MES-Tris（pH 6.9），0.1 mM MgCl$_2$
☐ バッファーC：0.2 M ソルビトール，10 mM MES-Tris（pH 6.9），0.1 mM MgCl$_2$
☐ 洗浄バッファー：1.2 M ソルビトール，50 mM Tris-HCl（pH 7.5）（ソルビトール粉末使用）
☐ スフェロプラストバッファー：1.2 M ソルビトール，50 mM Tris-HCl（pH 7.5），50 mM 2-ME，5 U/mL Zymolyase100T

器具・機器類

☐ 高速冷却遠心機（himac，CR21N）とアングルローター（R9A等）
☐ 800 mL 遠沈管〔広口ボトル，1000PC bottle（WN）＋1000PP cap〕
☐ 50 mL コニカル遠心チューブ〔（PP）遠心分離用コニカルチューブ，コーニングインターナショナル社，#352070〕
☐ 微量高速遠心機（himac，CF6RN）とスイングロータ／バケット（T4SS31）
☐ ポリスマン（東京硝子器械社，#125-50-69-21）
☐ マイクロピペットP5000（PipetPAL シングルチャンネルピペット1000-5000 μL，ビーエム機器社，#PAL-5000）
☐ 40 mL ダウンス型ホモジナイザー（WHEATON社，#357546）
☐ クールラック50 mL 遠沈管用（アズワン社，#2-4119-06）

- [ ] 40 mL遠沈管（40PAチューブ, himac, #329607A）
- [ ] 超遠心機（himac, CP100NX）とスイングロータ／バケット（P32ST等）
- [ ] 15 mLコニカル遠心チューブ〔（PP）遠心分離用コニカルチューブ, コーニングインターナショナル社, #352096〕
- [ ] スパーテル
- [ ] 2 mLトランスファーピペット（AGCテクノグラス社, #7801-002）
- [ ] クールラック15 mL遠沈管用（アズワン社, #2-4119-05）
- [ ] SW40（12.9 mL）遠沈管（OPEN-TOP POLYCLEAR TUBES, SETON社, #7031）
- [ ] フラクショネーター（ピストン・グラジエント・フラクショネーター, BIOCOMP社, #152-002）
- [ ] フラクションコレクター（ギルソン社, #FC 203）
- [ ] プロワイプ（エリエールソフトワイパーS200, エリエール社, #39844657）
- [ ] 1.5 mL平底チューブ（BIO-BIK社, #CF-0150）

2. 液胞の収量確認（簡易ALPアッセイ）

- [ ] ALPアッセイバッファー：250 mM Tris-HCl（pH 9.0）, 10 mM MgSO$_4$, 10 μM ZnSO$_4$
- [ ] ALP STOPバッファー：2 Mグリシン/NaOH（pH 11.0）
- [ ] 基質（αN）：55 mM α-naphthyl phosphate（1-Naphthyl phosphate disodium salt, メルク社, #N7255）in ALPアッセイバッファー
- [ ] Triton X-100（ナカライテスク社, #35501-15）
- [ ] ヒートブロック（ブロックインキュベーター, アステック社, BI-516H）
- [ ] タイマー
- [ ] マイクロピペットP1000（PipetPALplusシングルチャンネルピペット100-1000 μL, ビーエム機器社, #PALP-1000）
- [ ] ボルテックス（ボルテックスミキサーGENIE2, サイエンティフィックインダストリーズ社, SI-0286）
- [ ] 分光蛍光光度計（日立ハイテク社, F-2700）

3. 液胞からのオートファジックボディ精製

試薬類

- [ ] MES（GB12 MES, 富士フイルム和光純薬社, #343-01626）
- [ ] MgCl$_2$（Magnesium Chloride Hexahydrate, 富士フイルム和光純薬社, #135-00165）

- [ ] ソルビトール（D-Sorbitol，≧98％，メルク社，#S1876）
- [ ] KCl（Potassium Chloride，富士フイルム和光純薬社，#163-03545）
- [ ] OptiPrep（多用途密度勾配遠心分離媒体，Serumwerk Bernburg社，#1893）

ストック溶液（事前に作製して滅菌し4℃にストックしておく）

- [ ] 5×フラコレバッファー：150 mM MES-Tris（pH 6.9），0.5 M KCl，2.5 mM MgCl$_2$，1 Mソルビトール

ストック溶液を用いて作製し4℃保存するバッファー

- [ ] 0％OptiPrep溶液：0％OptiPrep，1×フラコレバッファー
- [ ] 30％Optiprep溶液：30％OptiPrep，1×フラコレバッファー

器具・機器類

- [ ] グラジエント・マスター（BIOCOMP社，#108）
- [ ] SW40（12.9 mL）遠沈管（OPEN-TOP POLYCLEAR TUBES，SETON社，#7031）
- [ ] マーカーブロック（遠沈管に印をつける際に用いる，グラジエント・マスター付属品）
- [ ] 10 mLシリンジ（テルモ社，#SS-10SZ）
- [ ] 14 Gカニューレ（シリンジに装着する管，グラジエント・マスター付属品）
- [ ] ロングキャップ（グラジエント作製時に用いる，グラジエント・マスター付属品）
- [ ] 0.8 μmフィルター（Isopore 0.8 μm PC Membrane，メルク社，#ATTP01300）
- [ ] 13 mmフィルターホルダー（Swinnex Filter Holder，13 mm，メルク社，#SX0001300）
- [ ] 0.5 mLディスポシリンジ（微量サンプル用ディスポシリンジFGF-0.5，アズワン社，#2-4642-01）
- [ ] 超遠心機（himac，CP100NX）とスイングロータ／バケット（P40ST等）
- [ ] クールラック15 mL遠沈管用（アズワン社，#2-4119-05）
- [ ] フラクショネーター（ピストン・グラジエント・フラクショネーター，BIOCOMP社，#152-002）
- [ ] フラクションコレクター（ギルソン社，#FC 203）
- [ ] 1.5 mL平底チューブ（BIO-BIK社，#CF-0150）
- [ ] 1.5/2 mLチューブラック（マイクロチューブラック，ケニス社，#AS5）

プロトコール

1. STEP1：液胞の精製（2.5 L カルチャーの場合）[1) 2)]

❶ 酵母細胞をYPD培地でOD$_{600}$＝1.0まで培養する（2.5 Lカルチャー×1本）[*1].

❷ 0.2 µMのラパマイシンで3時間処理する（オートファジー誘導）.

❸ 細胞を，himac CR21Nを用いて3,000 rpm（1,700×g），3分の遠心（×2回）で回収し，500 mLの蒸留水に懸濁して，3,000 rpm（1,700×g），3分の遠心で回収する（800 mL遠沈管×2本）. ペレットをボルテックスしてゆるく崩しておく.

❹ 細胞をスフェロプラストバッファーに懸濁して，30℃で70 rpm，30分振盪する（75 mL/遠沈管×2本）[*2].

❺ 細胞がスフェロプラスト化していることを，顕微鏡下で確認する[*3].

❻ 細胞懸濁液を50 mLコニカル遠心チューブに分注して，himac CF6RNを用いて3,000 rpm（1,600×g），3分の遠心（×2回）で回収する（合計2本）[*4].

❼ 細胞を30〜40 mLの洗浄バッファーにポリスマン（撹拌棒）で懸濁し，3,000 rpm（1,600×g），3分の遠心で回収する. これを2回くり返す[*5].

❽ 以下，氷上で行う. バッファーA（＋プロテアーゼ阻害剤カクテル）（約20 mL/チューブ）を加え，直ちにボルテックスで懸濁する[*6]. これを40 mLダウンス型ホモジナイザーに移し入れ，ペストルを上下に10回動かし，細胞を破砕する. 細胞破砕液量が使用するホモジナイザーの容量を超えてしまう場合は，操作を2回に分けて行い，最終的に1本にまとめて混合しておく（約45 mL）.

❾ 約22.5 mLの細胞破砕液をhimac P32STロータの40 mL遠沈管（40PAチューブ）に移し，約15.5 mLのバッファーBを静かに重層する（合計2本）[*7].

❿ 4℃で72,000×g，30分，超遠心する[*8].

⓫ 最上層にくる粗液胞画分をスパーテルと2 mLトランスファーピペットを用いて回収し，15 mLコニカル遠心チューブにまとめる（約2.5 mL/チューブ，合計約5 mL）[*9]. ピペッティングでよく混合しておく.

*1 5 Lフラスコ使用. 培養をコンパクトに実施するためフラスコに対し培地を多めに入れている. 目的により培養は1/5（500 mL）までスケールダウン可能である.

*2 カルチャー2.5 Lのペレットに対してスフェロプラストバッファー150 mLくらい. バッファー中のZymolyase 100Tは（3〜）10 µg/1 ODで計算し，節約した場合は40分くらい処理する. 経験的に飢餓の時間が長い場合はZymolyaseの効きが悪いため，量を増やす必要がある. 細胞壁が消化され細胞がもろくなるので，ここから先は細胞を丁寧にやさしく扱う.

*3 細胞の形が酵母型から球形になる. 細胞懸濁液を約1.5 µLとり，顕微鏡で観察しながらカバーガラスの隙間から水を注入すると，浸透圧ショックにより細胞が破裂するのが確認できる.

*4 スイングロータ使用. ペレットがゆるいので，デカントで上清を捨てる際に流してしまわないように気をつける.

*5 Zymolyaseに含まれる微量のプロテアーゼなどを除去するため，できるだけ多めのバッファーで洗浄するのが望ましいが，50 mLチューブに収まる量のバッファーで懸濁している.

*6 この操作は，特にすばやく行うことが重要である. ソルビトール濃度の差を利用した浸透圧ショックでの破砕であるため，ペレットの10倍量以上のバッファーAで懸濁すると効率よく細胞が破砕されるので理想的であるが，その後の操作がしやすいボリュームに加減している. バッファーAには，0.2 Mのソルビトールが含まれている. ソルビトールを除くと破砕効率がよくなるが，その分膜も壊れや

⑫ 約5 mLの粗液胞画分をhimac P40STロータのSW40（12.9 mL）遠沈管（OPEN-TOP POLYCLEAR TUBES）に移し，各約3.75 mLのバッファーB'，バッファーCを静かに重層する（1本）[*10].

⑬ 4℃で72,000×g，30分，超遠心する[*8].

⑭ 液胞を含む0～4％Ficoll境界のバンドを，フラクショネーターとフラクションコレクターで回収する[*11]．1.5/2 mLチューブラックに1.5 mL平底チューブをセットして回収する（約0.5～1.0 mLの液胞サンプル）．装置（フラクショネーターとフラクションコレクター）の詳しい操作方法についてはマニュアルを参照されたい．

2. 液胞の収量確認（簡易ALPアッセイ）[1]

　　液胞タンパク質Pho8の活性を測ることで液胞の収量を見積もる方法[7]．Pho8のウエスタンブロッティングで見積もることもできる．

❶ ヒートブロックを30℃に設定しておく．

❷ 基質（αN）をヒートブロックで30℃にしておく．

❸ 以下，氷上で行う．1.5 mL平底チューブに500 μLのALPアッセイバッファーを入れる．

❹ 5 μLの10％Triton X-100を入れる（終濃度0.1％）．

❺ 2 μLの液胞サンプルを入れる（ブランクには超純水を入れる）．

❻ 50 μLの基質（αN）を入れ，ボルテックスで混合する．

❼ 30℃で5分インキュベートする[*12].

❽ 500 μLのALP STOPバッファーを入れて，ボルテックスで混合する．

❾ 分光蛍光光度計で測定する（Ex.＝345 nm，Em.＝472 nm）．

3. STEP2：液胞からのオートファジックボディ精製[1]

❶ 4℃保存している0％OptiPrep溶液と30％OptiPrep溶液を室温に戻しておく．

❷ himacスイングロータP40STのSW40（12.9 mL）遠沈管に30％と0％OptiPrep溶液を重層する（図3C）．遠沈管にマーカーブロックを用いて線を記入し[*13]，0％OptiPrep溶液を（P5000マイクロピペットでもしくはデカントで）線より1～2 mm多めに注ぐ（約6.3 mL）．10 mLシリンジに14 G

すくなる危険性がある．ボルテックス後は，操作はゆっくりでよい．

*7 クールラック50 mL遠沈管用使用．細胞破砕液を注ぐ際，最後にわざと泡をつくり，P5000のマイクロピペットで泡の上にバッファーBを重層すると，下層と混じり合わず楽に重層できる（図3A）．チューブの上端から3～4 mmくらいまで満たす．最後に表面の泡をピペットで除去する．

*8 遠心する前に，バランスを確認する．サンプルが1本しかない場合は，バランスを別途用意する．

*9 表面の白い膜（脂肪と液胞の塊）をスパーテルですくいとり，残った白い浮遊物とその周辺を2 mLトランスファーピペットで吸いとり回収する．スパーテルとピペットは事前にバッファーBで濡らしておくとロスが少ない．液胞量が少ない場合は，まだらな白膜になる場合があり，その場合はピペットで絡めとるように液を吸いとる．

*10 クールラック15 mL遠沈管用使用．P5000のチップの先端を約1 cmカットしたもので静かに重層する．チップの先端を液面に付け，液をゆっくり押し出し，液面の上昇に合わせてチップの先端を上昇させながら注ぐ（図3B）．（トラブルへの対応参照）

*11 最も比重が軽いためトップに浮いてくる白い脂肪を，プロワイプ等を丸めて浸しできるだけ絡めとり除いておく．4～8％Ficoll境界にもバンドがあり，液胞が含まれるが，液胞の純度が高くないため，使用しない．（トラブルへの対応参照）

*12 サンプル間で最初と最後の時差がないように，タイマーを用いてきちんと測る．

*13 ロングキャップ用に合わせて記入する．

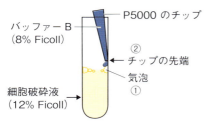
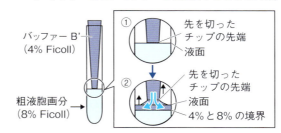
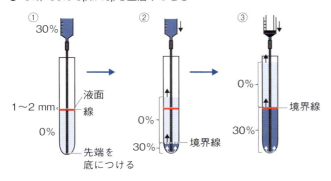

図3　重層する際のポイント

A) ①細胞破砕液を注ぐ際に気泡をつくる．②チップの先端を壁に沿わせ，バッファーを気泡の上に乗せながら注ぐ（気泡は最後に除去しておく）．B) ①はじめは，先端を切ったチップの先を液面につけて優しく押し出す．②液面の上昇に合わせてチップの先を上昇させながら，チップの先を液面からやや上に保ちつつ重層する．C) ①印の線（赤）よりも1〜2 mm上まで0%液を注ぐ．カニューレの先端は底につける．②0%と30%の境界線が底から徐々に上がってくるのを見ながら，30%液をゆっくり注ぐ．③境界線が印の線（赤）まできたら止める．

　カニューレを装着し，30% OptiPrep溶液を約6.5 mLとり，その先端を0% Optiprep溶液が半分程度入っている遠沈管の底まで挿入し，その位置を保ちながらシリンジの内筒を押し，ゆっくりと同じ速度を保って液を押し出す．0%と30%の境界線が少しずつ上がり，記入した線に到達したら送液を止め，カニューレ付きシリンジを静かに取り出す．ロングキャップを装着し [*14]，キャップ上部に溢れた液をピペット等で取り除く．

❸ グラジエント・マスターにセットし，ランパラメーター〔SW40 Long OPTI 0-30 w/v step1 1:06/81.5/30（7）〕を選び，グラジエントを作製する．作製したグラジエントは4℃で冷やしておく（約30分）．グラジエント・マスターに保存されているOPTIPREP用のプログラムの選択や追加方法，操作などについてはマニュアルを参照されたい．

❹ 以下，氷上で行う．グラジエントを冷やしている間に，STEP1

*14　キャップを斜めにして，中の空気を押し出しながらはめていく．中に空気が残らないようする．

で取得した液胞を破る．13 mm フィルターホルダーに 0.8 μm フィルターをセットし，0.5 mL ディスポシリンジに装着する．液胞をフィルターに通し 1.5 mL 平底チューブに回収する[*15]．

❺ グラジエントのロングキャップを外し，フィルターを通した液胞サンプルをマイクロピペット P1000 で静かに重層する（ロングキャップの場合，約 1 mL サンプルを入れることができる）[*16]．

❻ 4℃で 20,000 rpm（72,000 × g），90 分，超遠心する[*8]．

❼ 分画サンプル（氷上[*17]）をフラクショネーターとフラクションコレクターで回収する．1.5/2 mL チューブラックに 1.5 mL 平底チューブを 12 ～ 13 本セットして，上から下まで約 1 mL ずつ回収する[*18]．

[*15] サンプルがフィルターホルダー内に残存するのを最小限にするため，10 回くらいピストンを押す．または指でシリンジとフィルターホルダーを弾いたり，上下にトントンしたりするとホルダーから液が出てくる場合がある．

[*16] 透明なグラジエントの上に白い層ができる．

[*17] クールラック 15 mL 遠沈管用使用．

[*18] フラクショネーターは Speed：0.3 ～ 0.5 mm/秒に設定する．フラクションコレクターは Drop mode で 40 drop/tube，Rack 0 に設定する．Drop の液量は，バッファーの条件や速度にもよるが，この場合は 1 drop が約 26 ～ 27 μL，40 drop で約 1 mL になる．

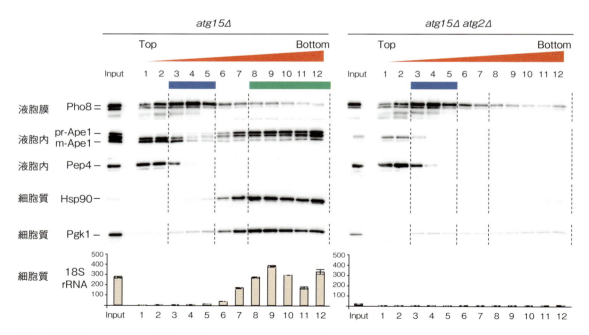

図4　STEP2 OptiPrep 密度勾配遠心後に分取したサンプルの解析
ウエスタンブロットと，qRT-PCR による 18S rRNA の検出．フラクション 3 ～ 5 が液胞膜画分，フラクション 8 ～ 11（12）がAB画分である．液胞膜画分には液胞膜のマーカータンパク質が多く含まれている．AB画分にはオートファジーの選択的な基質（Ape1）や，オートファゴソームに取り込まれた細胞質のハウスキーピングタンパク質やリボソームが含まれている．（CC BY 4.0 License に基づいて文献1より転載）

実験結果

　分画前（インプット）と分画後のサンプルのオルガネラマーカータンパク質のウエスタンブロットの結果を示す（図4）．Pho8（液胞膜マーカー）はより軽い画分（画分3～5）に検出され，Ape1（prApe1）（オートファジーの選択的基質）はより重い画分（画分8～12）に検出される[1]．オートファゴソームに取り込まれた細胞質のハウスキーピングタンパク質やrRNAも画分8～12に検出される．よって，液胞膜画分は画分3～5，AB画分は8～11（12）となる．それぞれの画分を1/10程度，TCA沈殿で濃縮して泳動すると，CBB染色やponseau S染色などではっきりタンパク質が検出できる[1]．

トラブルへの対応

■バッファーB'とバッファーCの重層が上手くいかない場合

　図3Bの方法が難しい場合は，2 mLのトランスファーピペットの先端を約3 cmカットしたものを用いる方法をお薦めする．この方法では，（一度に重層できる量は少ないので回数を重ねる必要があるが）微妙な力の加減がしやすく失敗が少ない．境界線がきちんと見えれば結果として遠心後の液胞のバンドもクリアになり，きれいに精製できる．逆に境界がぼやけた場合は液胞のバンドがブロードになり，回収するボリュームが増えるため液胞が希釈されてしまう．

■液胞の回収時に，ピストンチップが上手く入らずやり直す場合

　STEP1で0～4％Ficoll境界にくる液胞の回収の際，チューブとピストンチップの相性の問題で上手く入らない（一部がめくれてサンプルがチップの外に漏れる）ことがある．やり直すため，液にかなり浸かってしまった状態からピストンチップを一旦引き上げてしまうと，その振動により分画後の液面が撹拌されて液胞のバンドが乱され，失敗してしまう．それを避けるために，チューブの上端から1 cmくらいまで，捨てる部分の液体を減らしておけば，サンプルに触れる前にやり直しが可能で再トライできる（ただし，STEP2で分画後すべての画分を回収したいような場合には，あらかじめ液量を減らせないため，この方法は適用できない．それでもどうしても失敗を避けたい場合は，上から1 cmをチップでとっておき，その後同様の操作を行うことが可能である）．

■フラクショネーターがない場合

　フラクショネーターがない場合，①バンドをとるときは，上からピペットマンやスポイト等で回収するか，遠沈管の横からディスポのシリンジで針を刺してバンドを回収する．ただしピンポイントで回収できないため，どうしてもサンプルのボリュームが増えて薄まってしまう．②フラクションを分取するときは，チップで上から1 mLずつ回収する．

■ おわりに

　ここまで，液胞から液胞膜やABを精製する手法について述べた．ある程度経験を積むことが必要であるが，失敗しやすい箇所は**トラブルへの対応**にまとめた．この手法では，液胞からインタクトなABを得るために，メンブレンフィルターで濾過して液胞膜を破壊している点が肝であるが，フィルターを通過する過程で大きなABは壊れてしまう可能性は否定できない．しかし，定性的な解析には問題なく利用できると考えている．また実験の目的によって，試行錯誤が必要になる箇所について追記しておく．①オートファジーの誘導条件：経験的に窒素飢餓では液胞の収量が悪い．②スフェロプラスト化：細胞にストレスが長くかかる条件下では，スフェロプラスト化の効率がかなり落ち，細胞破砕の効率も落ちる．③液胞，液胞膜やABを精製する際のバッファ条件：pH，添加するプロテアーゼインヒビターの選択，Mg^{2+}などの金属イオンの影響，還元剤[5]等，実験の目的によっては最適化が必要である．

◆ 文献

1）Kawamata T, et al：J Biol Chem, 298：102641, doi:10.1016/j.jbc.2022.102641（2022）
2）Ohsumi Y & Anraku Y：J Biol Chem, 256：2079-2082（1981）
3）Takeda E, et al：EMBO J, 43：3116-3140, doi:10.1038/s44318-024-00091-8（2024）
4）Isoda T, et al：iScience, 27：109810, doi:10.1016/j.isci.2024.109810（2024）
5）Kagohashi Y, et al：J Cell Biol, 222：e202306120, doi:10.1083/jcb.202306120（2023）
6）Abu-Remaileh M, et al：Science, 358：807-813, doi:10.1126/science.aan6298（2017）
7）Noda T, et al：Biochem Biophys Res Commun, 210：126-132, doi:10.1006/bbrc.1995.1636（1995）

◆ 参考図書

・「酵母ラボマニュアル」（山本正幸，大矢禎一／編），シュプリンガー・フェアラーク東京，1998

第4章 エンドソーム・リソソーム・オートファジー

4 哺乳類オートファジーの純形態電顕解析とCLEM法

田村直輝，和栗　聡

はじめに

オートファジーの電子顕微鏡（電顕）観察とは，隔離膜（ファゴフォア），オートファゴソーム，オートリソソーム[1]の同定と観察に他ならない．これら構造の定義は明確であり，ダイナミックに変化する膜構造を正確にとらえることが重要である．オートファゴソーム膜のマーカーとしてMAP1LC3（LC3）が光学顕微鏡（光顕）レベルで多用されている．しかし，LC3はオートリソソームにも局在するし，最近は単一の膜構造（二重膜ではなく）に存在する現象も報告され，CASM（conjugation of ATG8 to endolysosomal single membranes）[2]とよばれる．したがって，結局は電顕レベルで膜構造を確認しないと正確な結論を導くことができない．本稿では，培養細胞を用いて電顕解析を始める方，および電顕の専門家と共同研究を検討している方を対象として，オートファジー関連構造の純形態観察を目的としたプロトコールを紹介する．また，最近主流となっている光−電子相関顕微鏡法（correlative light and electron microscopy：CLEM）も紹介する．電顕試料作製には特殊機器の操作や高度技術を要する部分が含まれるため，紙面で解説しきれない箇所は概要の記述に留め，専門家への相談を勧めたい．

純形態電顕解析（アルデヒド−還元オスミウム法）

通常は，細胞をアルデヒド系固定液で固定した後，生体膜の脂質固定を確実にするためにオスミウム酸で後固定を行う．ここで紹介する還元オスミウム法は還元剤としてフェロシアン化カリウムを用いるが，これにより脂質二重層へのオスミウム集積度を上げて，コントラストを増強する方法として知られる[3]．オートファジー関連構造の解析によく使用されるが[4]，他のオルガネラ構造も遜色なく観察できるため，当研究室では本法を第一選択としている[5]．試料作製の原理については，**6章-4**も参照されたい．また，以下に述べる方法は接着性の単層培養細胞を対象とし，通常の光顕観察と同じ方向から電顕観察するという目的を併せもつ．

準　備

1. 細胞の培養

□ ガラスカバースリップ（松浪硝子工業社，#83-0177）
□ 4ウェルまたは24ウェルプレート

2. 細胞の固定

□ 10%パラホルムアルデヒド（PFA）溶液

10%PFA溶液100 mLのつくり方．約80 mLの蒸留水に10 gの PFA（メルク社，#16005-1KG-R）を入れ，60〜70℃の湯浴で懸濁させる．白濁した状態で0.8 N NaOHをスポイトで10滴加えると透明になる．100 mLにメスアップし，溶解していないPFAを濾紙で濾過する．なるべく固定当日に調製する．

□ 25%グルタルアルデヒド（GA）溶液

25%GA溶液はガラスアンプルのもの（日新EM社，#3042）を購入し，開封後3カ月以内に使用する．

□ 0.2 Mリン酸緩衝液（phosphate buffer：PB，pH 7.4）

0.2 M PBのつくり方．①0.2 M $Na_2HPO_4 \cdot 12H_2O$ に②0.2 M $NaH_2PO_4 \cdot 2H_2O$ を加えてpH 7.4にする．後固定以降に使用する洗浄液は本液を2倍に薄めたもの．

□ 4ウェルまたは24ウェルプレート

3. 後固定

□ 4%四酸化オスミウム（OsO_4）溶液

4%OsO_4溶液のつくり方．1 gのOsO_4（メルク社，#95709505は販売終了．日新EM社，#300を推奨）を25 mLの蒸留水に懸濁する．OsO_4は揮発性の高い強力な酸化剤である．必ずドラフト内で取り扱い，保存の際は容器をパラフィルムなどで厳重に封をし，冷蔵庫で遮光保存する．

□ フェロシアン化カリウム（MP Biomedicals社，#152560）
□ 0.2 M PB（pH 7.4）
□ 洗浄液（0.1 M PB）
□ アルミホイル

4. 脱水と浸透

□ 洗浄液（0.1 M PB）
□ エタノール脱水系列（50%，70%，80%，95%，100%）

特級試薬を使用．100%は99.5%でも可．シリカゲルなどで脱水処

理してもよい.

- [ ] ガラスディッシュ（アズワン社，#1-4564-01）
- [ ] プロピレンオキサイド（日新EM社，#311）

5. 樹脂包埋

- [ ] **エポン樹脂**

  エポン樹脂（100 g）のつくり方. ①MNA（日新EM社，#3471-2）30.14 g，②Epon812（日新EM社，#342-2）54.82 g，③DDSA（日新EM社，#3461-2）15.04 g，④DMP-30（日新EM社，#3481）1.5 gを混合する. ①，②，③の3液を気泡が入らないようにスターラーで撹拌しながら10分間混合する. ④を加えさらに20分間撹拌する. 脱気装置でよく脱気した後に分注して−30℃で保存する. 凍結融解はくり返さず，凍結したものを使用する際は開封前に必ず室温に戻す.

- [ ] 脱気装置（アズワン社，#1-070-01）
- [ ] 4ウェルプレートの蓋（サーモフィッシャーサイエンティフィック社，#176740）またはシリコン包埋板（日新EM社，#4235）
- [ ] インキュベーター（60〜80℃）
- [ ] ホットプレート
- [ ] カッター

6. 超薄切片作成（※専門家へ要相談）

- [ ] ホットプレート
- [ ] 光学顕微鏡
- [ ] 片刃カミソリ
- [ ] エポン台
- [ ] 瞬間接着剤
- [ ] ダイアモンドナイフ
- [ ] ウルトラミクロトーム（ライカ社，#UC7）
- [ ] グリッド（VECO 200メッシュ，銅製，日新EM社，#2504）
- [ ] グリッドケース（日新EM社，#2731）

7. 電子染色（※専門家へ要相談）

- [ ] **酢酸ウラン液**

  酢酸ウラン液のつくり方. 酢酸ウラン1 g（管理については専門家に要相談）を50 mLの超純水に溶かし，2,000 rpmで5分遠心後の上清を2％飽和酢酸ウラン液として保存する. 使用時に2％飽和酢酸ウラン：アセトン＝1：2〜5となるようにアセトンで希釈する. 切片が剥がれる場合はアセトンの濃度を下げる.

□ **クエン酸鉛染色液**

クエン酸鉛染色液（0.25％）のつくり方．約8 mLの超純水に0.025 gのクエン酸鉛（TAAB社，#L018）を溶かし，10 N NaOHをスポイトで1〜2滴加え，10 mLにメスアップする．10 mLシリンジへ移して必要な分だけフィルターで濾過し，残りは遮光保存する．1カ月以内に使用する．

□ **超純水**

□ **濾紙**

□ **細いピンセット**

プロトコール

1. 細胞の培養

❶ ウェルプレートにカバースリップを入れ，その上で細胞を培養する[*1]．細胞密度は固定時点で50〜80％が望ましい．

2. 細胞の固定

❷ 作製しておいた溶液を適量混合して固定液（2％PFA，2％GA，0.1 M PB）をつくる．

❸ 新たなウェルプレートに固定液500 μLを入れて室温にする．

❹ このウェルに，細胞が接着したカバースリップを細胞面が上になるように移し，室温で20分以上静置する（このまま長期間冷蔵保存可能）．

3. 後固定

❺ 後固定液（1％OsO$_4$，1.5％フェロシアン化カリウム，0.1 M PB）を準備する．

フェロシアン化カリウムをPBに溶かし，OsO$_4$と混合する．OsO$_4$を加えると液が黒ずむ（図1A）．

❻ ウェルから固定液を取り除き，0.1 M PBで10分×3回洗浄する．

❼ 後固定液を500 μL加え，プレート全体をアルミホイルで包んで遮光し，冷蔵庫内で1時間静置する．還元剤（フェロシアン化カリウム）を入れることで隔離膜がより明瞭に見える（図1B，C）[3) 6)]．

[*1] 細胞の接着が悪い場合は，カバースリップをコラーゲンやシラン等でコートする．

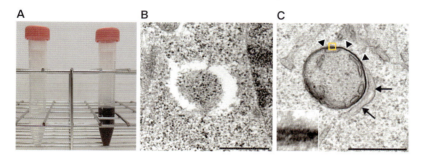

図1 還元オスミウム法の実際
A) 後固定液の写真．左が還元剤のないオスミウム溶液．還元剤を添加すると液が黒ずむ．
B) 通常のオスミウム酸溶液で後固定した場合の隔離膜．二重膜の間隙が広がり，白く抜ける．C) 還元オスミウム法で固定した場合の隔離膜．周囲の小胞体（矢印）と比較して，隔離膜（矢頭）は膜が黒く強調され，二重膜間の間隙（黄枠）がなくなる．スケールバー＝500 nm．

4. 脱水と浸透

❽ 後固定液を除去後，0.1 M PBで10分×3回洗浄する．

❾ その後，50％，70％，80％，95％エタノールの順で各10分間処理する．

❿ カバースリップを細胞面が上になるように100％エタノールが入った小型ガラスディッシュに移す（その後のプロピレンオキサイド処理によりプラスチック容器が溶けてしまうため）．

⓫ 100％エタノールで20分間×3回処理する[*2]．

⓬ 100％エタノールを除去し，プロピレンオキサイドを加え10分×2回処理する[*2]．

[*2] エタノールやプロピレンオキサイドは揮発性があるため，カバースリップが乾燥しないよう留意する．

5. 樹脂包埋

⓭ エポン樹脂とプロピレンオキサイドの1：1混合液をつくる．

⓮ ガラスディッシュからプロピレンオキサイドを除き，混合液を加えて1時間緩やかに振盪する．

⓯ 混合液を除き，エポン樹脂をカバースリップが浸かるまで注ぐ．

⓰ 脱気装置内に移し，陰圧（0.05 MPa）で一晩静置する．

⓱ 翌日，4ウェルプレートの蓋またはシリコン包埋板にエポン樹脂を注ぎ込み（図2A），カバースリップを移す（カバースリップが取り出しにくい場合は注射針を使う）．

エポン樹脂の厚さは2 mm程度に調整する．4ウェルプレートの蓋の場合は5 mLの樹脂を流し込むとよい．このときも細胞面が上になるようにする．

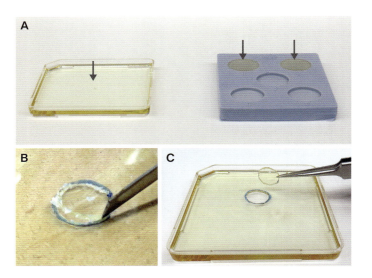

図2 エポン樹脂への包埋
A) 包埋時は4ウェルプレートの蓋（左）やシリコン包埋板（右）を使用する．4ウェルプレートの蓋の場合は5 mLのエポン樹脂を入れる．一度にカバースリップ6枚ほどを包埋できる．矢印は重合したエポン樹脂．B) エポン樹脂にカッターを入れながら剥がす作業．C) 樹脂を剥がし終えたところ．

⑱ 65℃のインキュベーターに1時間静置した後，80℃で2日間静置して樹脂を重合させる．

⑲ 硬化したエポン樹脂ブロックをホットプレート上（ホットプレートは120〜130℃程度に設定．ただし，事前の検討を勧める）に置いて熱を加え，軟化したときをとらえてカッターを入れ，カバースリップから剥がす（図2B，C）*3．

⑳ 光顕で細胞が樹脂に包埋されていることを確認する．サンプルは室温で長期間保存できる．

6. 超薄切片作製（※専門家へ要相談）

㉑ エポン樹脂上でトリミングする領域をペンでマーキングする．

㉒ ホットプレート上で加熱し，片刃カミソリでトリミングする．

㉓ 切り出したブロックは細胞面が上になるように瞬間接着剤でエポン台に貼り付け，さらに小さくトリミングする．

㉔ ウルトラミクロトームにセットして約80 nmの厚さで超薄切し，イオンコーターで親水処理したグリッドに回収する．

本法において，細胞はその種類にもよるが，エポン樹脂の表層約5〜30 μm以内に存在すると考えられ，核部分が一番厚い．細胞質を観察するには表層1〜3 μmまでの切片を回収したい．切片作製

*3 硬化したエポン樹脂の上手な剥がし方．カバースリップの縁を樹脂の上からペンでマーキングをする．ホットプレート上にキムタオルを1枚敷き，その上にウェルプレートを置いて加熱する．温度はカッターの刃が樹脂に刺さる程度に調整する（熱すぎると良くない）．カッターの刃を真っすぐに樹脂に刺し，カバースリップの縁のやや内側をなぞるように切る（刃がカバースリップに当たる程度）．このとき，刃を外側に倒すとテコの原理で樹脂がカバースリップから離れる．剥がしながら溝を数周なぞると樹脂が完全にカバースリップから離れる（図2）．

開始後，切削面全体が見えるまでに約 $0.5\,\mu$m を切削したと仮定すれば，その後グリッドあたり 5 ～ 8 枚の切片を載せた場合，通常はグリッド 3 ～ 4 枚まで観察できる[*4].

7. 電子染色（※専門家へ要相談）

㉕ 切片の載ったグリッドを酢酸ウラン液内に 5 ～ 10 分静置する．

㉖ ピンセットでグリッドを把持し，ビーカーに入れた超純水に 50 回出し入れすることで洗浄する．

㉗ 再度，別の超純水で同様に洗浄する．

㉘ 次にクエン酸鉛染色液内に 5 分間静置し（炭酸ガスと反応しないように水酸化ナトリウム結晶とともに箱に入れて反応），㉖と同様に超純水で洗浄する．

㉙ 余分な水分を濾紙で除き，乾燥させる．

[*4] オートファジー関連構造の観察にあたっては，80 nm 厚の電顕写真 1 枚から時に 500 nm 径を超えるオートファゴソームを同定することは意外にも困難であることを理解すべきである．例えば，完全に閉じた二重膜構造をもってオートファゴソームとは判断できない．前後の連続する切片像から隔離膜と同定されることはよくある．

⚠ トラブルへの対応

■樹脂がカバースリップから上手く剥がれない

実体顕微鏡で観察しながらゆっくり剥がす．他の方法として，フッ化水素でカバースリップを溶かす方法がある．フッ化水素は毒物劇物のため，取り扱いに注意する．

■ウェル蓋を使用した場合，樹脂の重合過程でカバースリップが動いてサンプルを混同してしまう

エポン樹脂は重合初期に少し流動的になる．65℃のインキュベーターに入れて 10 ～ 20 分後に一度取り出してカバースリップの位置を修正する．

■エポン樹脂の重合不全

インキュベーターの温度を温度計で測る．機器によっては，設定値は必ずしも実測値と同じではない．また，新しくエポン樹脂を調製し，凍結せずに使用する．

■エポン樹脂調製に使用したガラス器具をきれいに洗浄したい

100％エタノールに一晩ほど漬けるとエポン樹脂が溶けて洗浄しやすくなる．プラスチック容器を使った場合は，そのまま重合して破棄する．

光‐電子相関顕微鏡（CLEM）法

CLEM は分子局在やオルガネラ微細構造の解析に必須の技術である．概要は以下の通り．まず，解析対象分子を蛍光タンパク質で標識し，細胞に発現させて光顕画像を取得する．その後，同じサンプルを電顕用に固定，樹脂包埋し，光顕で撮影した場所を特定して，その電顕画像を取得する．最終的に光顕画像と電顕画像を重ね合わせることで，光顕で得たシグナルの微細構造を観察する．ここではより一般的な手法を述べる．

準備

1. 細胞培養
- ☐ グリッド付きガラスカバースリップ（松浪硝子工業社，#GC1310）（図3）
- ☐ 4ウェルまたは24ウェルプレート

2. 細胞の固定
- ☐ 10％PFA溶液および25％GA溶液
- ☐ リン酸緩衝食塩液（phosphate-buffered saline：PBS）
  PBSは一般的な組成でよい．PBを用いても問題ない．
- ☐ 4ウェルまたは24ウェルプレート

3. 画像撮影
- ☐ ガラスボトムディッシュ（グライナー社，#627860）
- ☐ 共焦点レーザー顕微鏡（倒立型）

プロトコール

1. 細胞培養

❶ ウェルプレートにグリッド付きカバースリップ（図3）を入れ，細胞を培養する[*1]．

このカバースリップには表裏があり，裏側を細胞面として使用するよう注意する（図3参照）．光顕画像と電顕画像を照合するときのマーカーとして，ミトコンドリア，脂肪滴，リソソームなどのオルガネラマーカーを蛍光タンパク質と融合して発現させる．あるいはこれらオルガネラを蛍光色素〔Mitotracker（サーモフィッシャーサイエンティフィック社），Lipi-Blue（同仁化学研

[*1] 細胞密度は固定時に20〜50％が望ましい．細胞が密に集合すると目的細胞の特定が難しくなる．図4のように細胞の輪郭がはっきりわかる程度がよい．

グリッド付きカバースリップ　　青枠部分の拡大図

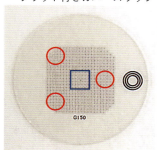
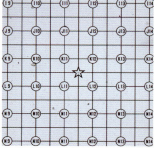

図3　CLEM法に用いるグリッド付きカバースリップ

カバースリップ全体（左）およびグリッド部分（青枠）の拡大図（右）．細胞はグリッドが印字されている面（この画像では反対側）に培養する．詳細は製品の説明書を参照．蛍光画像を撮影する際はグリッド内で2〜3 mm離れた場所（例えば，赤丸3カ所）を撮影する．これによりエポン包埋後のトリミングが容易になる．

究所）など〕で染色する．

2. 細胞の固定

❷ 固定液（4％PFA，PBS，あるいは2％PFA，0.01〜2％GA，0.1 M PB）を作製する[*2]．

❸ 新たなウェルプレートに固定液を500 µL入れて室温に置く．

❹ 細胞面が上になるようにカバースリップを移し，室温で20分固定する．

❺ 固定液を除き，PBSで3回洗浄する．

3. 画像撮影

❻ ガラスボトムディッシュにPBSを入れ，カバースリップを細胞面が下になるように移す．

❼ 共焦点レーザー顕微鏡で蛍光像と明視野像を撮影する（図4参照）[*3][*4]．
視野にグリッドの番地も含め，照合マーカーの蛍光シグナルも同時に撮影する．また，電顕像と合わせるためにZ-stackで撮影する．

4. 再固定以降

❽ **純形態電顕解析 2.** で用いた電顕用固定液（2％PFA，2％GA，0.1 M PB）に移して固定する．

❾ その後の工程は**純形態電顕解析 3.〜7.** と同じだが，以下の相違点がある．
①グリッド付きカバースリップはグリッドがある分エポン樹脂か

[*2] GA添加の考え方は**トラブルへの対応**を参照．必要に応じて事前に適正なGA濃度を決定しておくことを勧める．

[*3] 電顕切片作製の際は目的部分を含むある程度広い範囲をトリミングする．そのため，光顕観察で撮影する部位はグリッド内で2〜3 mm離れた場所を選ぶ．当研究室ではグリッドの端の3〜4カ所を撮影している（図3）．

[*4] 最初の固定（**2.**）〜再固定（**4.**）まで，すなわち光顕画像の撮影時間，は可能な限り短い方がよい．この処理時間により膜形態の保存性が変わる可能性がある．

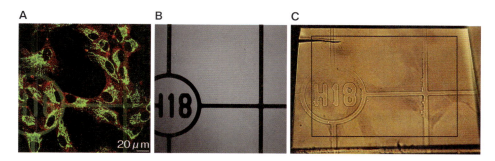

図4　CLEM実験例：光顕レベルの画像確認
A）ミトコンドリア（Tom20染色，緑）とp62液滴（赤）の蛍光画像，B）明視野像，C）Bと同じ領域をトリミングしたエポン樹脂ブロック．Aではうっすらと番地ラベルが見える．エポン樹脂に包埋された細胞集団の位置や形が光顕画像と同じことを確認する．

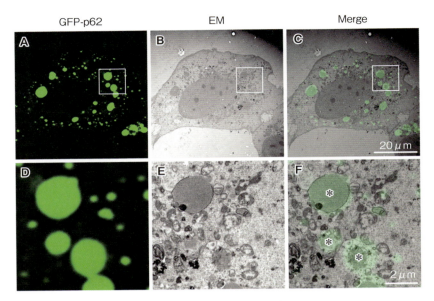

図5　CLEM実験例：光顕画像と電顕画像の重ね合わせ
GFP-p62を発現するARPE-19細胞を高浸透圧環境に曝してp62液滴を形成させ，CLEM解析を行った．A) GFP-p62の蛍光画像，B) 電顕画像，C) AとBのマージ画像．重ね合わせの際は，光顕，電顕の両画像で同定できる複数のp62液滴を指標にした．D, E, F) 上段の白枠部分を拡大したもの．GFP-p62のシグナル (D) が電子密度の高い円形領域 (Fの＊) に一致している．

ら剥がしにくいことに留意する．②超薄切では単孔のシートメッシュ（日新EM社，#2481）にフォルムバール支持膜を張ったものを使用し，連続切片を回収する（専門家に相談してほしい）．③電顕撮影の際は，対象構造を連続切片上で追いながら撮影する．図4に実例を示す．

5. 画像の重ね合わせ

❿ Photoshop（Adobe）などの画像解析ソフトを用いて蛍光画像と電顕画像を合わせる．

片側の画像を半透明にし，拡大／縮小，回転を行いながら重ね合わせる．その例を図5に示す．電顕切片の面が必ずしもカバースリップ面と平行でないこと，切片が電子線により伸び縮みすることから両画像が完璧に一致することはまれである．また，Z軸上の位置合わせは光顕と電顕の連続切片画像を見ながら行う．

トラブルへの対応

■**蛍光画像と電顕画像が合わせにくい**
　細胞の特定に間違いがないかどうかを確認する．照合マーカーがない場合は，明視野の透過光画像（微分干渉画像に類似）により脂肪滴を撮影する方法がある．

■**膜構造が明瞭でない**
　GAを含んだ固定液を使用する．ただし，GA添加により膜形態は向上するが，蛍光タンパク質が消光する可能性がある．また，細胞が自家蛍光を発することもあるため，事前に適正なGAの濃度を検討する．

■**グリッド付きカバースリップが扱いにくい**
　グリッド付きのプラスチックボトムディッシュ（ibidi社，#81166）に直接細胞を培養する．固定，蛍光像撮影〜エポン包埋までの工程はこの培養ディッシュ内で進め，プラスチック部分はトルエン等で溶かす[7]．

おわりに

　ここで述べた方法はあくまで一例であり，研究室によって固定液の濃度，有機溶剤と樹脂の種類，各種処理の時間，そして実際の手法が違っており，最終的な見え方も若干異なることを知っていてほしい．また，詳細を省いたが，フォルムバール支持膜作製機，イオンコーター，ウルトラミクロトーム，電子顕微鏡は，通常は共用機器施設で保有しており，さらに酢酸ウランは国際規制物質であるため，その管理，使用，廃棄は施設によって異なる．手法以前の問題であるが，事前に調査，確認する必要がある．もし近くに専門の研究室があれば相談するべきである．また，日本顕微鏡学会では，入門者用の出版物（**参考図書**）やサマースクールなどを提供しているので参考にするとよい（https://microscopy.or.jp/）．

◆ **文献**

1) 実験医学 Vol.35 No.15「The オートファジー 研究者たちの集大成が見える最新ビジュアルテキスト」（水島 昇，吉森 保／編），羊土社，2017
2) Durgan J & Florey O：Sci Adv, 8：eabo1274, doi:10.1126/sciadv.abo1274（2022）
3) Hua Y, et al：Nat Commun, 6：7923, doi:10.1038/ncomms8923（2015）
4) Ylä-Anttila P, et al：Methods Enzymol, 452：143-164, doi:10.1016/S0076-6879(08)03610-0（2009）
5) Uemura T, et al：Mol Cell Biol, 34：1695-1706, doi:10.1128/MCB.01327-13（2014）
6) 和栗 聡，他：顕微鏡，49：118-123（2014）
7) Ohta K, et al：Microscopy (Oxf), 70：161-170, doi:10.1093/jmicro/dfaa071（2021）

◆ **参考図書**

・「新・電顕入門ガイドブック（電顕入門ガイドブック 改訂第3版）」（日本顕微鏡学会 電子顕微鏡技術認定委員会／編），国際文献社，2022

第4章 エンドソーム・リソソーム・オートファジー

5 オートファジーの定量法

山本　林，白川麻耶

はじめに

オートファジー（マクロオートファジー）の定量法[1][2] として，出芽酵母では1995年に Alkaline phosphatase assay[3]，2002年にGFP processing assay（GFP cleavage assay）[4] が報告されており，簡便で高感度な定量法が早期に開発されたことがその後のオートファジー研究の発展につながった．哺乳類培養細胞では，オートファゴソーム膜に局在するLC3/ATG8の分解量を見積もるLC3/ATG8 flux assay（LC3/ATG8 turnover assay）が広く使われているが，この方法は定量性が低いなどの問題がある（ただし，内在性のLC3をウエスタンブロッティングで検出するという簡便な方法であることから，本稿ではオートファジー活性を定性的に評価する方法として紹介する）．その後，複数のオートファジー定量法が開発され，リソソームの酸性環境下でGFPが消光することを利用したRFP-GFP-LC3 reporter assay（tfLC3 reporter assay）[5]，酸性環境下で励起スペクトルが変化するKeimaを利用した方法（**4章-6**を参照），RFPを内部標準としてGFP-LC3との蛍光比からオートファジー活性を定量するGFP-LC3-RFP reporter assay[6]，リガンド共有結合タグのHaloTagを利用したHaloTag processing assay（HaloTag cleavage assay）[7] などが報告されている．本稿では，オートファジーの定性的な評価法として広く使われているLC3/ATG8 flux assayに加え，定量性が高く相補的な利用が可能なオートファジー定量法としてGFP-LC3-RFP reporter assayとHaloTag processing assayの2つを紹介する．

LC3/ATG8 flux assayとp62/SQSTM1分解の定量

ユビキチン様タンパク質であるLC3/ATG8は，オートファゴソーム形成の過程でホスファチジルエタノールアミン（PE）と共有結合し，脂質化LC3（LC3-ⅡやLC3-PEと表記される）を形成することでオートファゴソーム膜に局在化する[8]（図1A）．オートファゴソーム内膜のLC3-Ⅱはオートファジーの進行に伴ってオートリソソームで分解されるため，LC3-Ⅱの量をリソソーム阻害剤処理の有無で比較することにより，オートファジー活性（オートファジーで分解されるLC3-Ⅱの量）を見積もることができる（図1B，1C）．同様に，オートファジーの選択的分解基質であるp62/SQSTM1の量をリソソーム阻害剤処理の有無で比較することにより，オートファジーの活性（オートファジーで分解されるp62/SQSTM1

192　疾患研究につながる　オルガネラ実験必携プロトコール

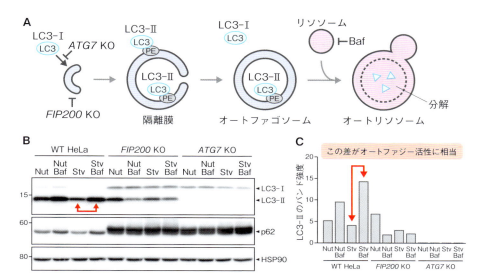

図1 オートファジー活性を簡便に評価できるLC3/ATG8 flux assayの概要と実験結果の例

A) 細胞質のLC3 (LC3-I) はホスファチジルエタノールアミン (PE) と共有結合して脂質化LC3 (LC3-II) を形成する．オートファゴソーム内膜のLC3-IIは最終的にオートリソソームで分解されるため，リソソーム阻害剤Bafilomycin A1 (Baf) の有無で比較することにより，「オートファジーで分解されるLC3-IIの量」を見積もることができる．LC3-IIの分解量はオートファジー活性とよく相関する．B) 野生型細胞 (WT HeLa)，オートファジー不全細胞 (FIP200 KO)，LC3脂質化不全細胞 (ATG7 KO) を用いて，100 nM Bafilomycin A1 (Baf) 存在下または非存在下，通常培養1時間 (Nut) またはアミノ酸飢餓1時間 (Stv) の条件でLC3/ATG8 flux assayを行った．抗LC3B抗体 (医学生物学研究所，#M186-3)，抗p62/SQSTM1抗体 (医学生物学研究所，#PM045)，抗HSP90抗体 (日本ベクトン・ディッキンソン社，#610419) でウエスタンブロッティングを行った．C) LC3-IIのバンド強度をローディングコントロールのHSP90のバンド強度で割った値をグラフに示した．(Aは文献12をもとに作成)

の量) を大まかに見積もることができる (図1B).

長所
- 非常に簡便である．
- 外来性タンパク質の発現が不要である．
- 特別な検出機器が不要である．

短所
- ダイナミックレンジが狭く定量性が低い．
- リソソーム阻害剤処理との比較が常に必要である．

準　備

□ **通常培地**
D–MEM（高グルコース）(L–グルタミン，フェノールレッド，ピルビン酸ナトリウム含有）(富士フイルム和光純薬社，#043-30085)に10％ウシ胎仔血清（FBS）を添加した培地

□ **アミノ酸飢餓培地**
D–MEM（高グルコース）(ピルビン酸ナトリウム含有，アミノ酸不含）(富士フイルム和光純薬社，#048-33575)

□ **PBS（ナカライテスク社，#14249-24など）**

□ **リソソーム阻害剤のストック溶液**：$100\,\mu M$ Bafilomycin A1（V–AT-Pase阻害剤）
Bafilomycin A1（Cayman Chemical社，#11038）を$100\,\mu M$になるようにDMSOで溶かして$-30℃$で保存しておく．

□ **セルスクレイパー（AGCテクノグラス社，#9000-220など）**

□ **$H_{25\,(7.2)}\,N_{150}M_2$バッファー**：25 mM HEPES-KOH pH 7.2，150 mM NaCl，2 mM MgSO$_4$
ストック溶液（1 M HEPES-KOH pH 7.2，5 M NaCl，1 M MgSO$_4$）から調製して4℃で保存しておく．HEPES-KOH pH 7.2の代わりにTris-HCl pH 7.5なども使用可．MgSO$_4$（Benzonaseヌクレアーゼの活性に必要）の代わりにMgCl$_2$なども使用可．

□ **界面活性剤のストック溶液**：5％n–ドデシル–β–D–マルトシド
n–ドデシル–β–D–マルトシド（DDM）(ナカライテスク社，#14239-54）を5％になるように超純水で溶かして5％DDMストック溶液として4℃で保存しておく．タンパク質濃度定量をBradford法などで行う場合はTriton X-100（ナカライテスク社，#35501-02）なども使用可．

□ **0.2％DDM in $H_{25\,(7.2)}\,N_{150}M_2$バッファー**
9.6 mLの$H_{25\,(7.2)}\,N_{150}M_2$バッファーに$400\,\mu L$の5％DDMストック溶液を添加して4℃で保存しておく．

□ **プロテアーゼインヒビターカクテル（メルク社，#P8340）**

□ **Benzonaseヌクレアーゼ（メルク社，#E1014）**

□ **アスピレーター**

□ **微量高速冷却遠心機**

□ **微量分光光度計**：NanoDrop（サーモフィッシャーサイエンティフィック社），DS-11（DeNovix社）など

プロトコール

❶ 本プロトコールでは3種類のHeLa細胞（図1）で4つの条件（A，B，C，D）を比較するため，6 cmディッシュを12枚用意する．

❷ HeLa細胞（野生型細胞，*FIP200* KO細胞，*ATG7* KO細胞）を通常培地で60〜80％コンフルエント程度まで培養する．培養は37℃，5％CO_2条件下で行う．

❸ 以下の4種類の培地を使用直前に10 mLずつ用意して37℃で保温しておく．細胞洗浄用のPBSも37℃で保温しておく[*1]．
  A）通常培地
  B）通常培地＋100 nM Bafilomycin A1[*2]（100 μM Bafilomycin A1ストック溶液を1/1,000量添加）
  C）アミノ酸飢餓培地
  D）アミノ酸飢餓培地＋100 nM Bafilomycin A1[*2]（100 μM Bafilomycin A1ストック溶液を1/1,000量添加）

❹ 野生型細胞，*FIP200* KO細胞，*ATG7* KO細胞のそれぞれでディッシュ2枚（A，B）からアスピレーターで培地を取り除き，一方にはAの通常培地（37℃保温），もう一方にはBの通常培地＋100 nM Bafilomycin A1（37℃保温）を3 mL入れる．

❺ 野生型細胞，*FIP200* KO細胞，*ATG7* KO細胞のそれぞれでディッシュ2枚（C，D）からアスピレーターで培地を取り除き，PBS（37℃保温）で2回洗浄してから，一方にはCのアミノ酸飢餓培地（37℃保温），もう一方にはDのアミノ酸飢餓培地＋100 nM Bafilomycin A1（37℃保温）を3 mL入れる．

❻ 37℃，5％CO_2条件下で1時間培養する．培養時間は細胞の種類や実験の目的に合わせて2時間などに変更可．

❼ 培地をアスピレーターで取り除き，すみやかに氷上のアルミプレートに置いて1 mLのPBS（氷冷）を入れる[*3]．

❽ セルスクレイパーで細胞を剥がし，1.5 mLチューブに移して氷上で静置する．

❾ 5,000×*g*，4℃で1分遠心する．

❿ 上清をアスピレーターで取り除き[*4]，細胞のペレットを−30℃または−80℃で凍結する[*5]．

⓫ 全細胞溶解液（whole cell lysate）を調製するため[*6]，新しいチューブを必要数（本プロトコールでは12本）用意しておく．

[*1] オートファジーを誘導するためにCとDではアミノ酸飢餓培地を用いているが，薬剤処理（化合物スクリーニングなど）の場合は，Cに通常培地＋薬剤，Dに通常培地＋薬剤＋100 nM Bafilomycin A1などを用いる．

[*2] リソソーム阻害剤としてBafilomycin A1ではなくChloroquineが使われている例もあるが，高濃度（100 μM）のChloroquineはオートファジー非依存的にLC3-Ⅱを形成するため[9]，Bafilomycin A1の使用が望ましい．

[*3] 細胞をトリプシン処理で剥がして集める方法もあるが，トリプシン処理の間に細胞の状態（タンパク質のリン酸化状態など）が変化する可能性があるため，すみやかに氷冷してセルスクレイパーで集める方法が望ましい．

[*4] より丁寧に上清を取り除きたい場合は上清をアスピレーターで取り除いた後，もう一度同様の遠心を行って上清をマイクロピペットで取り除く．

[*5] 時間差での細胞回収や後で試料調製を行うことも多いため，細胞のペレットを凍結保存する．また，凍結することで可溶化効率が変わるため，実験条件を揃えるためにも凍結保存のステップをプロトコールに組み込んでおくのが望ましい．

[*6] 細胞を界面活性剤で可溶化した後，遠心して上清を回収する方法（核が沈殿するのでDNAの混入が少ない）もあるが，遠心によってp62凝集体（p62液滴）が沈殿することがあるため，本プロトコールでは遠心しない方法を紹介している．ただし，多量のDNAが混入するためBenzonaseヌクレアーゼ処理が必要となる．

第4章 エンドソーム・リソソーム・オートファジー

⑫ 2 mLの0.2%DDM in $H_{25\,(7.2)}N_{150}M_2$ バッファー（氷冷）に20 μLのプロテアーゼインヒビターカクテル（PIC）を加える（終濃度1%）.

⑬ 細胞のペレットに120 μLの0.2%DDM in $H_{25\,(7.2)}N_{150}M_2$ バッファー（＋1%PIC）を加えて，泡立たないようにピペッティングして細胞を懸濁する.

⑭ 氷上で20分静置して細胞を可溶化する.

⑮ ボルテックスで軽く撹拌してから，90 μLを新しいチューブに移す（もとのチューブには30 μL程度が残る）.

⑯ 150 μLの0.2%DDM in $H_{25\,(7.2)}N_{150}M_2$ バッファー（＋1%PIC）に3 μLのBenzonaseヌクレアーゼを加えて2%Benzonase溶液を調製する.

⑰ 90 μLの試料（新しいチューブに移した方）に10 μLの2%Benzonase溶液を加え（終濃度0.2%），ボルテックスで軽く撹拌して氷上で10分静置する.

⑱ ⑰のBenzonaseヌクレアーゼ処理の間に，試料のタンパク質濃度測定を行うため，もとのチューブに残った試料（30 μL程度）を10,000 × g，4℃で1分遠心する.

⑲ 上清[7]のタンパク質濃度を微量分光光度計で測定する（波長280 nmの吸光度測定）.

⑳ ⑰のBenzonase処理が終わった試料（100 μL）に20 μLの6×SDS-PAGEサンプルバッファーを加えて95℃で5分処理を行う.

㉑ ⑲で測定したタンパク質濃度を参考に1×SDS-PAGEサンプルバッファーを加えてタンパク質濃度を揃える．1×SDS-PAGEサンプルバッファーは6×SDS-PAGEサンプルバッファーを0.2%DDM in $H_{25\,(7.2)}N_{150}M_2$ バッファー（＋1%PIC）で希釈したものを用いる.

㉒ ウエスタンブロッティングでLC3（13.5%ゲルを推奨），p62，ローディングコントロールの検出を行う[8].

*7 上清を別のチューブに移してからタンパク質濃度測定をするのが望ましいが，ペレットを吸わないように上清を2 μL分取してそのまま微量分光光度計で測定することもできる.

*8 LC3-Ⅱは脂質化した分だけ分子量が大きくなるが電気泳動すると脂質化していないLC3-Ⅰよりも速く泳動される．哺乳類のLC3-ⅠとLC3-Ⅱは通常の13.5%ゲルでも分離されて2本のバンドとして検出されるが，出芽酵母のAtg8（LC3に相当）は通常の13.5%ゲルでは分離されないため，6 M尿素を含む13.5%ゲルを使う必要がある.

実験結果

　　WT細胞では通常培養でもアミノ酸飢餓でもBafilomycin A1処理によりLC3-Ⅱ[8]の量が増加しており，この増加分が「オートファジーで分解されたLC3-Ⅱの量」と考えられる（図1B，1C）．そのため，図1Cの両矢印の差がアミノ酸飢餓1時間でのオートファジー活性と見積もられる．ただし，LC3-Ⅱの量はオートファジー非依存的なLC3脂質化やATG4によるLC3脱脂質化でも変動するため，LC3-Ⅱの量の変動だけでオートファジー活性を定

量するのは難しい．また，*ATG7* KO細胞ではLC3-Ⅱが形成されず（図1B），このような LC3の脂質化にかかわる因子の解析にはLC3/ATG8 flux assayは使えない．オートファジー の選択的分解基質であるp62/SQSTM1の蓄積もオートファジー活性の低下を示す指標とな り，WT細胞では通常培養でもアミノ酸飢餓でもBafilomycin A1処理によりp62/SQSTM1 が増加しており，*FIP200* KO細胞や*ATG7* KO細胞ではp62/SQSTM1が分解されないた め顕著な蓄積が観察される（一部はリン酸化p62/SQSTM1のかたちで蓄積している）．

GFP-LC3-RFP reporter assay

　ユビキチン様タンパク質であるLC3はATG4によりC末端部分で切断されるため，GFP-LC3-RFPを細胞で発現させると等量のGFP-LC3とRFPが生成される（図2A）．GFP-LC3 はオートファジーの進行に伴ってオートリソソームに移行し，酸性環境下でGFPが消光す る（図2B）．そのため，細胞質のRFPを内部標準としてGFP/RFP蛍光比をフローサイト メーターで計測することにより，細胞ごとのオートファジー活性（GFP-LC3の蛍光がどれ くらい減少したか）を定量することができる（図2C，2D）．

　　長所
　　・オートファジー活性の部分的な変化でも検出できる定量性がある．
　　・GFP-LC3とRFPの蛍光強度を比較するため，リソソーム阻害剤処理との比較が必要 ない．
　　・細胞ごとのオートファジー活性を生細胞のまま定量できるため，CRISPRスクリーニ ングなどに応用可能である[10]．
　　・細胞ごとのオートファジー活性をGFP/RFP蛍光比で可視化できるため，マウスやゼ ブラフィッシュなどの個体でも使用可能である[6]．
　　短所
　　・長時間（GFP-LC3の蛍光減少が十分に検出できるだけの時間）のオートファジー誘 導が必要となる．
　　・フローサイトメーター，セルソーター，蛍光顕微鏡などの機器が必要でLC3/ATG8 flux assayやHaloTag processing assayほど簡便ではない．

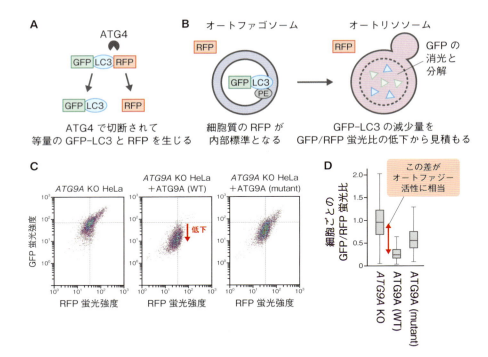

図2　オートファジー活性を生細胞のまま定量できるGFP-LC3-RFP reporter assayの概要と実験結果の例

A) GFP-LC3-RFPはATG4によってLC3のC末端部分で切断され，等量のGFP-LC3とRFPを生じる．B) オートファゴソーム内膜のGFP-LC3はオートリソソームの酸性環境下で消光するため，細胞質のRFPを内部標準としてGFP/RFP蛍光比を計測することでオートファジー活性を定量することができる．C) GFP-LC3-RFPを安定発現するオートファジー不全ATG9A KO HeLa細胞（左パネル）に，野生型ATG9A（中央パネル）または変異型ATG9A（右パネル）を安定発現させ，通常培地＋250 nM Torin 1で20時間培養した後，フローサイトメーターで細胞ごとのGFP蛍光強度とRFP蛍光強度を計測した（細胞数 〜10,000）．D) GFP/RFP蛍光比を細胞ごとに計算して箱ひげ図で示した（細胞数 2,500）．（A，Bは文献12をもとに作成，Dは文献13をもとに作成）

準備

- □ GFP-LC3-RFP発現レトロウイルスプラスミド（Addgene，#84573）などを使った安定発現細胞
- □ 通常培地（**LC3/ATG8 flux assay**の項と同じ）
- □ オートファジー誘導剤のストック溶液：1 mM Torin 1（mTOR阻害剤）
  Torin 1（セレックバイオテック社，#S2827など）を1 mMになるようにDMSOで溶かして－30℃で保存しておく．
- □ PBS（ナカライテスク社，#14249-24など）
- □ アスピレーター

☐ 死細胞染色試薬：7-amino-actinomycin D（日本ベクトン・ディッキンソン社，#559925）など

☐ 微量高速冷却遠心機

☐ フローサイトメーターあるいはセルソーター：EC800（SONY社）など

::: プロトコール :::

❶ 本プロトコールでは3種類のHeLa細胞（図2）を比較するため，6 cmディッシュを3枚用意する．

❷ GFP-LC3-RFPを安定発現しているHeLa細胞（3種類）を通常培地で30〜50％ コンフルエント程度[*9]まで培養する（培養は**LC3/ATG8 flux assay**の項と同じ）．

❸ 以下の培地を使用直前に13 mL用意して37℃で保温しておく．オートファジー非誘導との比較が必要であれば通常培地も同様に用意しておく．
　A）通常培地 + 250 nM Torin 1（1 mM Torin 1ストック溶液を1/4,000量添加）

❹ 3種類の細胞のそれぞれでディッシュから培地をアスピレーターで取り除き，Aの通常培地＋250 nM Torin 1（37℃保温）を4 mL入れる．

❺ 37℃，5％CO_2条件下で24時間培養する（60〜80％ コンフルエント程度）．培養時間は細胞の種類や実験の目的に合わせて8〜36時間程度の範囲で変更可[*10]．

❻ 細胞をトリプシン処理（6 cmディッシュ1枚あたり700 μLのトリプシン溶液）で剥がした後，等量（700 μL）の通常培地を加えて懸濁し，1.5 mLチューブに移して氷上で静置する．

❼ 2,000×g，4℃で2分遠心する．

❽ 500 μLのPBS（氷冷）に5 μLの7-amino-actinomycin D（7-AAD）を加える（終濃度1％）．

❾ 細胞のペレットを100 μLの1％ 7-AAD in PBSで懸濁して氷上で10分静置する．

❿ 100 μLの試料に500 μLのPBS（氷冷）を加えて2,000×g，4℃で2分遠心する．

⓫ 細胞のペレットを300 μLのPBS（氷冷）で懸濁して氷上で静置する．

⓬ フローサイトメーターでGFP蛍光，RFP蛍光，7-AAD蛍光を

[*9] Torin 1処理した細胞は生育が遅いため，少し多め（50％ コンフルエント程度）に用意するのがよい．

[*10] アミノ酸飢餓でのオートファジー誘導も可能だが，アミノ酸飢餓培地で長時間（24時間程度）処理すると細胞が死んでしまうことが多いため，本プロトコールではTorin 1処理でオートファジーを誘導している．

第4章 エンドソーム・リソソーム・オートファジー

測定する（細胞数 10,000 ～ 20,000 程度）.

⓭ GFP 蛍光（図2C 縦軸）とRFP 蛍光（図2C 横軸）をグラフにプロットする（7-AAD 陽性の死細胞はゲートで除く）. また, 1細胞ごとのGFP/RFP の蛍光比を計算して箱ひげ図で表示する（図2D）.

実験結果

図2C, 2D ではオートファジー不全細胞として*ATG9A* KO HeLa を用い, この*ATG9A* KO 細胞に野生型 ATG9A または変異型 ATG9A を発現させた細胞を用意して, Torin 1 処理20時間でのオートファジー活性（GFP 蛍光の低下）を定量した. プローブとなるGFP-LC3 の蛍光強度を縦軸, 内部標準となるRFP の蛍光強度を横軸にとると, 野生型 ATG9A の発現によりGFP 蛍光強度は全体的に低下したがRFP 蛍光強度はほとんど変化しなかった（図2C 中央）. 変異型 ATG9A を発現させた場合には, 野生型 ATG9A ほどではないがGFP 蛍光強度の低下がみられた（図2C 右）. 個々の細胞（フローサイトメトリーの個々のドット）でGFP/RFP 蛍光比を計算し, 細胞ごとのオートファジー活性を箱ひげ図で示すと, 野生型 ATG9A 発現では両矢印で示した差分のオートファジー活性があることがわかり, 変異型 ATG9A 発現ではオートファジー活性の部分的な低下が検出できていることがわかる（図2D）.

HaloTag processing assay

HaloTag processing assay（HaloTag cleavage assay）[7] は出芽酵母で開発されたGFP processing assay [4] を応用した方法である. リガンド共有結合タグであるHaloTag（プロメガ社, #G8441 など）をLC3 のN 末端に付加したHaloTag-LC3 は, オートファジーの進行に伴ってオートリソソームに移行する（図3A）. このとき, リガンド未結合のHaloTag はリソソームで分解されるが, リガンドが共有結合したHaloTag はリソソームでの分解に耐性となるため, HaloTag-LC3 からは「オートファジー活性に依存した量のprocessed HaloTag」が生成される（図3A, 3B）. そのため, ウエスタンブロッティングによりHaloTag-LC3 とprocessed HaloTag のバンド強度を比較することにより, オートファジー活性を簡便かつ高感度に定量することができる（図3C）. この方法はリガンド添加のタイミングからパルスチェイスが可能という優れた特性をもつほか, HaloTag TMR ligand のような蛍光性リガンドを用いることでIn-gel での蛍光検出が可能なため, ウエスタンブロッティングすら不要で蛍光による広いダイナミックレンジでの定量が容易に行える.

> 長所
> ・非常に簡便である.
> ・特別な検出機器が不要である（ただし, 蛍光検出可能なゲルイメージングシステムがあると望ましい）.

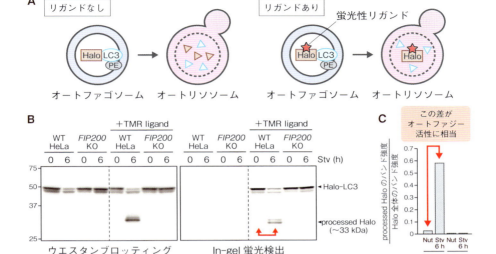

図3 簡便で汎用性が高く高感度なオートファジー定量法 HaloTag processing assay の概要と実験結果の例

A）リガンド未結合のHaloTagはリソソームで分解されるが，リガンドが共有結合したHaloTagはリソソーム分解耐性になるため，内膜に局在したHaloTag-LC3（Halo-LC3）からはオートファジー活性に依存した量のprocessed HaloTagが生成される．B）Halo-LC3を安定発現する野生型細胞（WT HeLa）とオートファジー不全細胞（*FIP200* KO）を用いて，100 nM TMR ligand存在下または非存在下，通常培養とアミノ酸飢餓（Stv, 6 h）の条件でHaloTag processing assayを行った．抗HaloTag抗体（プロメガ社，#G9211）でのウエスタンブロッティング（左パネル）およびTMR ligandのIn-gel蛍光検出（右パネル）でHalo-LC3とprocessed Haloのバンドを検出した．C）In-gel蛍光検出のデータを用いて，processed Haloの生成量をHaloの全体量（Halo-LC3 + processed Halo）で割った値をグラフに示した．（Aは文献12をもとに作成，Bは文献7より引用）

- 非常に定量性が高い．
- 非常に高感度でバックグラウンドが低い（オートファジー誘導1時間程度でも検出できる）．
- 蛍光性リガンドを利用することでより広いダイナミックレンジと高い直線性をもった定量が可能となる．
- HaloTag-LC3とprocessed HaloTagのバンドを比較するため，リソソーム阻害剤処理との比較が不要である．
- 任意のタイミング（リガンド添加）からのパルスチェイスが可能である．
- 汎用性が高く，任意のタンパク質（あるいはオルガネラ）の分解を定量することができる．

短所
- 細胞を破砕するためスクリーニングには使えない．
- 市販のリガンドを使用するため，他の定量法と比較してコストがかかる．

準　備

- □ HaloTag-LC3発現レトロウイルスプラスミド（Addgene, #184899）などを使った安定発現細胞
- □ 通常培地およびアミノ酸飢餓培地（**LC3/ATG8 flux assay** の項と同じ）
- □ 蛍光性HaloTagリガンド：200 μM TMR ligand（励起極大波長555 nm，蛍光極大波長585 nm）[*11]

  30 μLの5 mM HaloTag TMR ligand（プロメガ社，#G8251）に720 μLのDMSOを加えて200 μM TMR ligandストック溶液として-30℃で保存しておく．
- □ 抗HaloTag抗体（プロメガ社，#G9211）
- □ アスピレーター
- □ セルスクレイパー（AGCテクノグラス社，#9000-220など）
- □ 微量高速冷却遠心機
- □ ケミルミまたは蛍光ゲルイメージングシステム：FUSION SOLO.7S. EDGE（Vilber-Lourmat社）など

[*11] HaloTag TMR ligand以外にも複数のHaloTag ligandを試してみたが，蛍光波長，検出感度，バンドパターン，コストなどからHaloTag TMR ligandが最も適していると判断した．

プロトコール

❶ 本プロトコールでは，2種類のHeLa細胞（図3）を使って4つの条件（Nut$-$TMR，Stv$-$TMR，Nut$+$TMR，Stv$+$TMR）を比較するため，6 cmディッシュを8枚用意する．

❷ HeLa細胞（HaloTag-LC3を安定発現している野生型細胞と*FIP200* KO細胞）を通常培地で60～80％コンフルエント程度まで培養する（培養は**LC3/ATG8 flux assay** の項と同じ）．

❸ 以下の培地を使用直前に13 mLずつ用意して37℃で保温しておく．細胞洗浄用のPBSも37℃で保温しておく．

　A）通常培地

　B）通常培地 + 100 nM TMR ligand（200 μM TMR ligandストック溶液を1/2,000量添加）

　C）アミノ酸飢餓培地

❹ 野生型細胞と*FIP200* KO細胞のそれぞれでディッシュ2枚（TMRなしの2枚，Nut$-$TMR，Stv$-$TMR）からアスピレーターで培地を取り除き，Aの通常培地（37℃保温）を3 mL入れる．同様に野生型細胞と*FIP200* KO細胞のそれぞれでディッシュ2枚（TMRありの2枚，Nut$+$TMR，Stv$+$TMR）からアスピレーターで培地を取り除き，Bの通常培地 + 100 nM TMR ligand（37℃保温）を3 mL入れる．

❺ 37℃，5％CO$_2$条件下で20分インキュベートする．

❻ アミノ酸飢餓にしないディッシュ２枚（Nut−TMR，Nut＋TMR）からアスピレーターで培地を取り除き，氷上のアルミプレートに置いてすみやかに１mLのPBS（氷冷）を入れる．以降の細胞回収と全細胞溶解液調製のプロトコールは**LC3/ATG8 flux assay**の項と同じ．

❼ アミノ酸飢餓にするディッシュ２枚（Stv−TMR，Stv＋TMR）からアスピレーターで培地を取り除き，PBS（37℃保温）で２回洗浄してから，Cのアミノ酸飢餓培地（37℃保温）を３mL入れる．

❽ 37℃，5％CO$_2$条件下で６時間培養する．培養時間は細胞の種類や実験の目的に合わせて１〜12時間程度の範囲で変更可．

❾ 培地をアスピレーターで取り除き，氷上のアルミプレートに置いてすみやかに１mLのPBS（氷冷）を入れる．以降の細胞回収と全細胞溶解液調製のプロトコールは**LC3/ATG8 flux assay**の項と同じ．

❿ SDS-PAGE後，HaloTag-LC3のバンドとprocessed HaloTagのバンドを検出するが，蛍光検出が可能なゲルイメージングシステムであれば，ゲルをゲル板から外してそのままトレーにのせて蛍光検出を行う[*12]．

⓫ 蛍光検出ができないケミルミイメージングシステムの場合（あるいは十分な感度が得られない場合）は，抗HaloTag抗体（プロメガ社，#G9211）を使ったウエスタンブロッティングでHaloTag-LC3とprocessed HaloTagのバンドを検出する．

[*12] 蛍光検出の際は透明なゲルをトレーに乗せるため，機器に付属の低蛍光トレーでもわずかな蛍光を拾ってバックグラウンドが高くなってしまう（トレー表面の凹凸を拾ってしまう）．そのため，表面が滑らかで無蛍光の黒い下敷きを用意し，使用前にきれいに洗ってからトレーとして使用するのがよい．また，色が付いている分子量マーカーを使用する場合は，そのレーンを切り離してから蛍光検出する必要がある．

実験結果

TMR ligandを添加しない細胞ではprocessed Haloのバンドが検出されないが，TMR ligandを添加した細胞ではオートファジー誘導6時間後（6 h）のWT細胞でprocessed Haloのバンドが検出された（図3B）．一方，TMR ligandを添加した場合でもオートファジー非誘導（0 h）やオートファジー不全細胞（*FIP200* KO）ではprocessed Haloのバンドが検出されないことから，リガンド依存的かつオートファジー依存的にprocessed Haloを生じていることがわかる[※]．蛍光検出の結果をもとに，processed Haloの生成量をHaloの全体量（Halo-LC3 + processed Halo）で割ってオートファジー活性を定量した結果を図3Cに示した．両矢印で示した差分がWT細胞のアミノ酸飢餓6時間でのオートファジー活性を示す．

[※] リガンド未結合のHaloTagはリソソームで分解されるため，リガンド添加前のバックグラウンドシグナルがきわめて低く抑えられる．また，リガンド共有結合反応はpH感受性であるため，リソソームにわずかに残った未分解のHaloTagもリガンド陰性となり，これもバックグラウンドシグナルがきわめて低い要因となっている．

おわりに

　哺乳類培養細胞でのオートファジー定量法としてGFP-LC3-RFP reporter assayに続いてHaloTag processing assayが開発されたことで，目的に合わせて2つの定量法を使い分けることができるようになった．GFP-LC3-RFP reporter assayは細胞ごとのオートファジー活性を生細胞のまま定量できるため，CRISPRスクリーニングなどに応用可能であり[10]，さらにオートファジー活性をGFP/RFP蛍光比として可視化できるため，蛍光顕微鏡観察で細胞ごとのオートファジー活性の違いを検出することが可能で，マウスやゼブラフィッシュなどの個体でも使用可能である[6]．HaloTag processing assayは細胞を破砕するためスクリーニングには使用できないが，誰でも簡単かつ高感度にオートファジー活性を計測できる非常に有用な定量法である．これら2つの定量法の特徴を併せもったHalo-GFP-LC3-RFP（Addgene，#184902）も利用可能である[7]．また，HaloTag processing assayの特筆すべき点として汎用性の高さがあげられる．例えば，単にHaloTagとGFPをつなげたHalo-GFP（Addgene，#184903）はオートファジー活性を完全に非選択的に定量できるプローブとなり[7]，これまで検出が難しかったわずかな（あるいはLC3に依存して活性が変わってしまうような）オートファジーの差を検出することに成功している[11]．また，ミトコンドリアタンパク質にHaloTagを付加すればマイトファジー活性を定量することが可能となり[7]，リソソーム膜タンパク質にHaloTagを付加すればリソソーム膜陥入による分解（ミクロオートファジー）を定量することが可能となる．どのタンパク質のどのような種類のオートファジーであっても高感度な定量が可能であるため，ぜひみなさんの研究に役立てていただきたい．

◆ 文献

1 ）Mizushima N & Murphy LO：Trends Biochem Sci, 45：1080-1093, doi:10.1016/j.tibs.2020.07.006（2020）
2 ）Klionsky DJ, et al：Autophagy, 17：1-382, doi:10.1080/15548627.2020.1797280（2021）
3 ）Noda T, et al：Biochem Biophys Res Commun, 210：126-132, doi:10.1006/bbrc.1995.1636（1995）
4 ）Meiling-Wesse K, et al：FEBS Lett, 526：71-76, doi:10.1016/s0014-5793(02)03119-8（2002）
5 ）Kimura S, et al：Autophagy, 3：452-460, doi:10.4161/auto.4451（2007）
6 ）Kaizuka T, et al：Mol Cell, 64：835-849, doi:10.1016/j.molcel.2016.09.037（2016）
7 ）Yim WW, et al：elife, 11：e78923, doi:10.7554/eLife.78923（2022）
8 ）Mizushima N：Curr Opin Cell Biol, 63：1-10, doi:10.1016/j.ceb.2019.12.001（2020）
9 ）Jacquin E, et al：Autophagy, 13：854-867, doi:10.1080/15548627.2017.1287653（2017）
10）Morita K, et al：J Cell Biol, 217：3817-3828, doi:10.1083/jcb.201804132（2018）
11）Shimizu T, et al：Hum Mol Genet, 32：2623-2637, doi:10.1093/hmg/ddad096（2023）
12）山本 林：細胞, 55：39-42（2023）
13）Maeda S, et al：Nat Struct Mol Biol, 27：1194-1201, doi:10.1038/s41594-020-00520-2（2020）

第4章 エンドソーム・リソソーム・オートファジー

6 ミトコンドリア選択的オートファジーの誘導と解析法

山野晃史

はじめに

　オートファジーは，真核細胞に広く保存された，細胞内の成分をリソソームで分解するしくみである．アミノ酸飢餓などで誘導されるオートファジーは，基本的に分解対象物に対して選択性を示さない．しかし，近年の研究から，不要となったあるいは損傷を受けたオルガネラはオートファジーで選択的に分解されることがわかってきた．分解されるオルガネラに応じて異なる名称が付けられており，ミトコンドリアの場合はマイトファジー，ペルオキシソームの場合はペキソファジー，小胞体の場合はERファジーといった具合である．さらに選択的オートファジーは分解の標識としてユビキチンが使われるか否かで大別することができる．

　2008年にRichard J. Youleらは①Parkinとよばれる，通常はサイトゾルに局在するE3ユビキチンリガーゼが膜電位の消失した損傷ミトコンドリアにリクルートされること，②Parkinの集積が引き金となって損傷ミトコンドリアがオートファジー依存的に分解されること，を報告した[1]．その後，PINK1（ミトコンドリア局在化シグナルをもつユビキチンキナーゼ）がParkinの上流で機能するマイトファジーの必須タンパク質であることも明らかとなった[2]．ParkinもPINK1も遺伝性潜性パーキンソン病の原因遺伝子であった[3] [4] ことから，マイトファジーの研究は細胞生物学の分野を超え，パーキンソン病をはじめとする神経科学や臨床医学の分野にも大きな影響を与えた．また，ParkinがRBR（RING-between-RING）とよばれる新しいタイプのユビキチンリガーゼであること[5]，PINK1が翻訳後修飾因子であるユビキチンをリン酸化するキナーゼであること[6] [7] も相次いで報告され，マイトファジーは構造生物学分野も巻き込んだ大きな研究分野へと成長し，爆発的な勢いでその分子機構が明らかにされた[8]～[10]．Parkinを細胞に過剰発現させ，薬剤でミトコンドリアの膜電位を消失させるという簡便な方法でマイトファジーを誘導できるため，これも飛躍的な分子機構の解明の一助になったと思われる．

　しかし，その簡便さゆえに，実験的に正しくない手法で誤った結論に至った報告も少なからず存在する．例えば，ミトコンドリア外膜タンパク質の多くはParkinによってユビキチン修飾を受けるため，一部はプロテアソーム依存的に分解される．したがって「外膜タンパク質の消失＝マイトファジー」と考えるのは誤りである．また，膜電位の消失はマイトファジーを駆動すると同時にミトコンドリアタンパク質の輸送を停止させる．すなわち，

内膜タンパク質の減少をマイトファジーの指標とする場合も注意が必要であり，われわれはmtDNAにコードされるMT-CO2タンパク質の分解をマイトファジーの指標としている[11]．また，漠然と「ミトコンドリアのダメージ＝マイトファジーの誘導」と考えるのも誤りであり，Parkin依存性のマイトファジーは，膜電位の消失に伴うPINK1の蓄積がその誘導の本質であり，ATPの合成阻害や活性酸素種（ROS）の過剰産生自体でマイトファジーは誘導されない（図1）．

一方で，マイトファジー研究によってさまざまなツールが開発されたことは特筆すべきことである．マイトファジー研究の初期はミトコンドリアタンパク質の分解をウエスタンブロットや免疫染色で観察することが主流であったが，シグナルのわずかな減少（Loss of Signal）を定量的に測定することは困難であった．このような状況はKeimaの開発によって大きく改善した[12]．つまり，Keimaは中性と酸性環境下で異なる励起スペクトルをもつ

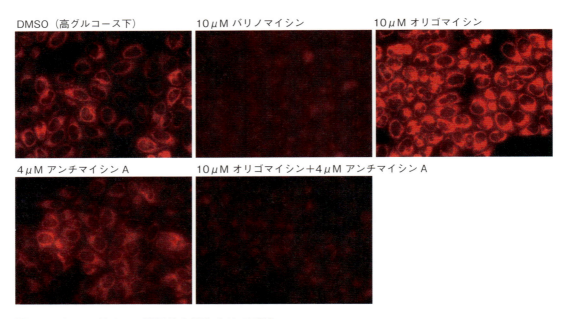

図1　ミトコンドリアの膜電位を消失させる試薬

水素イオンの汲み出しによってミトコンドリアの内膜には，電位差が生じている（膜電位）が，膜電位の消失により，Parkin依存性マイトファジーが駆動される．したがって，薬剤によりミトコンドリアの膜電位を消失させることで，人為的にマイトファジーを誘導することができる．図は各試薬でHeLa細胞を2時間処理して，TMRE（テトラメチルローダミンエチルエステル）染色したものである．TMREはミトコンドリアの膜電位に依存して，マトリクスに蓄積する膜透過性の蛍光色素（励起：530 nm，蛍光：580 nm）であるため，膜電位をモニターできる．高グルコースで培養したHeLa細胞のミトコンドリアはTMREで染色されるが，染色強度は細胞ごとにかなりヘテロな状態である．バリノマイシンはカリウムイオンに対するイオノフォアであり，膜電位をすみやかに消失させる．アンチマイシンAは呼吸鎖複合体Ⅲの阻害剤であるが，それ単体では膜電位を消失させない．また，オリゴマイシンはATP合成酵素の阻害剤であり，水素イオンの膜間腔からマトリクスへの輸送が止まるので，一時的に膜電位は上昇する．一方，アンチマイシンAとオリゴマイシンの両方で細胞を処理すると徐々に膜電位が低下し，2時間後にはほぼ完全に消失する．バリノマイシンは膜電位消失の即効性が高く，Parkinのミトコンドリアへのリクルートの観察には良いが，リソソームのpHも上昇させるので，長時間のマイトファジー観察には不向きである．一方，即効性はバリノマイシンに劣るが，アンチマイシンAとオリゴマイシンの併用はミトコンドリアの特異性が高く，長時間のマイトファジー観察に適している．

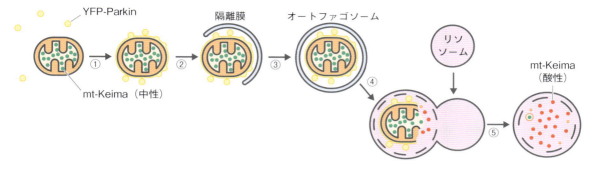

図2 Parkin依存性マイトファジーの概要とmt-Keimaによるマイトファジーの検出

KeimaはpHによって最大励起波長が変化する蛍光タンパク質である[12]．N末端にミトコンドリア移行シグナルを付加させることで，Keimaをミトコンドリアのマトリクスに局在させることができる（mt-Keima）．ミトコンドリアマトリクスは中性環境であるため，Keimaの最大励起波長は440 nm付近である．①膜電位の消失により，YFP-Parkinがミトコンドリアにリクルートされ，②その近傍で隔離膜が形成される．③隔離膜が閉じてオートファゴソームとなると④リソソームと融合し，ミトコンドリアが分解される．⑤リソソームは酸性環境下であるため，Keimaの最大励起波長が586 nmにシフトする．

蛍光タンパク質であり，マイトファジーの進行をシグナルの増加（Gain of Signal）として捉えることが可能になったためである．さらに，ミトコンドリア移行シグナルを付加したmt-Keima（Keimaをミトコンドリアマトリクスに局在化させる）とYFP-Parkinを共発現させた細胞をフローサイトメトリー（FCM）で解析することで100,000以上の細胞のマイトファジーを，バイアスを最大限に排除して測定することが可能となった（図2）[13]．

そこで本稿では，レトロウイルスを用いてParkinを培養細胞に安定に発現する手法から，膜電位を消失させるための薬剤の選択，マイトファジーの顕微鏡観察とセルソーターを用いた定量的な解析法まで紹介したい．

準備

1. レトロウイルスによる安定発現細胞の作製[*1]

- ☐ ホスト培養細胞（本稿ではHeLa細胞を用いる）[*2]
- ☐ HEK293T細胞（ウイルス作製用）
- ☐ DMEM細胞培養液
  - DMEM（サーモフィッシャーサイエンティフィック社，#C1196500BT）
  - 10％（v/v）FBS（ニチレイバイオサイエンス社，#175012）
  - 1 mM sodium pyruvate（サーモフィッシャーサイエンティフィック社，#11360070）
  - 1 × Non-Essential Amino Acids（サーモフィッシャーサイエンティフィック社，#11140050）
  - 1 × Penicillin-Streptomycin-Glutamine（サーモフィッシャーサ

[*1] 外来タンパク質の発現を目的とした（自立増殖欠損型）レトロウイルスベクターは組換えレトロウイルスであるため，封じ込めレベルはP2相当である．実験の遂行は，所属の研究機関の規定に従っていただきたい．

[*2] HeLa細胞は遺伝的にParkinを欠失しているので，マイトファジーを誘導する場合はParkinを過剰発現させる必要がある．

イエンティフィック社，#10378016）

- ☐ PBS（島津ダイアグノスティクス社，#05913の粉末4.8gを蒸留水500mLに溶解して高圧蒸気滅菌したもの）
- ☐ トリプシン（サーモフィッシャーサイエンティフィック社，#25200056）
- ☐ トランスフェクション試薬（FuGENE HD：プロメガ社，#E2311）[*3]
- ☐ Opti-MEM（サーモフィッシャーサイエンティフィック社，#31985070）
- ☐ Parkinを発現させるレトロウイルス用プラスミド（Parkin遺伝子が挿入されたレトロウイルス用プラスミド．本稿ではpBMN-Z_YFP-ParkinおよびpMXs-puro_GFP-Parkinを使用する）[*4]
- ☐ mt-Keimaを発現させるレトロウイルス用プラスミド（mt-Keima遺伝子が挿入されたレトロウイルス用プラスミド．本稿ではpRetroQ_mt-Keimaを使用する）[*4]
- ☐ レトロウイルスパッケージングプラスミド[*4]
    - ・pCMV-VSV-G（Addgene，#8454）
    - ・pUMVC（Addgene，#8449）
- ☐ 1 M HEPES溶液（サーモフィッシャーサイエンティフィック社，#11560496）
- ☐ マイレクス コマ型シリンジフィルター（0.45μm，PVDF，33mm，メルク社，#SLHVR33RB）
- ☐ 1 mLツベルクリン用シリンジ（テルモ社，#SS-01T）
- ☐ ポリブレン溶液（臭化ヘキサジメトリン：メルク社，#H9268を滅菌水で8mg/mLとなるように溶かしてフィルター濾過したもの．数カ月は4℃で保存可能）
- ☐ ピューロマイシン溶液（メルク社，#P8833-100MGを滅菌水で1mg/mLとなるように溶かしてフィルター濾過したもの．−20℃で保存）
- ☐ 6ウェルプレート（グライナー社，#657160）

2. 共焦点を用いた顕微鏡観察

- ☐ GFP-Parkinを安定発現させたHeLa細胞
- ☐ 35mmガラスボトムディッシュ（松浪硝子工業社，#D11131H）
- ☐ バリノマイシン（メルク社，#V0627-10MGをDMSOで10mMとなるように溶かしたもの．−20℃で保存）
- ☐ オリゴマイシン（メルク社，#495455-10MGをDMSOで10mMとなるように溶かしたもの．−20℃で保存）
- ☐ アンチマイシンA（メルク社，#A8674-25MGをDMSOで4mMとなるように溶かしたもの．−20℃で保存）
- ☐ PBS

[*3] Lipofectamin LTX：サーモフィッシャーサイエンティフィック社，#15338100やPEI MAX：Polysciences社，#24765-100などでも代用可．

[*4] 筆者は大腸菌からのプラスミドDNAの精製にQIAprep Spin Miniprep Kit：キアゲン社，#27104を使用している．

- [ ] 4％PFA溶液（富士フイルム和光純薬社，#163-20145）
- [ ] 0.15（v/v）％TX-100溶液〔Triton X-100を0.15（v/v）％となるようにPBSで希釈したもの〕
- [ ] ブロッキング溶液〔ゼラチンを0.1（w/v）％となるようにPBSで希釈し，高圧蒸気滅菌したもの〕
- [ ] PBS-T〔Tween 20を0.05（v/v）％となるようにPBSで希釈したもの〕
- [ ] 一次抗体

  例として，われわれがミトコンドリアの染色に使用している抗体を以下に示す．

抗体名	ホスト	メーカー，カタログ番号	希釈率
TOMM20	ウサギ	Proteintech社，#11802-1-AP	1：2,000
TIMM23	マウス	日本ベクトン・ディッキンソン社，#611223	1：1,000
Grp75	ウサギ	Cell Signaling Technology社，#3593	1：200
PDHA1	マウス	アブカム社，#ab110334	1：1,000
HSP60	ヤギ	Santa Cruz社，#sc-1052	1：200

- [ ] 二次抗体

  例として，われわれが使用している蛍光標識抗体を以下に示す．蛍光標識やIgGの生物種によって，適切な二次抗体を選別されたい．

抗体名	ホスト	メーカー，カタログ番号	希釈率
Alexa Fluor 568 標識抗マウスIgG	ヤギ	サーモフィッシャーサイエンティフィック社，#A-11031	1：1,000
Alexa Fluor 647 標識抗ウサギIgG	ヤギ	サーモフィッシャーサイエンティフィック社，#A-21245	1：1,000

- [ ] 共焦点顕微鏡一式（エビデント社，FV3000）

3. FCMを利用したマイトファジーの定量的解析

- [ ] YFP-Parkinとmt-Keimaを安定発現させたHeLa細胞
- [ ] 6ウェルプレート
- [ ] DMEM細胞培養液
- [ ] アポトーシス阻害剤（Q-VD-Oph：セレックバイオテック社，#S7311をDMSOで10 mMとなるように溶かしたもの．－20℃で保存）
- [ ] オリゴマイシン
- [ ] アンチマイシンA
- [ ] PBS
- [ ] トリプシン
- [ ] FCM解析バッファー〔PBSに終濃度2（v/v）％となるようFBSを添加したもの．4℃で保存可能〕
- [ ] セルストレーナーキャップ付き5 mLチューブ（コーニングインターナショナル社，#352235）
- [ ] フローサイトメーター一式（日本ベクトン・ディッキンソン社，BD

LSRFortessa X-20）

プロトコール

1. レトロウイルスによる安定発現細胞の作製

❶ HEK293T細胞を6ウェルプレートに9×10^5細胞/ウェルになるように播種し，37℃5%CO_2で培養する．

❷ 翌日，70〜80%コンフルエントであることを確認し，プラスミドトランスフェクションを行う．

   A）500 μLの Opti-MEM に対して以下の割合でプラスミドを混合し，1.5 mL マイクロチューブに加える．

     ① レトロウイルス用プラスミド（Parkin）　　1.5 μg
     ② レトロウイルス用プラスミド（mt-Keima）　1.5 μg
     ③ pCMV-VSV-G　　　　　　　　　　　　0.5 μg
     ④ pUMVC　　　　　　　　　　　　　　　1.0 μg

   B）ボルテックスで混合する．

   C）9 μL の FuGENE HD を加えて，ボルテックスで混合し，20分間室温で静置させる．

❸ HEK293T細胞を新しい1.5 mL DMEM細胞培養液に交換して，❷で作製したトランスフェクション溶液を全量加え[*1]，37℃5%CO_2で培養する．

❹ 12〜18時間後，10 μL の 1 M HEPES を含む DMEM 細胞培養液 1 mL に交換し[*2]，37℃5%CO_2で培養する．

❺ 同日，ホストの HeLa 細胞を6ウェルプレートに$1 \sim 2 \times 10^5$細胞/ウェルになるように播種し，37℃5%CO_2で培養する．

❻ 24時間後，HEK293Tの培養上清1 mLを1.5 mLマイクロチューブに回収する[*3]．回収した上清はマイレクス コマ型シリンジフィルターと1 mL ツベルクリン用シリンジを使用して，フィルター濾過する．

❼ 引き続いて，HeLa細胞の培地を除去して，500 μL〜1 mLの濾過したHEK293Tの培養上清，2 μL のポリブレン溶液と，全体が2 mLとなるように新しいDMEM細胞培養液を加え，37℃5%CO_2で培養する．

❽ 24〜48時間後，培地を新しいDMEM細胞培養液に交換する[*4]．この段階で100%コンフルエントに達した場合は，適切なコンフルエントになるように植え継ぐことが可能[*5]．

❾ Parkinまたはmt-Keimaの発現を確認する．蛍光タンパク質は顕微鏡で観察が可能．ピューロマイシン耐性遺伝子を含む場合

[*1] HEK293T細胞は剥がれやすいため，培地や溶液は穏やかに加える．

[*2] 回収した2 mLのDMEM細胞培養液はレトロウイルスを含むため，所属の研究機関の規定に従って廃棄する．

[*3] HEK293T細胞を含まないように気をつける．細胞を多く含んだ場合は$800 \times g$ 3分の遠心で沈殿させる．

[*4] プラスミドトランスフェクションのステップ❷以降，使用したチップなどにはすべてウイルスが付着しているため，所属の研究機関の規定に従って廃棄する．

[*5] 適切なプラスミドとパッケージプラスミドを利用することで，本法と同じプロトコールでレンチウイルスによる安定発現細胞の作製も可能である．

210　疾患研究につながる　オルガネラ実験必携プロトコール

は，終濃度 0.5 〜 5.0 μg/mL ピューロマイシンを DMEM 細胞培養液に加えて培養する．

2. 共焦点顕微鏡による Parkin のミトコンドリアへのリクルートの観察

❶ GFP-Parkin を安定発現させた HeLa 細胞を 1 〜 2 × 10^5 細胞 / ウェルで 35 mm ガラスボトムディッシュに播種し，37℃ 5% CO_2 で培養する．

❷ 翌日，新しい DMEM 細胞培養液に置換して，以下の薬剤を添加し，37℃ 5% CO_2 で 2 時間培養する．
　A）DMSO のみ（Parkin がリクルートされないコントロール）
　B）終濃度 10 μM バリノマイシン
　C）終濃度 10 μM オリゴマイシン + 終濃度 4 μM アンチマイシン A

❸ 37℃に温めた 1 mL の 4% PFA を加える．室温で 30 分間，ロッキングシェーカーで穏やかに振盪させる．

❹ 4% PFA を除去して，1 mL の PBS で 2 回洗浄する．

❺ 1 mL の 0.15（v/v）% TX-100 溶液を加えて，室温で 15 〜 30 分間ロッキングシェーカーで穏やかに振盪させる．

❻ 1 mL のブロッキング溶液を加えて，室温で 15 〜 30 分間ロッキングシェーカーで穏やかに振盪させる．

❼ ブロッキング溶液で希釈した一次抗体を添加し，室温で 1 〜 2 時間静置させる．

❽ 1 mL の PBS-T で 3 回洗浄する．

❾ ブロッキング溶液で希釈した二次抗体を添加し，室温で 1 時間静置させる．

❿ 1 mL の PBS-T で 3 回洗浄する．

⓫ 共焦点顕微鏡で観察する（図 3）．

3. FCM を利用したマイトファジーの定量的解析

❶ YFP-Parkin と mt-Keima を安定発現させた HeLa 細胞[*6] を 6 ウェルプレートに 2 〜 4 × 10^5 細胞 / ウェルになるように播種し，37℃ 5% CO_2 で培養する．

❷ 翌日，新しい DMEM 細胞培養液に置換して，以下の薬剤を添加し，37℃ 5% CO_2 で 6 時間培養する[*7]．
　A）終濃度 10 μM Q-VD-Oph（マイトファジーが誘導されないコントロール）
　B）終濃度 10 μM オリゴマイシン + 終濃度 4 μM アンチマイシン

*6　Keima は励起スペクトルが pH によって変化するが，最大蛍光スペクトルは 620 nm であるため，YFP（励起：513 nm，蛍光：527 nm）との併用が可能である．本稿では YFP と Keima の両陽性の細胞に対して解析を行う．

*7　Parkin 依存性マイトファジーによって，アポトーシスが強く誘導される（Parkin 依存的な外膜タンパク質のユビキチン修飾を介して外膜が破裂し，シトクロム c が細胞質にリリースされることが原因と考えられる）ため，長時間の培養時にはアポトーシス阻害剤を添加した方がよい．

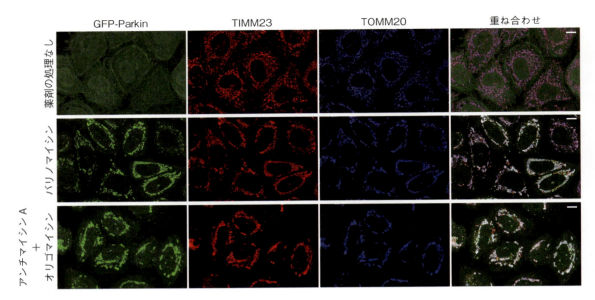

図3　免疫染色によるParkinのミトコンドリアへのリクルートの観察
GFP-Parkinを発現するHeLa細胞を図に示した試薬で2時間処理して，抗TIMM23抗体と抗TOMM20抗体で免疫染色を行った．

A＋終濃度10 μM Q-VD-Oph

❸ 1 mLのPBSで2回洗浄する．

❹ 250 μLのトリプシンを加えて細胞を剥がし，750 μL DMEM細胞培養液を加えて懸濁する．

❺ 全量を1.5 mLマイクロチューブに移して，細胞を800×g, 3分，4℃の遠心で沈殿させる．

❻ 1 mLの氷冷したFCM解析バッファーを加えて，細胞をよく懸濁し，セルストレーナーに通す．

❼ 細胞をフローサイトメーターで解析する（図4, 5）．
　A）FSC（前方散乱光強度）とSSC（側方散乱光強度）によって，目的の細胞集団をゲーティングする[*8]．
　B）YFP-Parkinのみ，mt-Keimaのみを発現する細胞を使用して，YFP/Keimaの両陽性となる細胞集団をゲーティングする（図4ゲートC）．
　C）ゲートCに対して，ヒストグラム（x：BV605, y：PE-Texas Red）を作成する．
　D）マイトファジー非誘導細胞で陰性（図4ゲートE），アンチマイシンA＋オリゴマイシン（AO）処理で陽性（図4ゲートD）となる境界線を定義する．

[*8] DAPI染色に陽性となる死細胞を除去するゲーティングを追加してもよい．

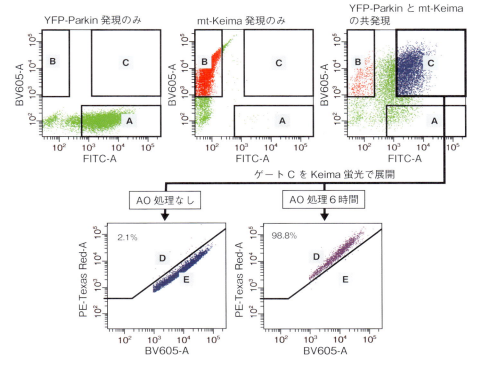

図4 フローサイトメトリーを利用したマイトファジーの測定
YFP-Parkinおよび（または）mt-Keimaを安定発現するHeLa細胞をアンチマイシンAおよびオリゴマイシン（AO）で6時間処理した．その後，細胞をトリプシン消化して，BD LSRFortessa X-20で解析した．ゲートA，B，CはそれぞれYFP-Parkinのみ陽性，mt-Keimaのみ陽性，YFP-Parkinとmt-Keimaの両陽性となる細胞集団である．ゲートCをBV605とPE-Texas Redで展開することで，マイトファジー陽性となる細胞集団（ゲートE）を定義できる．

おわりに

　ミトコンドリアはATP合成をはじめとして多くの代謝反応の場となる一方，活性酸素などにより恒常的にダメージを受けている．ミトコンドリアは多段階のシステムによってダメージを最小限に抑えている．マイトファジーによる損傷ミトコンドリアの分解は，その最終手段と考えることができる．本稿では，Parkin依存性のマイトファジーの誘導法と解析法の一部をプロトコルとして示したが，NIXやBNIP3などのミトコンドリア外膜にアンカーした受容体を介したマイトファジーも存在する[9]．また，mt-Keimaを皮切りに，mito-QC[14]，mtx-QC[15]，mito-SRAI[16]，HaloTag（**4章-5を参照**[17]）など多くのマイトファジー検出プローブが開発された．Keimaは固定するとその蛍光特性を失ってしまうため，（例えば免疫組織化学解析のように）細胞を固定してマイトファジーを検出・定量したい場合は，mito-SRAIの方が有用である．また，蛍光タンパク質を外膜にアンカーさせたmito-QCはマイトファジーの検出プローブとして汎用されているが，一部はParkinによっ

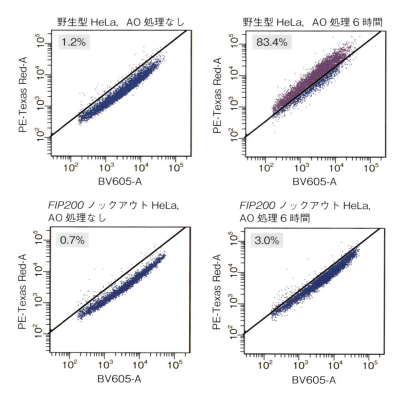

図5　フローサイトメトリーを利用したマイトファジーの実例
野生型HeLa細胞とFIP200ノックアウトHeLa細胞にYFP-Parkinとmt-Keimaを安定発現させ，6時間のアンチマイシンAおよびオリゴマイシン（AO）処理を行った．フローサイトメトリーで$1×10^4$細胞を計測し，マイトファジー陽性となる細胞の割合を算出した．FIP200はマクロオートファジーに必須のタンパク質であるため，FIP200ノックアウトHeLa細胞ではマイトファジーがほぼ完全に阻害される．

てユビキチン修飾を受けて，プロテアソームで分解されるため，ユビキチン依存性のマイトファジーの解析の際は注意が必要である．多様なマイトファジー検出プローブが開発されているので，実験の目的にあったプローブを選定されたい．本稿がその一助となれば幸いである．

　本稿ではマイトファジーに焦点をあてて，プロトコールを記したが，他のオルガネラの選択的オートファジーの誘導方法や解析方法については，他の文献[18)19)20)]を参考にされたい．特に損傷リソソームを修復するリソファジーや鉄貯蔵のフェリチンを分解するフェリチノファジーは，特殊な誘導条件や固有のアダプター分子が同定されている．これらの選択的オートファジーもマイトファジーと同様，生理的に重要であるため，今後，疾患の理解や治療薬開発に向けた研究が盛んに展開されるであろう．

◆ 文献

1) Narendra D, et al：J Cell Biol, 183：795-803, doi:10.1083/jcb.200809125（2008）
2) Matsuda N, et al：J Cell Biol, 189：211-221, doi:10.1083/jcb.200910140（2010）
3) Shimura H, et al：Nat Genet, 25：302-305, doi:10.1038/77060（2000）
4) Valente EM, et al：Science, 304：1158-1160, doi:10.1126/science.1096284（2004）
5) Wenzel DM, et al：Nature, 474：105-108, doi:10.1038/nature09966（2011）
6) Kane LA, et al：J Cell Biol, 205：143-153, doi:10.1083/jcb.201402104（2014）
7) Koyano F, et al：Nature, 510：162-166, doi:10.1038/nature13392（2014）
8) Yamano K, et al：EMBO Rep, 17：300-316, doi:10.15252/embr.201541486（2016）
9) Onishi M, et al：EMBO J, 40：e104705, doi:10.15252/embj.2020104705（2021）
10) Uoselis L, et al：Mol Cell, 83：3404-3420, doi:10.1016/j.molcel.2023.08.021（2023）
11) Yamano K, et al：J Cell Biol, 219：e201912144, doi:10.1083/jcb.201912144（2020）
12) Katayama H, et al：Chem Biol, 18：1042-1052, doi:10.1016/j.chembiol.2011.05.013（2011）
13) Lazarou M, et al：Nature, 524：309-314, doi:10.1038/nature14893（2015）
14) McWilliams TG, et al：Cell Metab, 27：439-449.e5, doi:10.1016/j.cmet.2017.12.008（2018）
15) Ordureau A, et al：Mol Cell, 77：1124-1142.e10, doi:10.1016/j.molcel.2019.11.013（2020）
16) Katayama H, et al：Cell, 181：1176-1187.e16, doi:10.1016/j.cell.2020.04.025（2020）
17) Yim WW, et al：eLife, 11：e78923, doi:10.7554/eLife.78923（2022）
18) Vargas JNS, et al：Nat Rev Mol Cell Biol, 24：167-185, doi:10.1038/s41580-022-00542-2（2023）
19) Eapen VV, et al：eLife, 10：e72328, doi:10.7554/eLife.72328（2021）
20) Ohshima T, et al：J Cell Biol, 221：e202203102, doi:10.1083/jcb.202203102（2022）

第5章 ペルオキシソーム

1 概論—ペルオキシソームの機能と生合成機構

奥本寛治

はじめに

　ペルオキシソームは真核生物に広く存在する一重の生体膜に囲われたオルガネラである．一般的には直径$0.2 \sim 1.0 \mu m$の球状様の形態であり，動物培養細胞では1細胞あたり数百個の顆粒状構造物として観察される（図1A）．ペルオキシソームの名称は，1966年にde DuveとBaudhuinがこのオルガネラをラット肝臓から生化学的に分離し，過酸化水素を産生する複数の酸化酵素と，過酸化水素を分解するカタラーゼを有するオルガネラとして命名したことに由来する[1]．

　ペルオキシソームは極長鎖脂肪酸のβ酸化やエーテルリン脂質プラスマローゲンの生合成など多様な代謝機能を有している．生体におけるペルオキシソームの重要性は，ヒトの"ペルオキシソーム病"として知られる致死性の潜性遺伝病，ペルオキシソーム欠損・形成異常症の重篤な病態からも明らかである[2]．これまでに，ペルオキシソーム形成に必須な多数のペルオキシン遺伝子（PEX遺伝子）が酵母系で30種以上，哺乳類で14種同定され，ヒトペルオキシソーム欠損症患者の全病因PEX遺伝子が解明された．さらに，PEX遺伝子の翻訳産物であるペルオキシンの機能解析が進み，ペルオキシソームへの選択的タンパク質輸送を基盤としたペルオキシソームの形成機構が明らかとなってきた（図1B）[3][4]．本稿では，ペルオキシソームの機能と生合成機構について概説する．

ペルオキシソームの機能

　哺乳動物のペルオキシソームは50種類以上の酵素を含有しており，ペルオキシソーム特有の代謝反応を触媒する（表1）[2][5]．脂肪酸β酸化はペルオキシソームの重要な機能の一つである．高等生物において脂肪酸β酸化はミトコンドリアとペルオキシソームで行われるが，ペルオキシソームではC_{22}（炭素数22）以上の極長鎖脂肪酸をはじめ，分枝脂肪酸，長鎖ジカルボン酸，アラキドン代謝物であるエイコサノイド類など，ミトコンドリアでは分解できないさまざまな物質がβ酸化の基質となり代謝される．ペルオキシソームの脂肪酸β酸化は脂質の分解だけでなく，胆汁酸やドコサヘキサエン酸（DHA）の産生など，脂質の合成にも必要である．また，ヒト脳では総リン脂質の約20%を占めるエーテル型リン脂質プラスマローゲンの生合成は全7段階からなり（図1C），その前半2反応がペルオキシ

216　疾患研究につながる　オルガネラ実験必携プロトコール

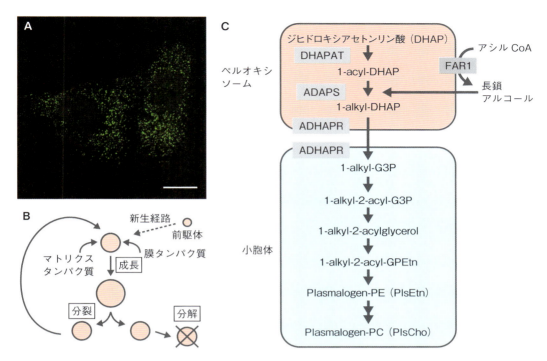

図1 ペルオキシソームの形成モデルとプラスマローゲン合成経路
A）ヒト由来培養細胞（U2OS細胞）の抗カタラーゼ抗体による免疫蛍光染色像．ペルオキシソームが顆粒状の構造物として観察される．スケールバー＝10 μm．B）ペルオキシソーム形成のモデル図．C）プラスマローゲンの生合成は，ペルオキシソームでのDHAP acyltransferase（DHAPAT）とalkyl-DHAP synthase（ADAPS）によるアルキル-DHAPの合成に2段階の反応を要する．第2反応に必要な長鎖アルコールは，ペルオキシソーム膜タンパク質fatty acyl-CoA reductase 1（FAR1）により供給される．Acyl/alkyl-DHAP reductase（ADHAPR）で触媒されるアルキル-DHAPの還元以降の反応は小胞体で進行し，全7段階で完了する．G3P：glycerol-3-phosphate, GPEtn：glycerophosphoethanolamine.

表1 哺乳動物ペルオキシソームの機能

1	過酸化水素代謝（酸化酵素による産生と，カタラーゼによる分解）
2	脂肪酸β酸化 ・極長鎖脂肪酸（C_{22}以上），2-メチル分枝脂肪酸（プリスタン酸），長鎖ジカルボン酸の短鎖化 ・胆汁酸中間体（ジ／トリヒドロキシコレスタン酸）の代謝 ・ドコサヘキサエン酸（DHA）の生合成 ・アラキドン酸代謝物（プロスタグランジン，トロンボキサン類，ロイコトリエン類）の代謝
3	脂肪酸α酸化（フィタン酸，2-ヒドロキシ脂肪酸）
4	エーテルリン脂質プラスマローゲンの生合成
5	グリオキシル酸の代謝・解毒
6	胆汁酸生合成
7	プリン分解
8	ポリアミン分解

哺乳動物ペルオキシソームの主要な機能を示す．DHA：docosahexaenoic acid（C22:6）．

ソームで進行するため（後半5反応は小胞体），プラスマローゲンの生合成にはペルオキシソームが必須である．またペルオキシソームでは，おもに肝臓で産生される有毒な代謝産物であるグリオキシル酸の代謝・解毒や，D-アミノ酸やピペコリン酸，ポリアミンなど種々の物質の酸化も行われる．後者の反応を触媒する酸化酵素群からは，生体にとって有毒な過酸化水素が副産物として産生されるが，ペルオキシソームのマーカー酵素としても知られるカタラーゼにより分解・無毒化される．ペルオキシソームはミトコンドリアや小胞体と並ぶ過酸化水素の産生の場となっており，細胞内におけるレドックス制御に寄与する可能性が示唆されている[6]．

さらには，前述のプラスマローゲン生合成が小胞体と，DHA産生がミトコンドリアと協調して遂行されるように，他のオルガネラとの連携によるペルオキシソームの新たな機能が見出されている．例えば，コレステロールのリソソームから小胞体への輸送には，ペルオキシソームとリソソームのオルガネラ間接触（オルガネラコンタクト）が必要である[7]．

■ ヒトペルオキシソーム病

ペルオキシソームの生化学的な同定に続く1973年に，脳肝腎症候群ともよばれ重篤な症状を呈して多くが生後1歳までに死亡するZellweger症候群の患者では，ペルオキシソームが欠損していることが発見された[8]．この報告から，ペルオキシソームがヒトの生命活動に必須のオルガネラであると認識されるようになった．広義のペルオキシソーム病は，*PEX*遺伝子の異常によりペルオキシソームの形成そのものに障害があるペルオキシソーム形成異常症と，ペルオキシソームに局在する酵素・タンパク質の単独欠損症の2つに分類される．前者のペルオキシソーム形成異常症は，同じ*PEX*遺伝子の異常でも重篤で致死的な疾患から比較的軽度な神経系疾患まで幅広い臨床像を示すことから，現在ではZellwegerスペクトラム症候群（Zellweger spectrum disorders）と呼称される．ペルオキシソーム形成異常症の最も重篤な病態がZellweger症候群であり，脳や肝臓，腎臓の異常に加えて筋緊張低下や顔貌異常，精神運動発達遅延などの多発奇形を呈し，生後数日から数カ月で死亡する．網膜症や聴覚障害もペルオキシソーム形成異常症に共通した病態であり，これまでに原因遺伝子として14種の*PEX*遺伝子の異常が報告されている[2] [4]．

一方，単独酵素欠損症としては，最も頻度の高いX連鎖性副腎白質ジストロフィー〔X-linked adrenoleukodystrophy（X-ALD）：ペルオキシソーム膜タンパク質ABCD1の異常〕や，ペルオキシソームβ酸化の律速酵素の異常であるアシルCoAオキシダーゼ欠損症などがある．これらの多様な疾患からなるペルオキシソーム病は，国の指定難病の一つとなっている．

表2　哺乳動物ペルオキシンとその機能

機能	役割	ペルオキシン	タンパク質の特徴
ペルオキシソームマトリクスタンパク質輸送			
マトリクスタンパク質受容体	PTS1受容体	Pex5S/L	TPRドメイン
	PTS2受容体	Pex7	WDドメイン
	Pex7共受容体	Pex5L	TPRドメイン
タンパク質膜透過装置	Pex5と結合，膜透過複合体	Pex14	PMP
		Pex13	PMP，SH3
	ユビキチンリガーゼ複合体	Pex2	PMP，RING
		Pex10	PMP，RING
		Pex12	PMP，RING
PTS受容体のエクスポート複合体	PTS受容体のエクスポート	Pex1	AAA-ATPase
		Pex6	AAA-ATPase
	Pex1-Pex6複合体の膜アンカー	Pex26	PMP
ペルオキシソーム膜タンパク質（PMP）輸送			
	PMPのシャペロン，受容体	Pex19	CaaXモチーフ
	Pex19の受容体	Pex3	PMP
	Pex3の受容体	Pex16	PMP
ペルオキシソームの分裂			
	Pex11ファミリー	Pex11 α / β / γ	PMP

AAA：ATPases associated with diverse cellular activities, CaaX：ファルネシル化モチーフ，PMP：peroxisomal membrane protein，RING：really interesting new gene, SH3：Src homology-3, TPR：tetratricopeptide repeat, WD：Trp-Aspモチーフ.

ペルオキシソームの生合成と*PEX*遺伝子

　ペルオキシソームを構成するペルオキシソーム内部に局在する可溶性タンパク質（マトリクスタンパク質），およびペルオキシソーム膜タンパク質（PMP）は，いずれもサイトゾルの遊離リボソームで合成された後に直接ペルオキシソームに標的化される．タンパク質選別輸送の観点からすると，ペルオキシソームへのタンパク質輸送はミトコンドリアや葉緑体と同じ翻訳後輸送の様式に分類される．哺乳動物ペルオキシソームの生合成については，遊離型ポリソームで新規合成された構成タンパク質が既存のペルオキシソームに局在化し，その結果ペルオキシソームが成長，分裂して増殖していくという"growth and division model"[9] が一般的に受け入れられている（図1B）．ペルオキシソームの形成因子*PEX*遺伝子の遺伝子産物ペルオキシン群は，**1. マトリクスタンパク質の輸送，2. PMP輸送と初期膜の形成，3. ペルオキシソームの分裂（形態制御）**，を制御する（表2，図2）．以下にペルオキシソーム生合成を簡略に説明する．詳細は他総説を参照されたい[3] [4].

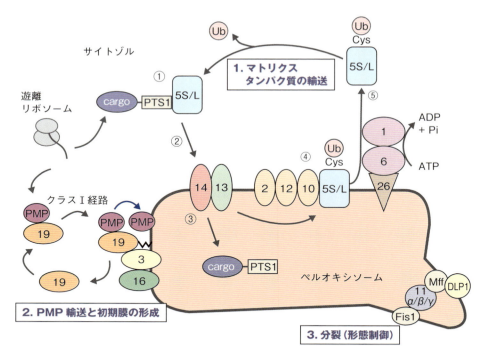

図2　哺乳動物ペルオキシンの細胞内局在と機能

ペルオキシン中の数字は*PEX*遺伝子産物固有の番号（発見順）を，5S/LはPTS1受容体であるPex5の2種のアイソフォーム，S型とL型を示す．PTS1タンパク質輸送の①〜⑤の過程は本文を参照のこと．PTS2受容体Pex7とその共受容体Pex5Lを介したPTS2タンパク質の輸送は省略している．（文献10をもとに作成）

1. マトリクスタンパク質の輸送

　　大部分のペルオキシソームの可溶性マトリクスタンパク質（酵素）は，C末端に3アミノ酸配列Ser-Lys-Leu，およびその類似配列（SKLモチーフ）を有しており，これが非切断型のペルオキシソーム移行シグナル1型（PTS1）として機能する．また，一部のマトリクスタンパク質は9アミノ酸からなるN末端切断型延長ペプチド配列であるPTS2（R/K-L/V/I-X5-H/Q-L/A）をもつ．哺乳動物ペルオキシン14種のうち10種がマトリクスタンパク質の輸送に必須であり，Pex5とPex7がそれぞれPTS1とPTS2の特異的受容体として機能する（表2）[3)4)]．

　　PTS1をもつマトリクスタンパク質（PTS1タンパク質）の輸送機構が最もよく解析されている（図2）．遊離型リボソームで合成されたPTS1タンパク質は，①サイトゾルでPex5と結合，②Pex5がペルオキシソーム膜上のPex14と結合することでペルオキシソームに標的化，③Pex14とPex13を含む膜透過装置複合体によりPex5とともにマトリクスへ輸送される．その後Pex5は，④RINGフィンガーをもつ3種のペルオキシンPex2, Pex10, Pex12からなるペルオキシソーム膜上のユビキチン（Ub）リガーゼ複合体により，Pex5のN末端付近のCys残基がモノUb化修飾（チオエステル結合）を受け，⑤Pex26によってペルオキ

シソーム膜上にリクルートされたAAA-ATPaseであるペルオキシンPex1-Pex6複合体により，モノUb化Pex5がATP加水分解依存的にサイトゾルにエクスポートされる[3)][4)][10)]．このペルオキシソーム内部へのタンパク質輸送では，Pex5がサイトゾルとペルオキシソームを行き来するシャトルレセプターとして機能すること，基質であるPTS1タンパク質がフォールディングを維持して多量体を形成した状態で膜透過可能である点が特徴的であり，小胞体やミトコンドリアへのタンパク質輸送とは大きく異なっている．

2. PMP輸送と初期膜の形成

ペルオキシソーム膜タンパク質（PMP）の輸送には，主にサイトゾルに局在するPMP受容体であるPex19と，ペルオキシソーム膜貫通型タンパク質であるPex3とPex16が必須である（図2）．PMPの局在化シグナル（mPTS）に関しては明確なアミノ酸配列は認められていないが，疎水性度が低めの膜貫通ドメインとPex19との結合領域がPMP輸送に不可欠である（膜貫通ドメインがPex19との結合領域に含まれる場合が多い）．PMPは遊離リボソームで全長タンパク質として合成され，一旦放出されたサイトゾル中でPMPのシャペロンとしても機能するPex19に認識される．Pex19と複合体を形成したPMPは，Pex19とペルオキシソーム膜上のPex3との結合を介してペルオキシソーム膜に直接標的化し，膜挿入される（クラスI経路）[11)][12)]．Pex16はPex3のペルオキシソーム膜局在化に重要である．また，ペルオキシソームの新生過程ではPMPの輸送局在化がマトリクスタンパク質輸送に先行することが示されており，Pex19とPex3はペルオキシソームの初期膜形成に必須である．

3. ペルオキシソームの分裂（形態制御）

ペルオキシソーム膜タンパク質であるPex11ファミリーはペルオキシソームの分裂に必要である．哺乳動物ではPex11 α，β，γの3種のアイソフォームが存在するが，広範に発現するPex11 βが中心的な役割を担っている．Pex11はミトコンドリア分裂因子として知られるFis1やMffとペルオキシソーム膜上で複合体を形成し，ダイナミンファミリーGTPaseであるDLP1（Drp1）と協調してペルオキシソーム膜の切断を促進する（図2）[3)][4)]．Pex11 βは自身がもつ両親媒性ヘリックスを介して生体膜の曲率を制御することも示されている．ペルオキシソームとミトコンドリアの形態制御の間にある共通性と相違点の解析は興味深い課題である．

おわりに

本稿では紹介できなかったが，ペルオキシソームの恒常性維持には前述のペルオキシソーム生合成に加えて，ペルオキシソーム特異的オートファジー（ペキソファジー）による分解機構[13)]も重要である（図1B）．また，膜接触部位を介した他オルガネラとの連携によるペルオキシソームの新たな機能発現や制御機構も見出されつつある．比較的少数のタンパク質から構成されるペルオキシソームは，タンパク質選別輸送やオルガネラの生合成，質・量の調節などの基本原理を探究するのに適したモデルオルガネラとしても有望である．

◆ 文献

1 ） De Duve C & Baudhuin P：Physiol Rev, 46：323-357, doi:10.1152/physrev.1966.46.2.323（1966）
2 ） Waterham HR, et al：Biochim Biophys Acta, 1863：922-933, doi:10.1016/j.bbamcr.2015.11.015（2016）
3 ） Farré JC, et al：EMBO Rep, 20：e46864, doi:10.15252/embr.201846864（2019）
4 ） Fujiki Y, et al：Biochim Biophys Acta Mol Cell Res, 1869：119330, doi:10.1016/j.bbamcr.2022.119330（2022）
5 ） Okumoto K, et al：Adv Exp Med Biol, 1299：3-17, doi:10.1007/978-3-030-60204-8_1（2020）
6 ） Fujiki Y & Bassik MC：Trends Cell Biol, 31：148-151, doi:10.1016/j.tcb.2020.12.006（2021）
7 ） Chu BB, et al：Cell, 161：291-306, doi:10.1016/j.cell.2015.02.019（2015）
8 ） Goldfischer S, et al：Science, 182：62-64, doi:10.1126/science.182.4107.62（1973）
9 ） Lazarow PB & Fujiki Y：Annu Rev Cell Biol, 1：489-530, doi:10.1146/annurev.cb.01.110185.002421（1985）
10） 奥本寛治，他：生化学，95：719-729，doi:10.14952/SEIKAGAKU.2024.950719（2024）
11） Fang Y, et al：J Cell Biol, 164：863-875, doi:10.1083/jcb.200311131（2004）
12） Matsuzaki T & Fujiki Y：J Cell Biol, 183：1275-1286, doi:10.1083/jcb.200806062（2008）
13） Germain K & Kim PK：Int J Mol Sci, 21：578, doi:10.3390/ijms21020578（2020）

第5章 ペルオキシソーム

2 ペルオキシソームの形態・動態観察

杉浦　歩

はじめに

ペルオキシソームはほぼすべての真核細胞に存在する，脂質二重膜に囲まれたオルガネラである．内腔では脂肪酸の酸化や過酸化水素の分解などさまざまな代謝反応が行われており，細胞内代謝の中心的な役割を果たす．近年では自然免疫のシグナル伝達の場となっていることや，代謝物が細胞死や免疫反応にかかわっていることが明らかになり，その細胞生物学的重要性がさらに高まってきている．ペルオキシソームの代謝活性は種々の酵素の発現レベルによるが，数の増減によってもオルガネラとしての細胞内代謝活性は調節されている．また，ペルオキシソームの代謝経路はミトコンドリアや小胞体など他のオルガネラと共有されており，直接的な接触等を介して代謝物の輸送が行われている[1]．このように，ペルオキシソームの形態や動態解析はその機能を理解するためにも重要である．本稿ではペルオキシソームの観察方法を紹介する．

免疫蛍光染色による観察

ペルオキシソームタンパク質に対する抗体の市販品はそれほど多くはなく，免疫染色となるとさらに数は限定される．そのなかでもペルオキシソーム膜タンパク質であるPMP70（ABCD3）やPEX14がよく用いられる．PMP70はペルオキシソーム膜の代表的なタンパク質の一つで，全身性に広く発現している脂質輸送体である[2]．マトリクスタンパク質であるカタラーゼも代表的なペルオキシソームタンパク質であるが，ストレス下など細胞の状態により細胞質にも存在する[3]．ペルオキシソーム構造の形成や維持は*PEX*遺伝子群により制御されているが，これら遺伝子の変異や欠損はマトリクスタンパク質の輸送障害やペルオキシソーム膜の消失を引き起こす[1]．ペルオキシソーム膜欠失細胞ではPMP70などは分解されて検出できないが，PEX14などの一部の膜タンパク質はミトコンドリアをはじめとした他のオルガネラに局在する．このようなことから，単純にペルオキシソームの数や形態を観察するオルガネラマーカーとしてはPMP70が第一候補として考えられる．

1. 培養細胞の免疫蛍光染色

培養細胞のペルオキシソームは一般的な免疫蛍光染色法で染色される．本稿では筆者が

行っている24ウェルプレートに播種した培養細胞を用いた免疫蛍光染色法を紹介する．通常のペルオキシソームの観察では1つの抗体で十分であるが，ここではペルオキシソーム形成因子の変異体における実験例を示すために，2種類の抗体を用いる．

準　備

試料

- [ ] **接着培養細胞**：HAP1細胞，Horizon Discovery社，#C631など

試薬

- [ ] **洗浄液**：PBS．10 × PBS（ナカライテスク社，#27575-31）を超純水で希釈
- [ ] **固定液**：4 % PFA/PBS（ナカライテスク社，#01954-85）
- [ ] **クエンチング溶液**：50 mM グリシン（ナカライテスク社，#17141-95）あるいは塩化アンモニウム（ナカライテスク社，#02424-55），PBSで溶解．1 Mストックを作製し，室温保存
- [ ] **膜透過溶液**：0.1 % TritonX-100/PBS．ポリエチレングリコールモノ-p-イソオクチルフェニルエーテル（ナカライテスク社，#12967-45）をPBSで希釈
- [ ] **ブロッキング溶液**：3 % FBSあるいはBSA，PBSで希釈．用時調製
- [ ] **一次抗体**：抗カタラーゼ抗体（メルク社，#2190101ML），抗PMP70抗体（メルク社，#SAB4200181）
- [ ] **二次抗体**：Donkey Anti-Rabbit IgG H&L（Alexa Fluor® 488）preadsorbed（アブカム社，#ab150061），Donkey Anti-Mouse IgG H&L（Alexa Fluor® 594）preadsorbed（アブカム社，#ab150112）ヤギ抗マウス抗体がラットと交叉することがあるので，ロバ由来の二次抗体を使用している．
- [ ] **抗体希釈溶液**：Can Get Signal Solution 1（東洋紡社，#NKB201）Can Get Signal Solution 1，A，Bおよび3 % FBS/PBSを用いていくつかの抗体反応性を調べたことがあるが，組合わせによっては全くシグナルが出ないこともあった．そのなかでも少なくともシグナルは消えることなく，試した抗体と幅広く相性が良かったのがCan Get Signal Solution 1であった．
- [ ] **褪色防止用封入剤**：ProLong diamond antifade mountant（サーモフィッシャーサイエンティフィック社，#P36970）

器具

- [ ] **24ウェル細胞培養プレート**
- [ ] **カバーグラス**：松浪硝子工業社，#C012001等

プロトコール

0. 事前準備

❶ カバーガラスが入った24ウェルプレートに70～80%コンフルエントとなるように任意の数の細胞を播く.

1. 固定

❶ 培地を取り除き, 直ちに[*1]37℃で温めておいた300μLの4%PFA[*2]を入れ, 37℃で15分間固定.

❷ 400μL PBSで洗浄2回.

2. PFAのクエンチング

❸ 400μLの50mMグリシン（塩化アンモニウム）を加え, 室温で10分間静置.

❹ 400μLのPBSで洗浄2回.

3. 膜透過処理

❺ 400μLの0.1%TritonX-100/PBSを加え, 室温で15分間静置.

❻ 400μL PBSで洗浄2回.

4. ブロッキング

❼ 300μL 3%FBS（BSA）/PBSを加え, 室温で5分間静置.

5. 一次抗体反応

❽ 300μLのCan Get Signal Solution 1で希釈した一次抗体溶液（抗カタラーゼ抗体, 抗PMP70抗体ともに1,000倍希釈）と室温で2時間反応.

❾ 400μLのPBSで洗浄2回.

6. 二次抗体反応

❿ 300μLのPBSで希釈した二次抗体溶液（2,000倍希釈）に置換して室温で1時間反応.

⓫ 400μLのPBSで洗浄2回.

7. 封入

⓬ 超純水ですすぎ, キムワイプ等にカバーグラスを垂直に立てて水

*1 ミトコンドリアなど膜構造の形態に影響を与えてしまうことがあるため, PBSによる洗浄は行わない.

*2 メタノールやエタノール固定はペルオキシソームの数や形態に影響を与えるという報告もあるため, ホルムアルデヒドによる固定が望ましい[4].

第5章 ペルオキシソーム

分をとる．カバーグラスに 15 μL の褪色防止用封入剤でドロップをつくり，その上にカバーグラスをのせる．

実験結果（図1）

野生型，*PEX5* ノックアウト（KO），*PEX19* ノックアウト（KO）HAP1 細胞を用いた実験結果の例を示した（図1）．PEX5 はマトリクスタンパク質，PEX19 は膜タンパク質を輸送するシャペロンである（図1A）．これらの遺伝子破壊はそれぞれマトリクスタンパク質の細胞質への漏出，ペルオキシソーム構造自体の欠失を引き起こす．野生型では膜タンパク質である PMP70 とマトリクスタンパク質であるカタラーゼのシグナルが一致した（図1B 上段）．*PEX5* KO では数は少なくなっているものの抗 PMP70 抗体で標識されるペルオキシソーム構造が観察されたが，カタラーゼは細胞質のみに局在していた（図1B 中段）．*PEX19* KO では膜構造が消失しているので，PMP70 のシグナルは得られず，カタラーゼは細胞質のみに局在していた（図1B 下段）．

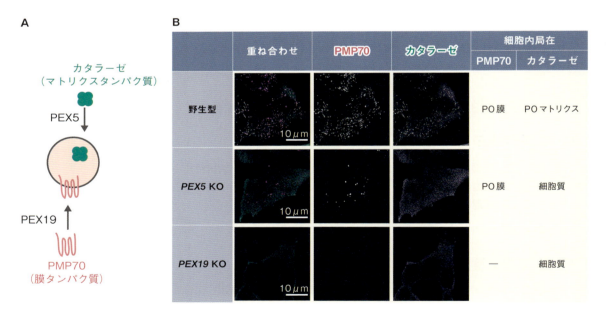

図1　培養細胞ペルオキシソームの免疫蛍光染色
A）マーカータンパク質の輸送模式図．マトリクスタンパク質であるカタラーゼは PEX5 に，6回膜貫通型のタンパク質である PMP70 は PEX19 によってペルオキシソームへ輸送される．PEX5, PEX19 は細胞質に局在する．B）野生型，*PEX5* KO, *PEX19* KO HAP1 細胞に対して，抗 PMP70 抗体（膜），抗カタラーゼ抗体（マトリクス）を用いて免疫蛍光染色した．マトリクス輸送にかかわる *PEX5* の KO 細胞では膜構造は維持されているが，カタラーゼが細胞質に存在している．膜タンパク質の輸送にかかわる *PEX19* の KO 細胞では膜構造は消失し，カタラーゼが細胞質に存在している．PO：ペルオキシソーム．

2. 組織切片の免疫蛍光染色

　　組織切片の染色では筆者は凍結切片を用いて行っているが，パラフィン切片を用いた報告もある．組織切片の染色においてはペルオキシソーム陽性の構造と非特異的なシグナルを区別するために，蛍光標識した一次抗体を用いた直接法を優先的に適用している．ここでは灌流固定後にOCTコンパウンド（サクラファインテックジャパン社，#4583）に包埋されたマウス脳凍結切片の視床下部について，神経幹細胞マーカーであるNestinとPMP70で二重染色した実験例を紹介する．

準　　備

- ☐ 凍結切片
- ☐ **染色バット**：アズワン社，#2-3028-01等
- ☐ **湿潤箱**：コスモ・バイオ社，#10CG等

試薬

- ☐ **抗原賦活化液**：HistoVT one（ナカライテスク社，#06380-76）
- ☐ **ブロッキング液**：Blocking ONE Histo（ナカライテスク社，#06349-64）
- ☐ **一次抗体**：Alexa Fluor® 647 Anti-PMP70抗体［EPR5614］（アブカム社，#ab199019），Rat Nestin Affinity Purified Polyclonal Ab（Goat）（R&D Systems社，#AF2736）
- ☐ **二次抗体**：Donkey anti-Goat IgG（H+L）Cross-Adsorbed Secondary Antibody，Alexa Fluor 488（サーモフィッシャーサイエンティフィック社，#A11055）
- ☐ **核染色試薬**：Hoechst33342（ナカライテスク社，#19172-51）
- ☐ **抗体希釈溶液**：Can Get Signal Solution 1（東洋紡社，#NKB201）
- ☐ **褪色防止用封入剤**：ProLong diamond antifade mountant（サーモフィッシャーサイエンティフィック社，#P36970）

プロトコール

1. 凍結薄切片の前処理

❶ スライドグラスにのった凍結薄切片（12 μm）を乾燥．

❷ スライドグラスをPBSで満たした染色バット等に移す．

❸ PBS室温5分．

2. 抗原賦活化

❹ HistoVT one（ナカライテスク社，#06380-76）に入れ替え，62℃で20分.

❺ PBSで洗浄，室温で5分．これを2回くり返す.

3. ブロッキング

❻ スライドを取り出し，水分をとる.

❼ Blocking ONE Histo（ナカライテスク社，#06349-64）を切片上に1滴たらし，パラフィルムを被せ湿潤箱中，室温で20分.

4. 一次抗体反応（Nestin）

❽ パラフィルムを剥がし，ブロッキング溶液を拭きとる.

❾ 抗Nestin抗体溶液（100倍希釈）を切片上に垂らし[*3]，パラフィルムを被せ湿潤箱中，4℃でオーバーナイト.

❿ パラフィルムを剥がし，抗体溶液を拭きとり，染色バットへ移す.

⓫ PBSで洗浄，室温で5分．これを3回くり返す.

5. 二次抗体反応

⓬ PBSで希釈した二次抗体溶液（2,000倍希釈）と湿潤箱中室温で2時間.

⓭ PBSで洗浄，室温で5分．これを3回くり返す.

6. 一次抗体反応（PMP70）

⓮ Alexa Fluor® 647 Anti-PMP70抗体とHoechst33342をCan Get Signal Solution 1で希釈した抗体溶液を切片に垂らし，パラフィルムを被せ，湿潤箱中4℃でオーバーナイト.

⓯ 染色バットに移し，PBS室温5分．これを3回くり返す.

7. 封入

⓰ 超純水ですすぎ，切片に触れないように水分をよくとる．カバーグラスを褪色防止用封入剤で封入.

*3　スライド全面を満たすためには200〜250 μL必要だが，スライドグラス上で組織切片の大きさによって必要量を調節する.

実験結果（図2）

　　視野全体にPMP70のシグナルが観察され，ペルオキシソーム視床下部に広く存在していることが確認できる（図2上段）．拡大図では球状のペルオキシソームが多く観察された（図2下段）.

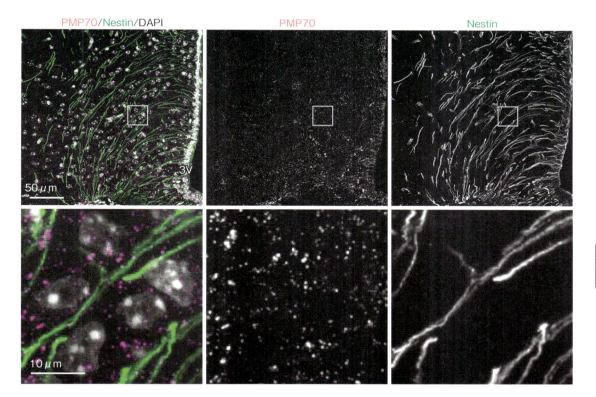

図2 マウス脳凍結切片のペルオキシソーム
4週齢マウス脳（視床下部付近）の冠状断切片をPMP70とNestinの抗体を用いて免疫蛍光染色した．Nestinは神経幹細胞マーカー．上段四角のそれぞれの拡大図を下段に示した．3V：third ventricle（第三脳室）．

> ⚠️ **トラブルへの対応**
>
> 初めて観察するサンプルで，「そもそもペルオキシソームかどうかわからない」「非特異的なシグナルとの区別が難しい」場合，まずはPMP70/カタラーゼのような異なる抗体で二重染色を行い，基本構造を確認する．本実験例で使用した抗体の他，PEX14 antibody（メルク社，#ABC142，1,000倍希釈）やAnti-PMP70 AF555（サーモフィッシャーサイエンティフィック社，#PA1650A555，400倍希釈）も細胞および組織の免疫蛍光染色に使用できる．

ペルオキシソームの定量的解析

ペルオキシソームは細胞内外の環境に応じて数や形態を変化させるが，それらを定量することは細胞内代謝活性を考えるうえでも重要である．ペルオキシソームは $0.2 \sim 1.0\,\mu m$ の球状あるいは楕円状の形をしており，ミトコンドリアと同様の分子機構による分裂を経て数を増やす．一方，ミトコンドリアとは異なり融合をすることはなく，分枝による複雑なネットワーク形成もほとんどみられないため（図2），数や長さの計測が比較的容易に行うことができる．ここではイメージングソフトウェアであるImageJ（Fiji）を用いた培養細胞のペルオキシソーム数の定量方法を紹介する．

プロトコール

❶ 共焦点顕微鏡で細胞の下から上までを撮像（z軸のステップ間隔は 500 nm 以下が望ましい）．

以下，画像処理とそのImageJでの操作を（）内に示す．

❷ スタック画像を作成（Stacks > Z Project > Max Intensity）．

❸ 選択ツールでROIを選ぶ（Edit > Clear Outside）．

❹ 閾値を決める（Image > Adjust > Threshold）．

❺ 画像をバイナリ化する（Process > Binary > Make Binary）．

❻ 密集したペルオキシソームを分離する（Process > Binary > Watershed）．

❼ ペルオキシソーム数を算出（Analyze > Analyze Particles）．

❽ 長さを比較解析したいときは骨格化する（Process > Binary > Skeletonize）．

❾ 結果の出力〔Analyze > Skeleton > Analyze Skeleton (2D/3D)〕．

実験結果 （図3）

コントロールとしてEYFP（enhanced yellow fluorescent protein），EYFPに融合させたペルオキシソーム分裂因子Drp1（dynamin-related protein 1）のドミナントネガティブ型であるDrp1[K38E] を発現させたCOS7細胞（EYFP-Drp[K38E]）を用いて，抗PMP70抗体による免疫蛍光染色を行った．同じサンプルに対してAnalyze ParticleとAnalyze Skeletonによりそれぞれ解析した．ペルオキシソームの分裂が抑制された細胞では，ペルオキシソームの数が減り，平均長さは長くなっていることが定量的に示された．蛍光シグナルであるの

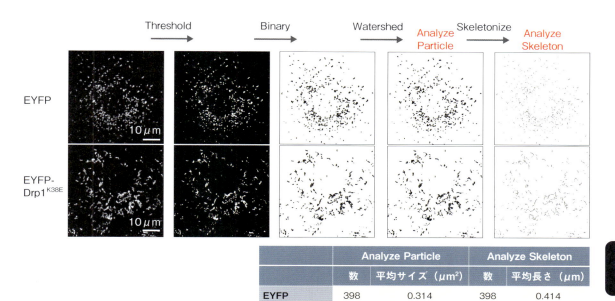

図3 培養細胞のペルオキシソームの定量
EYFPあるいはペルオキシソーム分裂因子のドミナントネガティブ体（EYFP-Drp[K38E]）を発現したCOS7細胞に対して、抗PMP70抗体を用いた免疫蛍光染色を行い、共焦点顕微鏡で250 nmずつ10スライスを撮像した。画像解析ソフトImageJを用いて、3Dスタックした画像を図のような手順でペルオキシソームの数と面積、長さを定量化した（下段表）。

で正確な値は電子顕微鏡レベルの解析が求められるが、多くの論文では蛍光顕微鏡像を用いた画像解析が相対的な比較解析として採用されている。

ライブイメージング

1. 蛍光タンパク質による標識

タンパク質やオルガネラの動態を理解するためには固定サンプルのスナップショットだけでなく生細胞中の連続的な変化を観察することは重要である。細胞質で合成されたペルオキシソームマトリクスタンパク質はPTS1（peroxisome targeting signal 1）あるいはPTS2によってマトリクスへ輸送される。PTS1はペルオキシソームマトリクスタンパク質のC末端側、PTS2はN末端側に付加されるが、単純にペルオキシソームを蛍光標識することが目的であれば、PTS1の方が扱いやすい。PTS1はC末端の3つのアミノ酸（S/A/C）-（K/R/H）-（L/M）からなるが、蛍光タンパク質などを人工的にペルオキシソームに輸送させるとき哺乳類ではSKLがよく用いられている。PTS1とそれを認識するPEX5は広く保存されており、さまざまな生物種において蛍光タンパク質に限らずさまざまな物質をペルオキシソームマトリクスに輸送するために応用されている。例えば、Halo-tagを付加したプロー

A

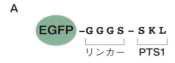

B

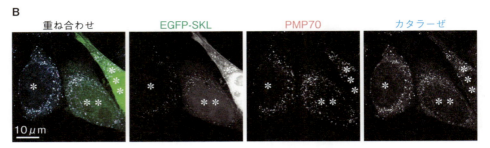

図4　PTS1を融合した蛍光タンパク質の局在
A）PTS1を融合した蛍光タンパク質（EGFP-SKL）の模式図．B）HeLa細胞にEGFP-SKLを遺伝子導入し，24時間後にPMP70とカタラーゼの抗体を用いて免疫蛍光染色した．＊の数はEGFP-SKLの発現レベルを表し，数が増すにつれてEGFPの発現レベルが上昇している．

ブを用いて，ペルオキシソームの半減期を調べることも可能である[5]．筆者は蛍光タンパク質に一般的なリンカー（GGGS）配列を挿入した後にSKLを付加し，ペルオキシソーム標識タンパク質としている（図4A）．遺伝子導入により一過性あるいは安定的に発現させ，任意の蛍光ライブセルイメージングシステムにより観察する．分裂因子であるDrp1がペルオキシソームに集積してから，分裂までは数秒ほどである[6]．分裂の瞬間を捉えるための撮影では，遅くとも10秒以下のインターバルが望ましい．

トラブルへの対応

PTSを融合したタンパク質を遺伝子導入する際，発現が強すぎると細胞質へ局在してしまう場合もあるので，発現量（遺伝子導入量）の調節（検討）が必要である（図4B）．観察を遺伝子導入から24時間から48時間に延ばすことで局在が安定することもある．PEX3やPEX2といった膜タンパク質の過剰発現は凝集やペルオキシソーム特異的なオートファジーを誘導することもあるので，留意されたい[7,8]．

2．蛍光色素による標識

オルガネラの蛍光標識はMitoTrackerやLysoTrackerに代表される蛍光色素もよく用いられる．発現ベクターの作製や遺伝子導入操作が不要であり，簡易的にさまざまな条件での使用が可能である．これらのプローブはミトコンドリアが正電荷を引き寄せることや，リソソーム内腔が酸性であることなど各オルガネラの特性を利用している．その点，ペルオキシソームは他のオルガネラと区別するための特徴が乏しく，むしろそれこそが特徴であ

るとも言える．生細胞で使用可能なペルオキシソームプローブはいくつかの開発が試みられているが[9]～[11]汎用されているプローブはまだない．1つだけ有望そうな報告があるのでここで紹介したい．BODIPY（boron-dipyrromethene）は蛍光色素の一種であり，BODIPY-C12は脂肪滴やミトコンドリアを標識することが知られていたが，近年BODIPY-C12がペルオキシソームを標識することが報告された[12]．同論文では炭素鎖数20の脂肪酸にシリコンローダミンやMap555といった蛍光物質を結合させ，より特異性の高いPeroxiSPY650あるいはPeroxiSPY555を開発した．すでに製品化されており，本稿執筆現在（2024年6月）入荷待ちの状態であるが，入手した際にはまた別の機会で実験結果を紹介したい．

おわりに

ペルオキシソームは機能の重要性に反して，研究報告数は他のオルガネラと比べて少ない[13]．専門研究者数が少ないことはもとより，「そもそも見たことがない」研究者が多いのではないだろうか．その理由にはツール，特に蛍光色素のような簡便にペルオキシソームを観察する試薬が乏しいことが考えられる．例えばミトコンドリアにはMitoTrackerなどの簡便にミトコンドリアを観察するための蛍光色素があり，ミトコンドリア未経験者が新たな一歩を踏み出すための敷居を下げている．前述のように特異的かつ汎用性が見込まれる蛍光色素がようやく開発されつつある．これらの蛍光プローブが広く使用され，**5章-3**にもあるように機能的な解析も含めて研究者が増えれば，今後ペルオキシソーム研究が加速度的に進むことが予想される．抗体に関しても選択肢こそ多くはないが各種の実験に使える抗体は揃っているので，詳細な解析の際に本プロトコールがお役に立てれば幸いである．

◆ **文献**

1）Fujiki Y, et al：Biochim Biophys Acta Mol Cell Res, 1869：119330, doi:10.1016/j.bbamcr.2022.119330（2022）
2）Morita M & Imanaka T：Biochim Biophys Acta, 1822：1387-1396, doi:10.1016/j.bbadis.2012.02.009（2012）
3）Okumoto K, et al：eLife, 9：e55896, doi:10.7554/eLife.55896（2020）
4）Schrader M, et al：Histochem J, 27：615-619（1995）
5）Huybrechts SJ, et al：Traffic, 10：1722-1733, doi:10.1111/j.1600-0854.2009.00970.x（2009）
6）Kamerkar SC, et al：Nat Commun, 9：5239, doi:10.1038/s41467-018-07543-w（2018）
7）Sargent G, et al：J Cell Biol, 214：677-690, doi:10.1083/jcb.201511034（2016）
8）Yamashita S, et al：Autophagy, 10：1549-1564, doi:10.4161/auto.29329（2014）
9）Zhou Y, et al：Chem Sci, 11：12149-12156, doi:10.1039/d0sc02922j（2020）
10）Ding Q, et al：J Am Chem Soc, 142：20735-20743, doi:10.1021/jacs.0c09576（2020）
11）Kim I, et al：Chem Asian J, 13：3485-3490, doi:10.1002/asia.201800863（2018）
12）Korotkova D, et al：Nat Commun, 15：4314, doi:10.1038/s41467-024-48679-2（2024）
13）Picard M & Shirihai OS：Cell Metab, 34：1620-1653, doi:10.1016/j.cmet.2022.10.008（2022）

第5章　ペルオキシソーム

3 ペルオキシソームへの タンパク質輸送の解析

奥本寛治

はじめに

　オルガネラへのタンパク質輸送の解析には，細胞の成分をオルガネラ画分とそれ以外の
サイトゾル画分に分離する細胞分画法が多く使われる．細胞分画法では，ホモジナイザー
やニードルを用いた機械的な細胞膜の破砕が一般的である．しかし実際に実験を行ったこ
とがあれば理解してもらえるかと思うが，この方法は実験者の手技や細胞のコンディショ
ンによって分画にばらつきが出る．さらに比較的多くの細胞が必要であったり，多検体を
同条件で処理しにくいなど，難しい面もある．また，機械的な細胞破砕では，ペルオキシ
ソームのような脆弱な膜をもつオルガネラは，細胞膜破砕の際に一部破砕されて内容物が
漏出する懸念がある．そこで，ここでは穏やかな界面活性剤であるジギトニンを用いた細
胞分画法を2つ紹介する．

　ジギトニンはコレステロールに対し高い親和性があるため，細胞を低濃度のジギトニン
で短時間処理するとコレステロールに富む細胞膜のみが可溶化され，コレステロール含量
の低いオルガネラ膜には影響を及ぼさない状態をつくることができる[1)2)]．ジギトニンを含
むバッファーで細胞を処理し，溶出した画分（サイトゾル画分）とそれ以外の画分（オル
ガネラ画分）に分離するというシンプルなものであり，機械的な破砕法に比べると手技に
慣れていない人でも再現性の高い手法である．図1に本プロトコールの概略（フローチャー
ト）を示す．図1Aは細胞が培養ディッシュに接着した状態でジギトニンを処理するもの
で，サイトゾル／オルガネラ比を定量的に比較したい場合に適している．図1Bは細胞を等
張バッファー中に回収してからジギトニンを処理するもので，より簡便で，スケールを上
げれば分画した両画分を免疫沈降などの実験に用いることも可能である．各々の実験の目
的に合わせてプロトコールを選択してほしい．

234　疾患研究につながる　オルガネラ実験必携プロトコール

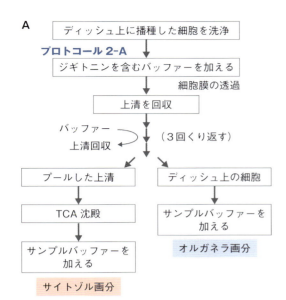
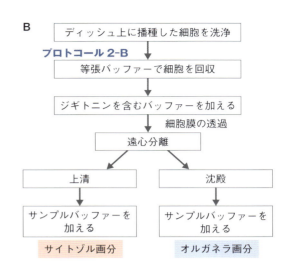

図1 本プロトコールの概略（フローチャート）
TCA：trichloroacetic acid.

準備

動物培養細胞関連
- ☐ 動物培養細胞（CHO細胞，HeLa細胞などの接着性細胞）
- ☐ 培地（F12培地およびDMEM培地，10％ウシ胎仔血清を添加）
- ☐ 細胞培養用6ウェルプレート
- ☐ CO_2インキュベーター，クリーンベンチなど細胞培養関連設備

ジギトニンを用いた細胞分画
- ☐ semi-intact buffer（SB）[*1]：0.25 Mスクロース，25 mM HEPES-KOH（pH 7.4），2.5 mM MgOAc，25 mM KCl，2.5 mM EGTA，1 mM DTT

  分画に加えて細胞の洗浄時にも使用するので，サンプル数に応じて50〜100 mL程度作製する．

- ☐ homogenizing buffer（HB）[*1]：0.25 Mスクロース，20 mM HEPES-KOH（pH 7.4），1 mM EDTA，1 mM DTT
- ☐ PBS（−）（洗浄用）
- ☐ ジギトニン（富士フイルム和光純薬社，#047-21374）：50 mg/mLの濃度でDMSOに溶解し，−20℃で保存．
- ☐ プロテアーゼ阻害剤（Complete EDTAフリー プロテアーゼ阻害

[*1] リン酸化を検出する場合は，バナジン酸ナトリウム，フッ化ナトリウム等，あるいは市販のホスファターゼ阻害剤（Phos-STOP，メルク社，PHOSS-ROなど）を添加する．細胞の剥離を最小限とするために，EDTAは使用しない．

剤カクテル，メルク社，#11836170001など）：EDTAを含まないものが望ましい．個別のプロテアーゼ阻害剤（$5\sim10\,\mu$g/mL）の添加でもよい.

- ☐ トリクロロ酢酸（TCA）（ナカライテスク社，#34637-14）など：dH$_2$Oで22.5％に希釈.
- ☐ アセトン（ナカライテスク社，#00310-95）など
- ☐ 4×Laemmliサンプルバッファー：4％メルカプトエタノールを含む.
- ☐ 1×Laemmliサンプルバッファー：4×のものをPBあるいはHBで希釈する.
- ☐ セルスクレーパー（住友ベークライト社，#MS-93101）など
- ☐ ウエスタンブロット解析用の試薬，機器：汎用のもの.

プロトコール

　2つの分画方法を示す．どちらもジギトニンを処理することで細胞膜の透過性を亢進し，サイトゾル画分とオルガネラを含むそれ以外の画分とに分離するが，手順の簡便さと分画の精度，分画後の解析への許容度などが異なる．実験目的に応じて選択されたい.

1. 前日：細胞の播種（〜30分）

　以下の手順は，6ウェルプレートの1ウェル分を基本単位とする．細胞の準備については両プロトコールで共通である.

❶ CHO細胞を6ウェルプレートに8×10^5 cells/well（〜40％コンフルエント）の濃度で播種する．duplicateまたはtriplicateの実験が望ましい.

❷ CO$_2$インキュベーター内で24時間以上培養する．分画操作の当日に，細胞が十分に接着，伸展した状態で90％コンフルエント程度になるのが望ましい[*2].

2-A. TCA沈殿を用いる方法（〜2.5時間）（図1A）

　TCA沈殿の工程が入るため時間はかかるが，サイトゾル／オルガネラ比を精度高く定性的に解析したい場合に適している.

　以下の手順はステップ❷と❹を除いてすべて氷上で実施する.

❶ SBとPBSを氷上で冷却しておく.

❷ サンプル数＋1×1 mL分のSBを分取し，ジギトニン（終濃度50μg/mL）を加え室温に戻しておく．これに使用直前にプロテアーゼ阻害剤を加え，permeabilization（透過処理用）バッファー1として細胞膜破砕に使用する．必要に応じて脱リン酸

[*2] 細胞密度が低い場合には，ジギトニン処理時に細胞が剥がれやすくなる．一方で細胞がコンフルエントな状態では，ジギトニン処理による細胞膜の透過性が不均一となる，細胞がシート状に剥がれるといった問題が起こりうる．細胞種や実験の目的に応じて，細胞分画に供する際の細胞密度は最適化した方がよい.

化阻害剤も添加する.

❸ 氷上において，6ウェルプレート上の細胞を冷却したSBで2回洗浄する．以降のすべての行程でバッファーの添加は水滴を落とすようにして行い，細胞が剥がれないように十分注意して行う．一方，培養液やバッファーを除去した後に手早くSBを添加して，細胞を乾燥させないことも必須である[*3].

❹ SBをウェルから取り除いたあとに6ウェルプレートを実験台上に置き，室温のpermeabilizationバッファー1を1ウェルあたり1mLずつ緩やかに加える．ゆっくり撹拌し，室温で5分静置する（細胞膜の透過）．この5分のジギトニン処理の間に細胞膜のみの透過性が高まり，サイトゾルが漏出する.

❺ 6ウェルプレートを氷上へ戻し，ウェル内のpermeabilizationバッファー1を全量回収し，新しい15mLチューブに入れる.

❻ 氷冷したSBを1ウェルあたり1mLずつ緩やかに加える.

❼ ゆっくり撹拌したあと，ウェルからSBを回収し，ステップ❺の15mLチューブに加える（細胞のリンス）.

❽ ステップ❻，❼の洗浄の工程をさらに2回くり返し（計3回），上清を1ウェルあたり合計4mL回収する[*4].

❾ さらにもう一度氷冷したSBを1ウェルあたり1mLずつ緩やかに加え，撹拌したのちにウェルから上清を完全に取り除く（これは廃棄，最後の洗浄過程となる）（図2B）.

❿ ウェルに残った細胞に400μLの1×Laemmliサンプルバッファーを直接加え，セルスクレーパーを用いて撹拌後に全量を新しい1.5mLチューブに回収する[*5].

⓫ 95℃で10分間処理してSDS-PAGE用サンプルとする（沈殿画分＝オルガネラ画分となる）.

⓬ ステップ❽で回収した計4mLの上清画分を均一に撹拌してから，20,000×g，4℃で10分遠心する.

⓭ 上清1mL（全量の1/4）を新しい2mLチューブに移す.

⓮ 氷冷しておいた22.5%TCA溶液を800μL加える（終濃度10%）[*6].

⓯ ボルテックスで撹拌し，氷中で30分静置する（白濁＝TCA沈殿）.

⓰ 20,000×g，4℃で10分遠心する.

⓱ 上清を取り除き，1mLの氷冷アセトンを加える.

⓲ 水浴型のソニケーターで超音波処理し，沈殿を破砕する[*7].

[*3] 2-A，2-Bのプロトコールに共通して，ジギトニンを処理する段階の前までにいかに細胞にダメージを与えないかが重要である．P1000のマイクロピペットを使用する場合には，1mLチップの先端をハサミで切断して径を大きくしておく（排出する液の圧が高くなるのを防ぐため）．細胞の洗浄，バッファーの添加の工程はすべて前述の注意点を念頭に置き操作する.

[*4] サイトゾル画分がオルガネラ画分へ混入するのを最小限としたい場合には，3回目のSB添加後に氷上で10分静置して細胞内の成分をSB中に十分に拡散させてから回収するのもよい.

[*5] 核画分が含まれるため，サンプルバッファー添加後にゲノムDNAが漏出し，溶液が粘稠となるので注意する.

[*6] タンパク質濃度が低い場合には，キャリアーとして20%Triton X-100溶液を2μL加える.

[*7] TCA沈殿で生じた沈殿をアセトン中で破砕することで，沈殿中に含まれるTCAの溶出と，その後のサンプルバッファーへの溶解が容易となる．沈殿が粉末状に砕ければ十分であり，過度の超音波処理によってアセトン溶液が熱くならないように注意する（チューブのフタが開くことがある）.

第5章 ペルオキシソーム

237

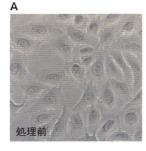
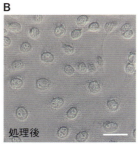

図2　ジギトニン処理前後のU2OS細胞の明視野像
SBで洗浄した段階で，ジギトニン処理前のU2OS細胞（A：処理前），およびジギトニン処理5分した後にSBで3回洗浄した後のU2OS細胞（B：処理後）を観察した明視野像．スケールバー＝20 μm．ジギトニン処理をした後でも細胞の輪郭は変わらず観察されており，細胞は接着を維持している（B）．

⑲ ボルテックスでよく撹拌したあと，20,000×g，4℃で10分遠心する．

⑳ 沈殿を触らないようにして，200 μL程度を残して上清（アセトン）を取り除く．

㉑ 20,000×g，4℃で1分遠心する．

㉒ 上清（アセトン）を完全に取り除く．アセトンが揮発して完全に沈殿が乾いてしまうとサンプルバッファーへの溶解が困難になるので，アセトン除去後にはすみやかにサンプルバッファーを加える．

㉓ 100 μLの1×Laemmliサンプルバッファーを加え，沈殿を完全に溶解する．沈殿が溶けにくい場合には，水浴型のソニケーターで超音波処理する．

㉔ 95℃で5分間処理してSDS-PAGE用サンプルとする（ジギトニン可溶性上清画分＝サイトゾル画分となる）[*8]．

2-B. 細胞を等張液中に回収してからジギトニン処理を行う方法（～1.5時間）（図1B）

より簡便な手法であり，分画後のサイトゾル画分あるいはオルガネラ画分を下流の解析（免疫沈降，結合実験など）に供する場合に適している．

以下の手順はすべて氷上で実施する．

❶ HBとPBSを氷冷しておく．

❷ サンプル数＋1×1.5 mL分のHBを分取し，ジギトニン（終濃度100 μg/mL）を加える．これに使用直前にプロテアーゼ阻害剤を加え，permeabilizationバッファー2とする（氷冷しておく）．必要に応じて脱リン酸化阻害剤も添加する．

❸ 6ウェルプレート上の細胞を冷却したPBSで2回洗浄する．

❹ PBSをウェルから取り除き，HBを1ウェルあたり500 μLずつ緩やかに加え，全体に行き渡らせる．

[*8] 1ウェルの細胞からスタートして，ジギトニン処理で可溶化させた上清画分と，オルガネラを含む残りの全画分が等量になるようにサンプルを作製してある〔上清画分は全体の1/4量を100 μLに（ステップ㉓），残りの全画分は全量を400 μLに（ステップ❿）調製しているため〕．

❺ セルスクレーパーを用いて細胞を剥離し，HBごと全量を新しい 1.5 mLチューブに回収し，軽くタッピングで撹拌する．スクレーパーで細胞を剥がす操作は最小限にとどめ，細胞が潰れてオルガネラが物理的に破砕されないように注意する[*9].

❻ 800 × g，4℃で5分遠心する（2,000 × g，4℃で2分）．

❼ 上清を取り除いたあと，沈殿にHBバッファーを300 μL加えタッピングで懸濁する．沈殿をほぐすことができればよい．物理的なダメージを避けるため，ピペッティングはしない（タッピングで十分に懸濁できるはずである）．

❽ 800 × g，4℃で5分遠心する．

❾ 上清を取り除き，沈殿にpermeabilizationバッファー2を250 μL加えステップ❼と同様にタッピングで懸濁する．

❿ 氷中で10分静置する．この10分間のジギトニン処理で細胞膜のみが透過性となる．

⓫ タッピングで細胞を1回均一に懸濁してから，新しい1.5 mLチューブに90 μL（①：total用）および120 μL（②：サイトゾルとオルガネラ用）をそれぞれ分取する．

⓬ ①に30 μLの4×サンプルバッファーを加え，水浴型のソニケーターで超音波処理して破砕する．その後95℃で10分間処理してSDS-PAGE用サンプルとする（total画分）．

⓭ ②を20,000 × g，4℃で10分遠心する．

⓮ 遠心後の②のチューブの上清から90 μLを分取し，新しい1.5 mLチューブに入れる．30 μLの4×サンプルバッファーを加え，95℃で5分間処理してSDS-PAGE用サンプルとする（サイトゾル画分）．

⓯ ステップ⓮の遠心後の②のチューブから完全に上清を取り除く．沈殿を吸わないように細心の注意を払う．

⓰ 残った沈殿に100 μLのHBを加え，ゆっくりとチューブの壁面をリンスする．

⓱ 20,000 × g，4℃で10分遠心する．

⓲ ステップ⓯と同様に上清を完全に取り除き，残った沈殿に120 μLの1×サンプルバッファーを加える．

⓳ 沈殿を水浴型のソニケーターで超音波処理して破砕したあと，95℃で5分間処理してSDS-PAGE用サンプルとする（オルガネラ画分）．

[*9] ゴシゴシとウェルの底をこするのではなく，円を描くように一方向にスクレーパーを動かして，理想的には同じ場所はこすらず一気に細胞を剥がすようにする．スクレーパーのシリコン刃に細胞塊が付着するので，ロスしないようにHBにこそぎ落とすようにする．1 mLチップで細胞を含むHBを回収するが，ウェル内でごくゆるやかに1～2回ピペッティングしてから回収する（細胞へのダメージを極力避ける）．

第 5 章 ペルオキシソーム

トラブルへの対応

■ **サイトゾル／オルガネラ比がばらつく，トータルのタンパク質量が揃わない**

　本プロトコールでは，ジギトニン処理を行う際の細胞のコンディションが重要である．サイトゾル／オルガネラ比がばらつく，トータルのタンパク質量が揃わない要因は，実験操作中に細胞が剥がれてロスすることに起因する場合が多い．

　2-A のプロトコールでは，前日あるいは前々日に細胞を播種して，実験当日には90％コンフルエント程度の状態が望ましい．HeLa細胞やU2OS細胞などの接着性の高い細胞では，少々細胞密度が低い状態でもジギトニン処理およびその後の洗浄を通じて細胞は剥がれない（図2）．また，HEK細胞のように接着性が弱い細胞を用いる際には，ポリLリシンなどをコーティングした培養ディッシュへの播種が必要となる．一方で，細胞密度によって，特にコンフルエントに達した細胞では，タンパク質のサイトゾル／オルガネラ局在比が本質的に変動する可能性がある．実際に使用する細胞種に合わせて，**2-A，2-B** に共通してジギトニン処理をする際の細胞密度を予備実験により最適化した方がよいだろう．また，対象とするタンパク質が低濃度のジギトニン処理そのものによって影響を受けない（分解など）ことも確認しておくべきである．

実験結果

　CHO細胞を用いた過酸化水素分解酵素カタラーゼの細胞内局在の調節機構の解析を示す[3]（図3）．Pex14はペルオキシソームマトリクスタンパク質輸送装置の中心因子として機能するが（5章-1の図2），われわれは酸化ストレスによってPex14のC末端領域にある232番目のセリン残基がリン酸化されることを見出した（図3B）．ペルオキシソームのマーカー酵素であるカタラーゼで免疫染色した場合，野生型CHO-K1細胞ではカタラーゼの大部分がペルオキシソームに局在する像が観察されるが（図3Aa），*PEX14* を欠損したCHO変異細胞ZP161ではカタラーゼの輸送が阻害されているため，細胞全体に散在する（図3Ab）．Pex14の232番目のリン酸化セリンの機能的意義を調べるために，変異細胞ZP161に対して野生型Pex14（図3Ac），非リン酸化型S232A変異体（図3Ad），および恒常的リン酸化模倣型S232D変異体（図3Ae）をそれぞれ入れ戻した安定発現株を樹立し，解析を行った．野生型Pex14安定発現株ではCHO-K1と同様にカタラーゼのペルオキシソーム局在が回復していたが（図3Ac），恒常的リン酸化模倣型S232D安定発現株では多くのカタラーゼがサイトゾルに散在したままで，一部のみがペルオキシソームに局在していた（図3Ae）．

　これらの免疫染色の結果をより定量的に解析するため，ジギトニンを用いた細胞分画（**プロトコール2-A** の方法）で各細胞を分画した結果が図3C，3Dである．図3Aの免疫染色の結果を反映して，野生型細胞と野生型Pex14安定発現株ではカタラーゼの大部分がオルガネラ画分に，変異細胞ZP161ではサイトゾル画分に検出された（図3C, D）．また，S232D安定発現株のカタラーゼは全体の60％以上がサイトゾルに残存していた（図3C，レーン9，10，図3D）が，典型的なPTS1タンパク質であるアシルCoAオキシダーゼはオルガネ

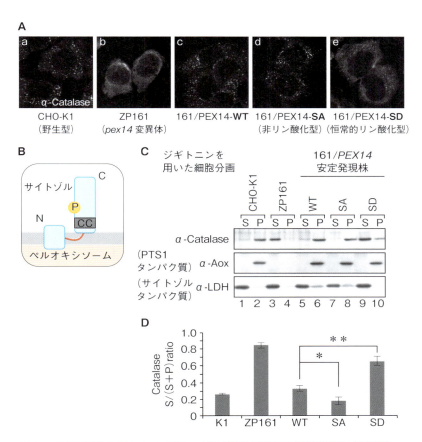

図3 CHO細胞を用いたカタラーゼの細胞内局在の調節機構の解析例

A) 野生型CHO-K1細胞 (a), PEX14欠損性CHO変異細胞ZP161 (b), 変異細胞ZP161に野生型Pex14 (c), 非リン酸化型S232A変異体 (d), および恒常的リン酸化模倣型S232D変異体 (e) をそれぞれ安定発現した細胞株を, 抗カタラーゼ抗体を用いて免疫染色した. スケールバー＝10μm. B) Pex14の配向性とリン酸化部位の模式図. Pは232番目のリン酸化セリンを, CCはcoiled-coil領域を示す. C) 各細胞をジギトニンを用いた本プロトコル2-Aに従って細胞分画し, ウエスタンブロットを行った. Sはサイトゾル画分, Pはオルガネラ画分を示す. Aox：acyl-CoA oxidase, LDH：lactate dehydrogenase. D) Cの結果を, 総カタラーゼ量に対するサイトゾル局在性のカタラーゼの比率〔S／(S＋P)〕として定量的に示した. ANOVA, *p＜0.05, **p＜0.01 (n＝3). (文献3より引用)

ラ画分にのみ検出された (図3C, レーン9, 10) ことから, Pex14のS232リン酸化はカタラーゼの輸送のみを選択的に抑制することが示された. このようにジギトニンによる細胞分画によって, 免疫染色では判定しがたいカタラーゼのサイトゾル画分／オルガネラ画分比を定量的に比較できることが示された (図3D).

おわりに

　本プロトコールは，低濃度ジギトニンを用いたサイトゾル画分の除去によるセミインタクト細胞の作製と，それを用いた核タンパク質[5][6]やペルオキシソームタンパク質[7][8]の in vitro 輸送系に端を発する．ジギトニンによる細胞膜特異的な膜透過亢進を利用した本プロトコールは，ペルオキシソームだけでなくミトコンドリア局在タンパク質シトクロム c の分画も良好であり[3]，他のオルガネラタンパク質の局在解析にも有効であろう．

　2-Aのプロトコールが細胞の剥離に注意を要するのに対し，**2-B**のプロトコールでは細胞を等張液中にまず回収してからジギトニン処理を行うので，**B**の方がより細胞のロスが少なく簡便で，再現性は高い傾向にある．**B**では等張液への回収時に細胞が物理的に破砕されたとしても，漏出したサイトゾル画分および軽いオルガネラはその後の洗浄により除去される（**図1**）．したがって，インタクトな細胞のみをスタート材料とすることができる点で**B**のプロトコールは有利である．また，TCA沈殿の操作を含まないため**B**のプロトコールはスケールアップが容易であり，実験材料としてサイトゾル画分とオルガネラ画分を準備するのにも簡便に適用できる．一方で，**A**のプロトコールでは，細胞の剥離さえなければ迅速にジギトニン処理ができるため，生細胞のタンパク質局在を反映した分画が可能となると考えられる．より多くの研究者に本プロトコールを利用あるいは応用してもらえると幸いである．

◆ 文献

1 ）Keukens EA, et al：Biochim Biophys Acta, 1110：127-136, doi:10.1016/0005-2736(92)90349-q（1992）
2 ）Frenkel N, et al：J Phys Chem B, 118：14632-14639, doi:10.1021/jp5074939（2014）
3 ）Okumoto K, et al：eLife, 9：e55896, doi:10.7554/eLife.55896（2020）
4 ）Fujiki Y & Bassik MC：Trends Cell Biol, 31：148-151, doi:10.1016/j.tcb.2020.12.006（2021）
5 ）Adam SA, et al：J Cell Biol, 111：807-816, doi:10.1083/jcb.111.3.807（1990）
6 ）Kose S, et al：Methods Mol Biol, 1262：291-303, doi:10.1007/978-1-4939-2253-6_18（2015）
7 ）Matsuzaki T & Fujiki Y：J Cell Biol, 183：1275-1286, doi:10.1083/jcb.200806062（2008）
8 ）Okumoto K, et al：Methods Mol Biol, 1595：213-219, doi:10.1007/978-1-4939-6937-1_20（2017）

第5章 ペルオキシソーム

4 ペルオキシソームの脂肪酸β酸化活性の測定

奥本寛治

はじめに

　細胞内のペルオキシソームの数や量，質，生物学的活性を解析するうえで，極長鎖脂肪酸のβ酸化活性はペルオキシソームが有するさまざまな代謝機能のなかでもペルオキシソームに特有で優れた指標の一つである．ペルオキシソームにおけるβ酸化はペルオキシソーム内に局在する酵素群によって触媒されており，その酵素活性はペルオキシソームの数や量，ペルオキシソームへのタンパク質輸送などさまざまな要因と相関するため，ペルオキシソームの研究に有用である．

　本稿ではペルオキシソーム特異的なβ酸化活性の測定の原理とプロトコールを示す．哺乳動物ではミトコンドリアとペルオキシソームが脂肪酸β酸化の場となるが，脂肪酸がカルボン酸側から2炭素分ずつ短縮される反応サイクルは同じであるものの，それぞれに関与する酵素群は全く異なっている[1]（図1）．また，ミトコンドリアでの脂肪酸β酸化の過程で生じるアセチルCoAやFADH$_2$，NADHはATP産生に利用されるが，ペルオキシソームではアセチルCoAとFADH$_2$，過酸化水素が産生され，それらは直接ATP産生に使われない．また，ミトコンドリアでは短鎖から長鎖（C$_4$からC$_{20}$程度）の直鎖飽和脂肪酸が主な基質となるのに対し，ペルオキシソームではミトコンドリアで分解できないC$_{22}$以上の極長鎖脂肪酸や脂溶性カルボン酸性物質が基質として認識される．すなわち，ミトコンドリアでの脂肪酸β酸化はエネルギー産生に，一方ペルオキシソームの脂肪酸β酸化はおもにミトコンドリアで処理できないβ酸化基質の短鎖化，分解に寄与する．

　したがって，β酸化基質として一般的に使用されるパルミトイル酸（C$_{16}$）ではなく，極長鎖直鎖飽和脂肪酸であるリグノセリン酸（C$_{24}$）を用いてペルオキシソーム特異的なβ酸化活性を測定する．図2に本プロトコールの概略（フローチャート）を示す．ここでは，基質として1位の炭素（COOH）が^{14}C標識された放射性同位体リグノセリン酸を使用する．^{14}C標識リグノセリン酸を細胞に取り込ませた後に，ペルオキシソームでのβ酸化により産生された^{14}C標識アセチルCoAを抽出し，液体シンチレーションカウンターで測定する，という流れである．リグノセリン酸はミトコンドリアでのβ酸化基質とならないため，細胞内で産生された^{14}C標識代謝産物はすべてペルオキシソームβ酸化に依存したものとみなされる．

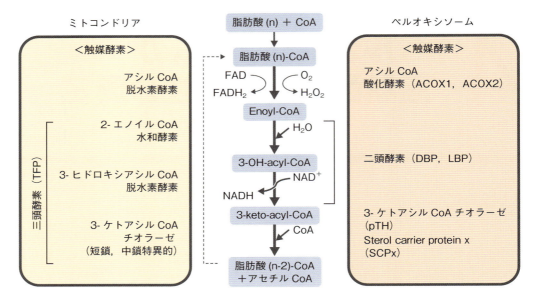

図1 哺乳動物における脂肪酸β酸化の概略
哺乳動物細胞では，脂肪酸β酸化はミトコンドリアとペルオキシソームで実行される．4段階からなる脂肪酸β酸化の反応経路は2つのオルガネラで共通しているが，触媒する酵素は全く異なる．両オルガネラでの脂肪酸β酸化は，基質特異性およびその役割（短鎖〜長鎖脂肪酸を分解してエネルギー産生を司るミトコンドリア／極長鎖脂肪酸の短鎖化，その他脂溶性カルボン酸性物質などの代謝に寄与するペルオキシソーム）も異なっている．ACOX：Acyl-CoA oxidase, DBP：D-bifunctional protein, LBP：L-bifunctional protein, pTH：peroxisomal thiolase.

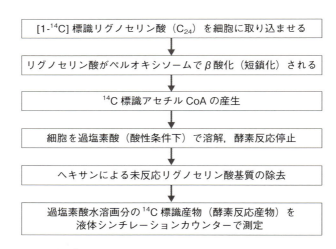

図2 本プロトコールの概略（フローチャート）

準　備

細胞への ^{14}C 標識リグノセリン酸の取り込み

☐ 動物培養細胞（HeLa 細胞）

☐ DMEM 培地（10％ウシ胎仔血清添加および不含）

☐ 0.1 M Tris-HCl（pH 8.0）：オートクレーブ滅菌したもの

☐ α-シクロデキストリン（メルク社，#U4680）

☐ ^{14}C 標識リグノセリン酸（Lignoceric acid 9, 12-[1-14C]）（American Radiolabeled Chemicals 社，#ARC 0294）

☐ CO_2 インキュベーター，クリーンベンチなど細胞培養関連設備

リグノセリン酸代謝産物の測定

☐ 過塩素酸（メルク社，#244252）

☐ ヘキサン（ナカライテスク社，#17922）

☐ 液体シンチレータ（Aquazol II など）

☐ 液体シンチレーション測定器（Beckman LS-6500，ベックマン・コールター社など）

プロトコール

以下の手順は，12 ウェルプレートの 1 ウェル分を基本単位とする.

1. 前日：細胞の播種（～30分）

❶ HeLa 細胞を 12 ウェルプレートに 4×10^5 cells/well（～40％コンフルエント）の濃度で播種する．1 枚の 12 ウェルプレートには β酸化活性測定用に duplicate あるいは triplicate で細胞を準備する．別の 1 枚の 12 ウェルプレートには，タンパク質定量用として同量の細胞を播種する.

❷ CO_2 インキュベーター内で 24 時間培養する.

2. 細胞への ^{14}C 標識リグノセリン酸の取り込み

以下の実験は放射性同位体を用いるため，放射性同位体取扱施設において所定の規則に従って実施する.

1）基質溶液の作製（～3時間）

組成（12 ウェルプレートの 1 ウェルあたり 100μL を使用する）

0.1 M Tris-HCl（pH 8.0）
10 mM α-シクロデキストリン
2 nmol/well ^{14}C 標識リグノセリン酸

❶ サンプル数＋２本分のα‐シクロデキストリン（粉末）を滅菌1.5 mLチューブに計りとる.

以下の作業はクリーンベンチ内で行う.

❷ 必要数× 100 μLの0.1 M Tris-HCl（pH 8.0）を加え，α‐シクロデキストリンを溶解する.

❸ １ウェルあたり２ nmol（1.14 μL）となるように ^{14}C標識リグノセリン酸を加え混合し，37℃で２時間インキュベートする（リグノセリン酸とα‐シクロデキストリンの複合体を形成させる）[*1].

2）細胞への基質溶液の添加（～3.5時間）

❹ β酸化活性測定用に播種した12ウェルプレートについて，血清抜きDMEM培地１ mLに培地交換する.

❺ 37℃で１時間培養する.

❻ 血清抜きDMEM培地0.4 mLに培地交換する.

❼ ❸で作製した基質溶液を１ウェルあたり100 μL加え，混合する.

❽ 37℃で２時間培養する（^{14}C標識リグノセリン酸の細胞内への取り込み）.

❾ 待ち時間の間に，タンパク質定量用に播種した12ウェルプレートの細胞の総タンパク質量を定量する.

3. 細胞の回収と代謝産物の抽出（～2.5時間）

❶ 血清入りDMEM培地を75 μL加え，混合する.

❷ ３ M過塩素酸100 μLを加え撹拌し，氷上で30分静置（反応停止）.

❸ ウェル内の液体（～650 μL）をピペッティングで軽く懸濁し，すべて1.5 mLチューブに回収する.

❹ 15,000 rpm，20℃で５分遠心する.

❺ 上清のうち200 μLを新しい1.5 mLチューブに回収する（図3A）[*2].

❻ ガラスピペットを使って上清画分に１ mLヘキサンを加える[*3].

❼ ボルテックスでよく撹拌する.

❽ 5,000 rpm，20℃で５分遠心する.

❾ ヘキサンを含む上層を除去する（図3B）[*4].

❿ ❼～❾の洗浄の過程を計３～５回くり返す.

[*1] ^{14}C標識リグノセリン酸はエタノールに溶解されているが，保管中に析出することがある．使用前にフラッシュして内容物を底に集めて確認し，析出していれば水浴型のソニケーターで超音波処理して懸濁してから使用する．また，保管容器からの分取や保管については，溶媒エタノールの揮発に十分留意する.

[*2] 細胞の残骸など，沈殿物を吸わないように上部から上清を回収する（十分余裕がある）.

[*3] ディスポーザブルのガラスピペットは目盛の塗装がヘキサンで溶解することが多いので注意が必要である.

[*4] 分解されなかった基質リグノセリン酸を含むヘキサンが上層に，代謝産物を含む水層（培地のフェノールレッドで薄赤色に見える）が下層に分離する（図3B）．上層のヘキサンの除去は，水層を吸わないように十分注意して行う．上層のヘキサンが多少残存する程度でよい（その分を洗浄回数で補う）.

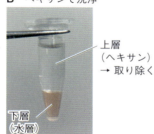
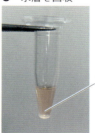

図3　β酸化代謝産物の抽出

A）¹⁴C標識リグノセリン酸を取り込ませた細胞を過塩素酸で処理し，遠心後のサンプル（**プロトコール3-❹**）．細胞塊を含む沈殿を吸わないように上清を回収する．液体の薄赤色は，DMEM培地由来フェノールレッドの発色である．B）ヘキサンを加えて撹拌し，遠心した後のサンプル（**プロトコール3-❽**）．ヘキサンが上層に，水層が下層に分離する．水層をロスしないように上層を取り除き，洗浄をくり返す．C）複数回のヘキサン洗浄後のサンプル（**プロトコール3-⓫**）．最後のステップでは，ヘキサン層を完全に除去したあと，水層をチューブの底部から回収する．

⓫ 上層のヘキサンを丁寧に除いた後に，下層の水層を150 μL回収し新しい1.5 mLチューブに入れる（図3C）*⁵．

4. 液体シンチレーションカウンターによる計測

❶ 3-⓫のチューブに1 mLの液体シンチレータを加え上下撹拌し，ボルテックスで液が透明になるまで混合する．

❷ 2-1）で作製した基質溶液の残りを2 μL，5 μLずつ新しい1.5 mLチューブに加え，それぞれに1 mLの液体シンチレータを加え混合する．これらは濃度既知のコントロールとして使用する．

❸ 液体シンチレーション測定器で¹⁴Cのカウントを2分間測定する*⁶．

❹ ¹⁴Cカウント値とタンパク質定量値から，細胞のタンパク質1 μgあたりのβ酸化活性を算出する．

*⁵ 最後の洗浄では，少々水層を巻き込んでもよいので上層のヘキサンを完全に除く．残存ヘキサンを含まないように，チューブの底部から水層を150 μL回収する（水層が少量残るはずである）．

*⁶ バックグラウンドとして，1 mLの液体シンチレータのみを添加したものも計測する．

トラブルへの対応

■酵素活性値がばらつく

　この実験では，系に加えた基質リグノセリン酸に対してペルオキシソームβ酸化により産生される代謝産物は相対的にかなり少ない．したがって，ヘキサンによる残存基質の希釈と洗浄が不十分であるとバックグラウンド値を含むこととなり酵素活性値がばらつく．ヘキサンによる3～5回の洗浄に加えて，**プロトコール3-⓫**で洗浄後の水層画分（下層）を回収する際に，ヘキサン画分の混入が最小限になるようにピペット操作することも重要である．

■酵素活性が低い，バックグラウンドレベルが高い

　HeLa細胞[2]やヒト線維芽細胞[3]を用いてペルオキシソームβ酸化活性を測定した実績が

あるが，細胞内のペルオキシソームは他のオルガネラに比べると少量であり，酵素活性そのものは低めである．本プロトコールではバックグラウンドの低減と洗浄操作の容易化のため，リグノセリン酸を投与した細胞をトータル700 μL弱の過塩素酸溶液として回収し（**プロトコール3-❺**），最終の液体シンチレーション測定器での計測には余裕をもたせてそのうちの150 μLのみを用いている（**プロトコール3-⓫**）．1.5 mLチューブを用いる場合，**プロトコール3-❸**の細胞抽出液700 μLから上限として400 μLを回収し，ヘキサン洗浄後のカウント測定にはそのうちの300〜350 μLまでは使用可能（**プロトコール3-⓫**）であり，カウント値を上げることができる（バックグラウンドの増加に留意する必要はある）．またここでは基質 14C標識リグノセリン酸の節約を考慮して，12ウェルプレートの1ウェル分の細胞を基本として1.5 mLチューブでの実験操作としているが，細胞種によってはスタートの細胞量を6ウェルプレートの1ウェル分とするのもよいだろう．

実験結果

HeLa細胞を用いたペルオキシソーム特異的な脂肪酸β酸化活性の解析の一例を示す[2]（図4）．酵素活性は，リグノセリン酸の分解により生じた 14C代謝産物の産生量（単位はpmol/h/μgタンパク質）として算出している．siRNAによりPTS1レセプターであるPex5をノックダウンしたHeLa細胞では，コントロールsiRNA導入細胞に比べてペルオキシソームβ酸化活性が大きく減少していた．Pex5の発現抑制はペルオキシソームマトリクスタンパク質の輸送を阻害することから，β酸化を触媒するペルオキシソーム内のマトリクス酵素群の減少を反映している．一方，PTS1をもつペルオキシソーム局在性プロテアーゼTysnd1[4]のノックダウンでもペルオキシソームβ酸化の活性が有意に低下していた．Tysnd1は，ペルオキシソームβ酸化経路の触媒酵素であるアシルCoAオキシダーゼ（ACOX1）や二頭酵素（DBP），3-ケトアシルCoAチオラーゼ（pTH）（図1）を特異的に切断（プロセシング）する活性を示す[2,4]．Tysnd1のノックダウンは細胞内のペルオキシソーム数にはほとんど影響しなかったことから，ペルオキシソームβ酸化酵素のプロセシングがβ酸化経路の活

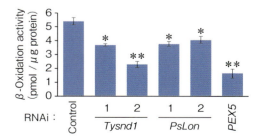

図4　HeLa細胞を用いたペルオキシソームβ酸化の活性測定

コントロールsiRNAおよび各遺伝子に特異的なsiRNAを48時間ごとに2回導入したHeLa細胞のペルオキシソームβ酸化活性を，14C標識リグノセリン酸（C24:0）を用いて測定した．PTS1レセプターPex5のノックダウンではペルオキシソームβ酸化活性が大きく減少しており，β酸化触媒酵素を含むペルオキシソームマトリクスタンパク質輸送が抑制されたことを示す．ペルオキシソームのβ酸化触媒酵素に対するプロセシング活性をもつTysnd1のノックダウンでも，有意にペルオキシソームβ酸化活性が低下していた．ANOVA，*$p<0.05$，**$p<0.01$（n = 3）．（文献2より引用）

性を調節することが示唆された．ペルオキシソームの形態学的な観察や他のペルオキシソームタンパク質の生化学的な解析などと組合わせることで，ペルオキシソームβ酸化活性の測定によりペルオキシソームマトリクスタンパク質の輸送度合いやペルオキシソームの数や量，質の変化を見積もることが可能となる．

おわりに

　ペルオキシソームはさまざまな代謝経路を有しているが，それらの生化学的な酵素活性を測定することは容易ではない．それはペルオキシソームが他のオルガネラより相対的に少ないため酵素活性が低いこと，酵素反応を測定するための基質が一般的ではなく入手しづらいことなどによる．したがって，ペルオキシソームβ酸化活性はペルオキシソームの生化学的な活性測定の第一選択肢となっている．ここでは紹介できなかったが，ペルオキシソームに特異的なエーテル型リン脂質プラスマローゲンの生合成も，β酸化活性と並ぶ生化学的な解析の良い対象である[5) 6)]．本プロトコールによるペルオキシソームβ酸化の活性測定は，ペルオキシソーム膜タンパク質であるアシルCoA結合タンパク質5（acyl-CoA binding protein 5：ACBD5）の機能解析にも用いられ，ACBD5が極長鎖脂肪酸のペルオキシソーム内への輸送に関与することを示した[3)]．細胞内の総ペルオキシソームの量的な指標となるだけでなく，さまざまなペルオキシソーム機能の解析に利用可能であると考えられる．一方で本プロトコールに必須なペルオキシソームβ酸化の基質については，現在のところ一般的に入手できるのは^{14}C標識リグノセリン酸のみであり，必然的にRI実験となることが課題である．放射性同位体に代わって，^{13}C標識安定同位体あるいは蛍光標識された極長鎖脂肪酸が使用可能となれば，質量分析や蛍光顕微鏡観察などの手法によりさらに簡便かつ詳細な解析が展開できると考えられる．

◆ 文献

1）Waterham HR, et al：Biochim Biophys Acta, 1863：922-933, doi:10.1016/j.bbamcr.2015.11.015（2016）
2）Okumoto K, et al：J Biol Chem, 286：44367-44379, doi:10.1074/jbc.M111.285197（2011）
3）Yagita Y, et al：J Biol Chem, 292：691-705, doi:10.1074/jbc.M116.760090（2017）
4）Kurochkin IV, et al：EMBO J, 26：835-845, doi:10.1038/sj.emboj.7601525（2007）
5）Honsho M, et al：J Biol Chem, 285：8537-8542, doi:10.1074/jbc.M109.083311（2010）
6）Honsho M & Fujiki Y：Methods Mol Biol, 1595：55-61, doi:10.1007/978-1-4939-6937-1_6（2017）

第6章 オルガネラコンタクト

1 概論—オルガネラ膜間コンタクトサイト

田村　康

はじめに

　真核細胞内に発達したオルガネラは，脂質二重膜によって特定の酵素群や代謝物を隔離することで，無数の化学反応を効率的かつ混線せず実行する．つまり，オルガネラが独自の機能を維持するためには，異なるオルガネラの膜が融合して内容物が混ざり合わないよう，空間的に独立することが必須である．しかし最近の研究から，各オルガネラが完全に独立して存在するというよりは，異なるオルガネラ同士が近接する領域「オルガネラ膜間コンタクトサイト〔以後MCS（membrane contact site）とする〕」を介して互いにコミュニケーションしながら機能することがわかってきた．本稿では，主に最も研究が進んでいる小胞体（ER）–ミトコンドリア間のMCSに焦点を当て，その定義，役割，解析方法などに関して概説する．

オルガネラ膜間コンタクトサイトの発見と役割

　一般にMCSは，異なるオルガネラ膜の距離が10～40 nmに近接した領域で，それぞれのオルガネラ膜上に局在する膜テザリング因子によるタンパク質間もしくはタンパク質–脂質間相互作用によって形成される（図1）．ミトコンドリアとER間のMCSは，1950年代の電子顕微鏡観察によってその存在が示唆されていた[1) 2)]．しかし，電子顕微鏡画像でみられる膜近接領域が，偶然膜が近接しただけの領域なのか，それとも何らかのタンパク質分子によってテザリングされた生理的に意味のある領域なのかは長年不明であった．

　ERとミトコンドリアの物理的な結合が実験的に示唆されたのは，1990年代に行われたラットの肝臓の細胞分画実験である．細胞を破砕して粗ミトコンドリア膜画分を単離すると，ER膜が一部一緒に分画されることがわかった．興味深いことに粗ミトコンドリア画分に含まれるER膜は，ミトコンドリアと共精製されないER画分と比較してより高いリン脂質合成活性を有していた[3)]．ERは多くの脂質合成酵素が局在する脂質合成の場であるが，一部のリン脂質はミトコンドリア内膜へ輸送され，他の脂質を合成するための材料として利用される（詳細は**6章-7**参照）．すなわち，ERで合成されたリン脂質をすみやかにミトコンドリアへ輸送するために，ER–ミトコンドリア間MCSが脂質合成・輸送の場となっている可能性が考えられた．現在ではER–ミトコンドリア間MCSにさまざまな脂質輸送タン

250　疾患研究につながる　オルガネラ実験必携プロトコール

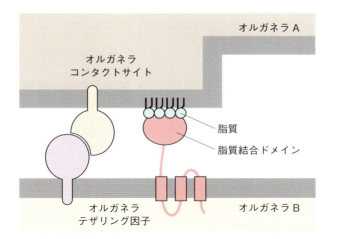

図1　オルガネラテザリング因子の模式図
(文献31をもとに作成)

パク質が集積して機能することが数多く報告され，MCSが仲介する代表的な生命現象として脂質輸送が広く認知されている[4]．

1990年代後半には，IP$_3$産生アゴニストであるヒスタミン刺激によってERから放出されたCa^{2+}が，効率的にミトコンドリアへと輸送されることが示され，ER-ミトコンドリア間MCSを介したCa^{2+}輸送機構の存在が示唆された[5]．詳細は後述するが，現在ではCa^{2+}輸送に関与する因子が同定されており，ER-ミトコンドリア間MCSの形成因子が欠損すると，ERから放出されたCa^{2+}のミトコンドリアへの取り込みに異常が生じることが報告されている．脂質輸送と同様，Ca^{2+}の輸送反応もER-ミトコンドリア間MCSの機能として広く認知されている．

オルガネラ膜間コンタクトサイトで機能するタンパク質

　MCSには，脂質輸送タンパク質やイオンチャネルなど，MCS特有の機能を支えるタンパク質が集積する．これらのタンパク質には同時にオルガネラ膜間をテザリングする機能を備えているものも多く存在する．例えば出芽酵母のERMES複合体がその代表である．ERMES複合体はER膜タンパク質のMmm1と，ミトコンドリア外膜タンパク質のMdm10, Mdm34，可溶性タンパク質のMdm12の4つのコアサブユニットが膜を越えて複合体を形成することで，ER-ミトコンドリア間コンタクトサイトを形成する（図2A）[6]．Mmm1, Mdm12, Mdm34はSMP（synaptotagmin-like mitochondrial-lipid-binding protein）ドメインとよばれる脂質結合モチーフをもち[7]，脂質輸送タンパク質として機能することが証明されている[8][9]．ERMES複合体構成因子に蛍光タンパク質を融合して観察すると，ERとミトコンドリアが近接する領域にドット状のシグナルとして検出されるため（図2B），ERMES複合体がMCSに集積することが明確に確認できる．哺乳類においてもMmm1のオルソロ

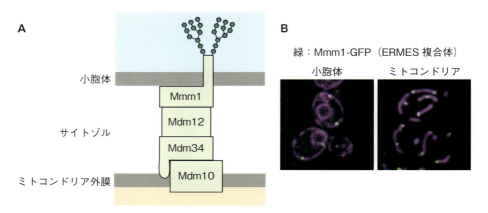

図2 ERMES複合体
A）ERMES複合体の模式図．B）ERMES複合体の蛍光顕微鏡画像．出芽酵母の小胞体とミトコンドリアをマゼンタで，ERMES複合体を緑で示した．

グであるPDZD8がER-ミトコンドリア間MCSにドット状に集積し機能することが報告されている[10]．

哺乳類では，PDZD8が報告される以前にも多くのコンタクト因子（PACS2，Fis1-BAP31，Mfn2-Mfn1/2など）が報告されている．ただし，PACS2に関しては，その発現抑制がCaspase-8によるBAP31の切断を促進することから，BAP31を介してER-ミトコンドリア間MCSに影響するのかもしれない[11)12]．Mfn2はミトコンドリア外膜とER膜の両方に局在し，ミトコンドリア外膜に存在するMfn1もしくはMfn2と相互作用することで，ER-ミトコンドリア間MCSを形成すると報告された[13]．Mfn2は哺乳類において最もさかんに研究されているER-ミトコンドリア間MCSタンパク質の一つであり，多数の論文でMCSマーカー（MCSを細胞分画で単離した際のマーカー）として使用されている．最近ミトコンドリア外膜に局在するMfn2とER膜に局在するMfn2のスプライシングバリアントERMIT2が直接相互作用することでMCSを形成することが報告された[14]．ただし，Mfn2の欠損がER-ミトコンドリア間のコンタクトを増強するという報告もあるため[15)〜18]，コンタクト形成に必須ではないと考えられる．

ER膜に局在するCa^{2+}チャネルであるIP_3Rと，ミトコンドリア外膜タンパク質であるVDAC（voltage-dependent anion-selective channel），Tom70，サイトゾルのシャペロンタンパク質Grp75が複合体を形成することで2つのオルガネラが近接し，効率的なER-ミトコンドリア間のCa^{2+}輸送を仲介すると考えられている[19)20]．ただしIP_3Rをノックアウトしても，ER-ミトコンドリア間MCSの形成に影響は出ないため[19]，この複合体もMCS形成自体には必須ではない．

最近ERを介したMCS形成因子として精力的に研究されているのが，VAP〔vesicle-associated membrane protein（VAMP）-associated protein〕ファミリータンパク質である．VAPファミリータンパク質にはVAPA，VAPB，MOSPD1，MOSPD2，MOSPD3が存在し，すべてサイトゾル側に露出したMSP（major sperm protein）ドメインをもち，C末端

の膜貫通領域でER膜にアンカーしている[21]. MSPドメインは, FFAT〔two phenylalanines (FF) in an acidic tract〕モチーフと結合する性質をもつため, ER膜のVAPタンパク質が, さまざまなオルガネラ膜上に局在するFFATモチーフをもつタンパク質と直接結合することでMCSを形成する. 具体的には, ミトコンドリア外膜に局在するPTPIP51, ペルオキシソームのACBD5, ゴルジ体のOSBPといったFFATモチーフ含有タンパク質がVAPと結合することでこれらのオルガネラ間にMCSを形成する[21]. PTPIP51はFFATモチーフ以外に, TPR (tetratricopeptide repeat) ドメインをもつ. TPRドメインはこれまでタンパク質間相互作用に重要と考えられてきたが, PTPIP51がもつTPRドメインはリン脂質と結合し, 脂質輸送活性をもつことが示された[22]. 哺乳類ではPDZD8の他にPTPIP51もER-ミトコンドリア間MCSにおいてリン脂質輸送因子として機能すると考えられる. またVAPB, PTPIP51を (共) 過剰発現するとミトコンドリアの周りをERが完全に取り囲むほどER-ミトコンドリア間コンタクトが亢進することから, これらの因子に関してはMCS形成を促進する機能があることが確認されている[23]. VAPBはALS (amyotrophic lateral sclerosis) の原因遺伝子として報告されており[24], ALSの病態解明の観点からもER-ミトコンドリア間MCSの解析が重要だと考えられる.

オルガネラ膜間コンタクトサイトの解析

　オルガネラ膜間コンタクトサイトは細胞生物学上の新しい概念であり, その形成機構や生理的意義には不明な点が多く残されている. またこれまでよく研究されてきた生命現象にMCSという視点を加えることで新たな発見があるかもしれない. MCS研究を進めるためには, どのような解析を行う必要があるだろうか. まずMCSを可視化 (検出) する必要があるだろう. 出芽酵母の場合はすでにMCSマーカーとなるタンパク質が多数同定されている (例: ERMES) ため, それらの因子を蛍光タンパク質で可視化すれば容易にMCSの検出が可能である. しかしながら, 哺乳類細胞においてはそのような明確なMCSマーカータンパク質は現在のところ存在しないため, 他の検出方法が必要となる. MCSの存在が明らかになれば, その形成機構や生理機能を解析するために, MCSに集積するタンパク質を同定し, その機能解析を行う必要がある. その際には必然的に, MCSを定量的に評価する必要が生じる. またMCSを生化学的に精製し, その活性を評価することも重要だろう. 例えばER-ミトコンドリア間MCSに関しては, その代表的な機能であるCa^{2+}輸送と脂質輸送の解析になる. 本章では, このようなMCSの可視化, MCS因子の探索, MCSの定量, MCS画分の精製, MCSの機能 (Ca^{2+}, 脂質輸送) 解析について, その最新の研究手法をまとめた. これから新たにMCS研究を進めたい研究者はぜひ参考にしていただきたい.

おわりに

　MCSの形成機構，ダイナミクス，生理的意義に関してはまだまだ不明な点が多く残されており，今後新しい概念の発見が期待される重要なトピックである．実際最近，ミトコンドリアの融合・分裂がミトコンドリアとERやリソソームとのMCSによって引き起こされることや[25]〜[28]，ミトコンドリアタンパク質の局在化にER-ミトコンドリア間MCSが関与することなど[29]，MCSの新しい役割が次々に報告されている．またMCSがERストレスなどのストレス応答にも重要な役割を果たすことも報告されている[30]．オルガネラの機能や脂質代謝が，MCSの変化を介してチューニングされることで，細胞ストレスに応答する新規分子機構が存在することも考えられる．今後，さまざまな分野の研究者がMCSの視点から研究を進め，新しい生命現象の発見や，ヒトの疾患に対する治療法の開発につながることを期待したい．

◆ 文献

1）Bernhard W & Rouiller C：J Biophys and Biochem Cytol, 2：73-78, doi:10.1083/jcb.2.4.73（1956）

2）Copeland DE & Dalton AJ：J Biophys Biochem Cytol, 5：393-396, doi:10.1083/jcb.5.3.393（1959）

3）Vance JE：J Biol Chem, 265：7248-7256（1990）

4）Tamura Y, et al：J Biochem, 165：115-123, doi:10.1093/jb/mvy088（2019）

5）Rizzuto R, et al：Science, 280：1763-1766, doi:10.1126/science.280.5370.1763（1998）

6）Kornmann B, et al：Science, 325：477-481, doi:10.1126/science.1175088（2009）

7）Kopec KO, et al：Bioinformatics, 26：1927-1931, doi:10.1093/bioinformatics/btq326（2010）

8）Kojima R, et al：Sci Rep, 6：30777, doi:10.1038/srep30777（2016）

9）Kawano S, et al：J Cell Biol, 217：959-974, doi:10.1083/jcb.201704119（2018）

10）Hirabayashi Y, et al：Science, 358：623-630, doi:10.1126/science.aan6009（2017）

11）Simmen T, et al：EMBO J, 24：717-729, doi:10.1038/sj.emboj.7600559（2005）

12）Iwasawa R, et al：EMBO J, 30：556-568, doi:10.1038/emboj.2010.346（2011）

13）de Brito OM & Scorrano L：Nature, 456：605-610, doi:10.1038/nature07534（2008）

14）Naón D, et al：Science, 380：eadh9351, doi:10.1126/science.adh9351（2023）

15）Cosson P, et al：PLoS One, 7：e46293, doi:10.1371/journal.pone.0046293（2012）

16）Filadi R, et al：Proc Natl Acad Sci U S A, 112：E2174-E2181, doi:10.1073/pnas.1504880112（2015）

17）Leal NS, et al：J Cell Mol Med, 20：1686-1695, doi:10.1111/jcmm.12863（2016）

18）Cieri D, et al：Cell Death Differ, 25：1131-1145, doi:10.1038/s41418-017-0033-z（2018）

19）Szabadkai G, et al：J Cell Biol, 175：901-911, doi:10.1083/jcb.200608073（2006）

20）Filadi R, et al：Curr Biol, 28：369-382.e6, doi:10.1016/j.cub.2017.12.047（2018）

21）Kors S, et al：Bioessays, 44：e2200151, doi:10.1002/bies.202200151（2022）

22）Yeo HK, et al：EMBO Rep, 22：e51323, doi:10.15252/embr.202051323（2021）

23）Stoica R, et al：Nat Commun, 5：3996, doi:10.1038/ncomms4996（2014）

24）Nishimura AL, et al：Am J Hum Genet, 75：822-831, doi:10.1086/425287（2004）

25）Friedman JR, et al：Science, 334：358-362, doi:10.1126/science.1207385（2011）

26）Casler JC, et al：J Cell Biol, 223：e202308144, doi:10.1083/jcb.202308144（2024）

27）Abrisch RG, et al：J Cell Biol, 219：e201911122, doi:10.1083/jcb.201911122（2020）

28）Wong YC, et al：Nature, 554：382-386, doi:10.1038/nature25486（2018）

29）Koch C, et al：EMBO Rep, 25：2071-2096, doi:10.1038/s44319-024-00113-w（2024）

30）Kakimoto-Takeda Y, et al：iScience, 25：105362, doi:10.1016/j.isci.2022.105362（2022）

31）田村　康：腎臓内科・泌尿器科, 10：218-222（2019）

第6章 オルガネラコンタクト

2 ER-ミトコンドリアコンタクトサイトの定量と観察

渡邊征爾，酒井昭平，山中宏二

はじめに

　ER-ミトコンドリアコンタクトサイトは，古くは免疫細胞染色におけるER膜タンパク質とミトコンドリアの共局在率を定量化することで評価されてきた．HeLa細胞のような平面的で細胞質の大きな細胞の場合は，この方法でもER-ミトコンドリアコンタクトサイトの定量評価が可能であるが，細胞質の小さな神経細胞や浮遊細胞などでは定量できない．また，ER-ミトコンドリアコンタクトサイトの正確な評価には，電子顕微鏡による観察（6章-4）が頻用される．しかし，電子顕微鏡による定量は手間がかかり，特別な技術も必要である．そこで，簡便かつ迅速なER-ミトコンドリアコンタクトサイトの定量評価のため，今日までさまざまな定量化ツール・標識ツールが開発されている．本稿では，われわれがMAMtrackerと名付けた[1] 発光および蛍光ベースの定量化ツールを用いたER-ミトコンドリアコンタクトサイトの定量化と観察の実際について，実験例に基づいて紹介する．

MAMtracker-Luc を用いた ER-ミトコンドリアコンタクトサイトの定量評価

　MAMtracker-Lucはプロメガ社が開発したルシフェラーゼ再構成システムNanoBiT®を基盤としたER-ミトコンドリアコンタクトサイトの発光ベースの定量系である．NanoBiTは深海エビ由来の改変型高効率ルシフェラーゼであるNanoLucを2断片（LgBiTとSmBiT）に分割し，LgBiTとSmBiTが近接した場合のみ，NanoLucが再構成されて活性をもつというシステムである．われわれはLgBiTとSmBiTをそれぞれER膜とミトコンドリア膜に発現させることで，ER-ミトコンドリアコンタクトサイトにおいて特異的にNanoLucが再構成されるようにしたコンストラクトを作製し，これをMAMtracker-Lucと名付けた（図1）．SmBiTは非常に解離定数が大きく（$K_d = 190\ \mu M$），細胞内でも可逆的に再構成が生じるため，再構成されたNanoLucが解離しないことで見かけのER-ミトコンドリアコンタクトサイトが増加してしまう影響を回避できることが期待される．また，操作的にもMAMtracker-Lucを発現する細胞に基質を添加するのみで測定できるため，簡便でハイスループットな実験系に応用可能である．本稿では，MAMtracker-Lucを用いて神経芽腫細胞株Neuro2a細胞のER-ミトコンドリアコンタクトサイトを生細胞内で定量する方法を紹介する．

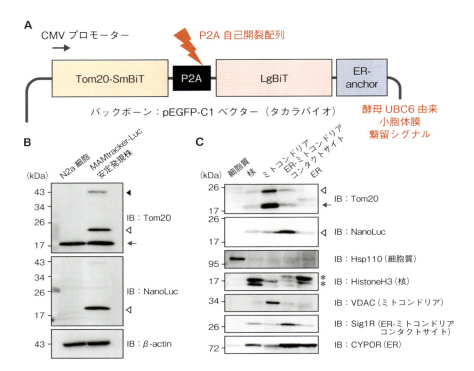

図1 MAMtracker-Lucの概略図

A) MAMtracker-Lucのデザイン．ミトコンドリア外膜タンパク質であるヒトTom20にSmBiTタグを融合したものと，酵母UBC6由来小胞体繋留シグナルとLgBiTを融合したものとをP2A配列を間にはさんで，1つのプラスミドに挿入してある．ベクターとしてpEGFP-C1（タカラバイオ社）を使用し，CMVプロモーター下に発現し，P2Aの自己開裂によってTom20-SmBiTとLgBiTが等量ずつ発現する．B) Neuro2a細胞（N2a）を用いて作製したMAMtracker-Luc安定発現株（N2a-MAMLuc）におけるMAMtracker-Lucの発現確認．白三角はTom20-SmBiTまたはLgBiTを示す．黒三角はP2A配列による開裂が起きなかった融合タンパク質のバンドを，矢印は内在性のマウスTom20タンパク質を，それぞれ示す．C) MAMtracker-LucのTom20-SmBiTはミトコンドリアに，LgBiTはER-ミトコンドリアコンタクトサイトにそれぞれ局在する．

準　備

試薬類

☐ MAMtracker-Lucを発現する培養細胞

一過性発現でも定量自体は可能だが，発現レベルをサンプル間で一定にするため，事前に安定発現株を取得しておくことが望ましい．本稿では，神経芽腫細胞株Neuro2a〔CCL-131, American Type Cell Culture Collection（ATCC）〕にMAMtracker-Lucを安定発現させた細胞株（N2a-MAMLuc）を用いる．MAMtracker-Lucの発現用プラスミドは理化学研究所バイオリソース研究センター（理研BRC）より入手可能（#RDB19895）である．

□ Nano-Glo® Live Cell Assay System（プロメガ社，#N2011）

MAMtracker-Luc作製時のプロメガ社の許諾契約に基づき，本検出キットを使用する．添加前に基質溶液を希釈溶液（ともにキットに同梱）で20倍希釈しておく．

□ CellTiter 96® AQueous One Solution Cell Proliferation Assay（プロメガ社，#G3592）

□ ポリ-D-リシン溶液（サーモフィッシャーサイエンティフィック社，#A3890401）

N2a-MAMLucの培養表面コーティング用．細胞にあわせて変更可能である．

□ 成長培地

ダルベッコ改変イーグル培地（DMEM），10％胎仔ウシ血清（FBS）（ともにサーモフィッシャーサイエンティフィック社）

機器類

□ 細胞培養用インキュベーターおよびクリーンベンチ等，細胞培養に必要な機器一式

□ 発光測定用プレートリーダー

□ 吸光測定用プレートリーダー

われわれはTecan社のマルチプレートリーダーInfinite 200 Proを使用して測定している．

□ 細胞培養用白色96ウェルプレート（コーニングインターナショナル社，#353377）

発光が弱い場合，48ウェルや24ウェルなどの培養面積の大きいプレートを使用して，ウェル内の細胞数を増やすと結果が改善する場合があるが，通常は96ウェルで十分である．

プロトコール

❶ ポリ-D-リシン溶液を用いてコートした96ウェル白色プレートにN2a-MAMLuc細胞を1.0×10^4/wellの密度で播種し，一晩培養する．

❷ 細胞に目的の刺激を加え，必要な時間培養する（例：遺伝子導入，栄養飢餓，酸化ストレス，薬剤処理など）．

❸ Nano-Glo® Live Cell Assay Systemのマニュアルに従い，あらかじめ希釈した基質溶液を25 μL/wellで添加し，混和する．

❹ 発光測定の可能なプレートリーダーで相対発光量（relative

light unit：RLU）を測定する．最長2時間まで追跡可能．

❺ 細胞の培地を除去し，新鮮な培地に交換する．

❻ CellTiter 96® AQueous One Solution Cell Proliferation Assay の基質溶液を20 μL/well で添加し，37℃，5% CO_2 下で30分～1時間インキュベートする．

❼ 吸光測定の可能なプレートリーダーで490 nm における吸光度を測定し，各ウェルの相対生細胞数（relative viability ratio：RVR）を計算する．

❽ 各ウェルについてRLU/RVRの値を対照群におけるRLU/RVRの平均値に対する相対値として計算し，正規化相対発光量（normalized relative luminescence：NRL）として比較する．

実験結果

図2はわれわれがσ1受容体（Sig1R）の野生型および家族性の筋萎縮性側索硬化症（ALS）の原因変異を導入した変異体（E102Q，L95fs）を過剰発現させた場合のER–ミトコンドリアコンタクトサイトをMAMtracker-Lucで定量したものである．一見して明らかなように，野生型のσ1受容体はER–ミトコンドリアコンタクトサイトを増加させた一方，ALS変異体はどちらもER–ミトコンドリアコンタクトサイトの量に影響を及ぼさなかった．これまでの研究から，ALS変異体は野生型と比較して著しく不安定で本来の機能を喪失していることが明らかになっており[2]，この実験でも機能喪失を裏付ける結果となった．

■ MAMtracker-Green を用いた ER–ミトコンドリアコンタクトサイトの観察

MAMtracker-Green は Alford らが開発した二量体依存性蛍光タンパク質 ddGFP[3] を基盤としたER–ミトコンドリアコンタクトサイトの蛍光ベースの観察系である（図3）．ddGFP は ddGFP-A と ddGFP-B のヘテロ二量体をとる GFP 改変体であり，通常では蛍光を発しないが，ddGFP-A と ddGFP-B が近接すると ddGFP-A が緑色蛍光を発する．GFP を用いたオルガネラコンタクトの解析には，GFP の11本の β シートからなる構造を1～10番と11番目とに分割し，細胞内で再構成する split GFP が頻用される（6章-3）．ddGFP は split GFP の系と比較して輝度が小さいという欠点はあるものの，9 μM の解離定数をもち，可逆的である点で異なる．したがって，生細胞内における動的なER–ミトコンドリアコンタクトサイトの変化を追跡することに向いている．ここでは，MAMtracker-Green を用いて神経芽腫細胞株 Neuro2a 細胞のER–ミトコンドリアコンタクトサイトを生細胞内で観察する方法を紹介する．

Nano-Glo Live Cell Assay

試料	相対発光量（RLU）[A.U.]		
mock（対照群）	438.0	663.3	557.0
σ1受容体（野生型）	815.0	794.7	694.3
σ1受容体（E102Q）	520.7	481.7	349.3
σ1受容体（L95fs）	497.7	365.3	618.7

CellTiter 96 AQueous Cell Proliferation Assay

試料	490 nm 吸光度 [A.U.]			相対生細胞数（RVR）		
mock（対照群）	1.042	1.108	0.9333	1.014	1.078	0.9081
σ1受容体（野生型）	1.077	0.9858	0.9273	1.048	0.9592	0.9022
σ1受容体（E102Q）	0.8577	0.9683	0.8022	0.8345	0.9421	0.7805
σ1受容体（L95fs）	0.9247	0.8133	0.9035	0.8997	0.7913	0.8791

Normalized RLU

試料	RLU/RVR			正規化相対発光量（NRL）[%]			平均	SD	SEM
mock（対照群）	432.0	615.3	613.4	78.04	111.1	110.8	100.0	19.02	3.661
σ1受容体（野生型）	778	829	769.5	140.5	149.7	139.0	143.1	5.774	3.107
σ1受容体（E102Q）	623.9	511.3	447.5	112.7	92.36	80.84	95.31	16.14	4.413
σ1受容体（L95fs）	553.2	461.6	703.8	99.93	83.39	127.1	103.5	22.09	12.64

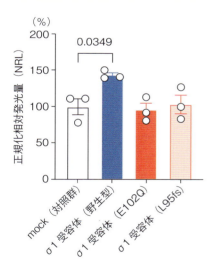

図2　MAMtracker-Luc を用いた測定結果

N2a-MAMLuc 細胞に σ1受容体の野生型または変異型を発現させて，ER-ミトコンドリアコンタクトサイトに与える影響を評価した（n = 3）．多重検定は Dunnet の方法に従い，対照群との比較を行った．グラフのエラーバーは標準誤差（SEM）を示す．

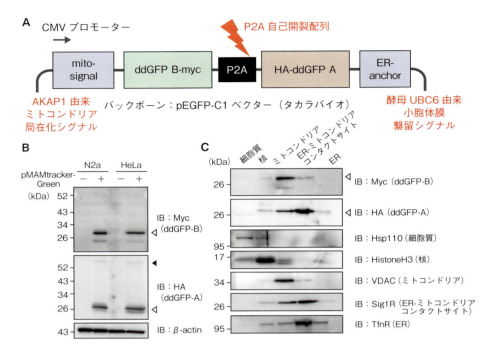

図3 MAMtracker-Greenの概略図

A) MAMtracker-Greenのデザイン．ヒトTom70由来のミトコンドリア局在化シグナルとc-mycタグを融合したddGFP-Bと，酵母UBC6由来小胞体繋留シグナルとHAタグを融合したddGFP-AとをP2A配列を間にはさんで，1つのプラスミドに挿入してある．pMAMtracker-Lucと同様，ベクターとしてpEGFP-C1（タカラバイオ社）を使用し，CMVプロモーター下に発現し，P2Aの自己開裂によってddGFP-BとddGFP-Aが等量ずつ発現する．B) HeLa細胞（HeLa）とNeuro2a細胞（N2a）におけるMAMtracker-Greenの発現確認．白三角はddGFP-AまたはBを示す．黒三角はP2A配列による開裂が起きなかった融合タンパク質のバンド．C) MAMtracker-GreenのddGFPはミトコンドリアとER-ミトコンドリアコンタクトサイトに局在する．

準　備

試薬類

□ 培養細胞

MAMtracker-Lucと異なり，発現レベルの低下に伴って蛍光強度が検出不可能にまで低下するため，安定発現株は基本的に使用しない．MAMtracker-Greenの発現用プラスミドは理研BRCより入手可能（#RDB19896）である．

□ Lipofectamine 2000（サーモフィッシャーサイエンティフィック社，#N2011）

培養細胞における発現レベルが結果に直結するため，トランスフェクション試薬の量や種類が非常に重要である．詳細は後述する．

□ ポリ-D-リシン溶液（サーモフィッシャーサイエンティフィック社，#A3890401）

N2a-MAMLucの培養表面コーティング用．細胞にあわせて変更可能である．

□ **成長培地**

ダルベッコ改変イーグル培地（DMEM），10％胎仔ウシ血清（FBS）（ともにサーモフィッシャーサイエンティフィック社）

自家蛍光を除くため，フェノールレッド不含DMEMまたはFluoro-Brite DMEM（ともにサーモフィッシャーサイエンティフィック社）の使用を推奨する．

機器類

□ 細胞培養用インキュベーターおよびクリーンベンチ等，細胞培養に必要な機器一式

□ 蛍光顕微鏡

共焦点蛍光顕微鏡が望ましいが，通常の蛍光顕微鏡でも観察は可能である．

□ ４ウェルカバーグラスチャンバー（AGCテクノグラス社，#353377）

35 mm ガラスボトムディッシュでもよい．われわれはMatTek社のポリ-D-リシンコート済ガラスボトムディッシュ（#P35GC-1.5-14-C）を使用している．

プロトコール

❶ ポリ-D-リシン溶液を用いてコートした４ウェルカバーグラスチャンバーにNeuro2a細胞を 1.0 × 10⁴/well の密度で播種し，一晩培養する．

❷ 細胞に 0.5 μg/well の pMAMtracker-Green を 1.25 μL/well の Lipofectamine 2000 を用いて導入し，さらに一晩培養する[*1]．

❸ 細胞に目的の刺激を加え，必要な時間培養する（例：遺伝子導入，栄養飢餓，酸化ストレス，薬剤処理など）．

❹ 必要に応じて，Hoechst33342（同仁化学研究所，#H342）やMitotracker Redなどを添加して染色する．

❺ 蛍光顕微鏡を用いてGFP観察の設定で蛍光を観察する[*2]．

[*1] 適切な MAMtracker-Green の発現量を確保することが最も重要である．発現量が過少だと当然，蛍光輝度が低下するが，逆に発現量が過剰な場合には ER-ミトコンドリアコンタクトサイトの過形成によるミトコンドリアの断片化が惹起される（図4）．事前に，使用する細胞を用いて，Mitotracker Red（サーモフィッシャーサイエンティフィック社）などと共染してミトコンドリアの断片化を引き起こさない導入量を検討しておく必要がある．

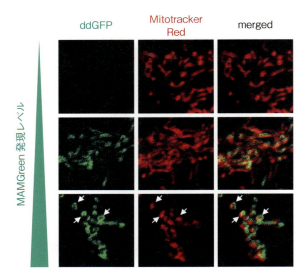

図4 MAMtracker-Greenの過剰発現はミトコンドリア断片化の原因となりうる

MAMtracker-Green (MAMGreen) をHeLa細胞にトランスフェクションし，一晩培養後に観察を行った．過剰なMAMGreenの発現はミトコンドリアを包み込むような形状を示し（図中白矢印），ミトコンドリアが断片化された．このような過剰発現に伴うアーティファクトの影響を回避するため，事前に使用する細胞に適したトランスフェクション条件を決定しておく必要がある．

*2 必要があれば，培地を除去し，PBSやハンクス塩溶液（HBSS）といった無機塩類バッファーに交換する．PBSやHBSSの方が自家蛍光が少なく，高いS/N比が得られるが，栄養の枯渇に伴ってER-ミトコンドリアコンタクトサイトの状態が経時的に変化するので注意が必要である．交換する場合には，可能な限り迅速に観察を完了することを推奨する．

実験結果

図5はわれわれがMAMtracker-GreenとNeuro2a細胞を用いて観察を行った結果である．図5Aに示すように，MAMtracker-Greenの蛍光はERとよく一致しており，ミトコンドリアとは部分的な共局在を示した．このことはER膜側のddGFP-Aが蛍光を示すことをよく反映している．また，ER-ミトコンドリアコンタクトサイトが増加することが知られている飢餓条件下では，ddGFPの蛍光も増加することを確認した（図5B）．MAMtracker-Lucでも飢餓条件下におけるMAMの増加を定量的に捉えられており，ddGFPの結果を裏付けている．このように2種類のMAMtrackerを併用することで，お互いの観察結果を相補的に裏付けることが可能となる．

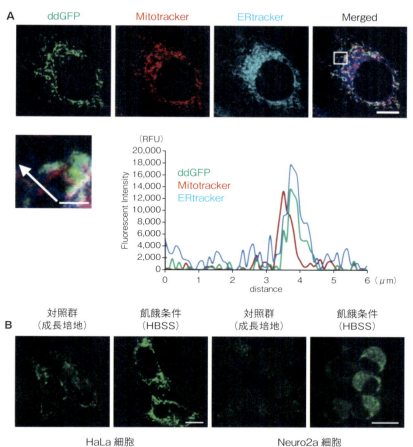

図5 MAMtracker-Greenを用いた生細胞内におけるMAMの観察結果

A) MAMtracker-Green (ddGFP) とミトコンドリア (Mitotracker), ER (ERtracker) の多重蛍光画像. ddGFPの蛍光はミトコンドリア, ERのいずれとも共局在を示す. 下段は, 上段右の白四角内において矢印の方法に沿って蛍光輝度を表示したもので, ddGFPの蛍光がER側から生じていることがわかる. B) 飢餓条件として, ハンクス塩類緩衝液 (HBSS) に培地を置換して4時間処理した際のER-ミトコンドリアコンタクトサイトの変化をMAMtracker-Greenで追跡した画像. 撮像条件は同一にしてあり, 飢餓条件下での明確な輝度の上昇がみてとれる. スケールバー：A下段のみ2μm, その他はすべて10μm.

トラブルへの対応

■MAMtracker-Lucの発光が弱くて定量できない.

　MAMtracker-Lucの発現量が低いことが原因として考えられる. 発現量の高い安定発現株を取り直す, 一過性の過剰発現で試す, 播種する細胞数を増やすなどの対策で改善する場合がある. 安定発現株を樹立後も継代に伴って発現量が低下する場合があるので, 樹立してからの継代数の少ない細胞を使用する.

■MAMtracker-Greenの蛍光が弱くて観察できない. またはアーティファクトが強い.

　MAMtracker-Greenの導入条件の予備検討を行い, 適切な導入量を検討する必要がある.

特にトランスフェクション試薬の選択は結果に大きな影響を及ぼす．蛍光が弱い場合にはプラスミドの増量を，アーティファクトが強い場合はトランスフェクション試薬の変更を行うと改善する場合がある．なお，われわれが複数のトランスフェクション試薬を検討した限りでは，最も導入効率がよかったのはLipofectamine 2000であった．

■ER-ミトコンドリア以外のオルガネラコンタクトを解析したい．

MAMtrackerの模式図（図1，3）を参考に，ERとミトコンドリアにそれぞれ繋留する役割を担っている部分の配列を別のオルガネラを標的とするものに置換したコンストラクトを作製すれば，同様の方法で定量，観察が原理的には可能である．ただし，どのような組合わせが機能するかはいまだ報告が少なく，目的のオルガネラコンタクトに応じて実験者が自身で検証するほかない．

おわりに

ER-ミトコンドリアコンタクトサイトはさまざまな刺激に応答して動的に変化する細胞内マイクロドメインであることが近年の研究から明らかとなってきた[4][5]．さまざまなツールにより培養細胞において，ER-ミトコンドリアコンタクトサイトの動態を定量的に追跡できるようになりつつあり，今後の創薬に向けたスクリーニングへの応用が期待される．一方で組織レベルにおいては，ER-ミトコンドリアコンタクトサイトの定量評価はいまだ電子顕微鏡や生化学的単離に頼らざるを得ず，十分とは言い難い．また，生体内におけるER-ミトコンドリアコンタクトサイトの細胞種特異的な変化の追跡も困難なのが現状である．今後は主に組織レベルにおける定量化や解析法の開発にも期待したい．

◆ 文献
1) Sakai S, et al：FASEB J, 35：e21688, doi:10.1096/fj.202100137R（2021）
2) Watanabe S, et al：EMBO Mol Med, 8：1421-1437, doi:10.15252/emmm.201606403（2016）
3) Alford SC, et al：ACS Synth Biol, 1：569-575, doi:10.1021/sb300050j（2012）
4) Theurey P & Rieusset J：Trends Endocrinol Metab, 28：32-45, doi:10.1016/j.tem.2016.09.002（2017）
5) Janikiewicz J, et al：Cell Death Dis, 9：332, doi:10.1038/s41419-017-0105-5（2018）

第6章 オルガネラコンタクト

3 CsFiNDを用いたオルガネラ間コンタクトサイト特異的な近接ラベリング手法

藤本慎太郎, 田代晋也, 田村　康

はじめに

　真核細胞内に発達した膜構造体であるオルガネラは, 特定のタンパク質や物質を隔離・濃縮することで特徴的な機能を発揮しているため, 細胞内で空間的に独立して存在していると考えられてきた. しかしここ十数年の研究により, オルガネラが自身のアイデンティティーを保ちながら他のオルガネラと結合して機能することが明らかになってきた. このような異なるオルガネラ同士が結合した領域はオルガネラ間コンタクトサイト (membrane contact site：MCS) とよばれ, 精力的に研究されている. MCSにはそれを形成するタンパク質の他に, イオンや脂質輸送にかかわるタンパク質が局在し, 異なるオルガネラ間の物質交換に重要な役割を果たしている[1]. そのため, MCSの形成異常はオルガネラの形態や機能異常を引き起こす[2]. また, 筋萎縮性側索硬化症やパーキンソン病などの神経変性疾患の細胞では, 小胞体−ミトコンドリア間MCSに異常がみられることから, 神経変性疾患の病態解明や治療標的といった観点でもMCS研究の進展が期待されている[3]. しかしながら, MCSは細胞生物学上の新しい概念でありMCSに局在するタンパク質やMCSの生理的機能については不明な点が多い.

　近年, さまざまなMCSの解析手法が発表されている[3]. 特に分割し不活性化した蛍光タンパク質 (split-GFP/Venus) やビオチン化酵素 (split-TurboID) を利用する手法が, コンタクトサイト局在タンパク質の探索によく利用されている[4]~[6]. われわれも分割したGFP (split-GFP) を異なるオルガネラ膜に発現させることで, 膜間の距離が近いMCSでGFPが再構成する特性を活かし, MCSを可視化する実験系を構築した[4]. この実験系の構築により, split-GFPプローブで可視化されたMCSの数や大きさを指標として, MCS形成や調整にかかわるタンパク質の探索が可能である. しかし, split-GFPシステムを用いて直接的にMCS局在タンパク質を標識, 精製することは不可能である. このような課題をスタンフォード大学のTingらはsplit-TurboIDを用いることで解決した[6]. このシステムは, 分割し不活性化状態のsplit-TurboIDを異なるオルガネラ膜に発現させることで, MCS特異的にTurboIDが再構成し, MCS局在タンパク質を網羅的にビオチン化する手法である. ビオチン化タンパク質はストレプトアビジンビーズで容易に精製することができるため, 標識したビオチン化タンパク質を質量分析などで解析することでMCS局在タンパク質を網羅的に探索できる. しかし, split-TurboIDがMCS特異的に再構成しているかを判断することが

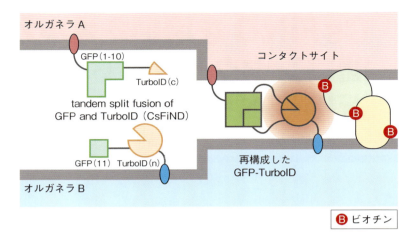

図1 CsFiNDの概要
split-GFPとsplit-TurboIDをタンデムに融合したCsFiNDタンパク質（図2Aなど）を異なるオルガネラ膜に発現させると，MCS以外の場所ではCsFiNDタンパク質が再構成しないが，MCSでは再構成する．再構成したCsFiNDタンパク質はGFP蛍光とTurboID活性を有しているため，MCSおよび再構成箇所をGFP蛍光として確認でき，MCS局在タンパク質をビオチン化することができる．（文献7をもとに作成）

難しい問題点があった．
　そこでわれわれはsplit-GFPとsplit-TurboIDを融合することで両者の課題を解決できると考え，新たなMCS特異的な近接ラベリング手法（Complementation assay using Fusion of split-GFP and TurboID：CsFiND）を開発した[7]．具体的には，split-GFPとsplit-TurboIDをタンデムにつないだ人工タンパク質（CsFiNDタンパク質）を異なるオルガネラ膜に発現させることで，CsFiNDタンパク質が再構成する細胞区画（MCS）をGFP蛍光として確認したうえで，MCS局在タンパク質をビオチン化する実験系である（図1）．出芽酵母の小胞体-ミトコンドリア間MCSでCsFiNDの有効性を検証した結果，MCS特異的にCsFiNDタンパク質が再構成し，MCS局在タンパク質をビオチン化できていた[7]．本稿では，CsFiNDの一例として出芽酵母の小胞体-ミトコンドリア間MCSで行ったプロトコールを紹介する．また本法は培養細胞にも適用可能である．

準　備

出芽酵母細胞
☐ **野生型細胞（FY833）**
☐ **CsFiND発現細胞**：小胞体側がIfa38-GFP(1-10)-3×FLAG-TurboID(c)．ミトコンドリア側がTom71-TurboID(n)-V5-GFP(11)．（図2Aの#4）
　CsFiNDタンパク質の選定：CsFiNDタンパク質はオルガネラ局在

化シグナルと split-GFP，split-TurboID をタンデムにつないだタンパク質であり，split-GFP と split-TurboID をつなぐ順序として複数の組合わせがある．split-GFP と split-TurboID のつなぎ方に依存して CsFiND タンパク質の発現量や再構成効率が異なるため（図2B，C，今回は #4 のコンストラクトのみが明確な GFP シグナルを示したため，#4 を使用した），各 MCS に適した CsFiND タンパク質の選定が必要である．また，本実験系では split-GFP の発現量が多いと split-GFP の不可逆な結合により人工的な MCS が形成されてしまう[8]．CsFiND を既知の MCS マーカーやオルガネラマーカーと同時に観察し，人工的な MCS 形成が生じない条件で実験を行うことが重要である（図2D）．

試薬

- ☐ **YPD液体培地**：1%（w/v）yeast extract，2%（w/v）polypeptone，2%（w/v）D（+）-glucose
- ☐ **50 mM ビオチン（メルク社，#B4501）**
- ☐ **アルカリバッファー**：0.1 M Tris-HCl，pH 9.5，10 mM DTT
- ☐ **ソルビトールバッファー**：20 mM Tris-HCl，pH 7.5，1.2 M ソルビトール
- ☐ **スフェロプラストバッファー**：20 mM Tris-HCl，pH 7.5，1.2 M ソルビトール，50 units Zymolyase
- ☐ **破砕バッファー**：20 mM Tris-HCl，pH 7.5，0.6 M マンニトール，1 mM EDTA，1 mM PMSF
- ☐ **SEM バッファー**：10 mM MOPS-KOH，pH 7.2，250 mM スクロース，1 mM EDTA
- ☐ **RIPA バッファー**：50 mM Tris-HCl，pH 7.5，150 mM NaCl，1% Triton X-100，0.5%デオキシコール酸ナトリウム，0.1%ドデシル硫酸ナトリウム（SDS），2 mM PMSF
- ☐ **ストレプトアビジン磁気ビーズ（サーモフィッシャーサイエンティフィック社，#88817）**
- ☐ **1 M KCl**
- ☐ **0.1 M Na_2CO_3**
- ☐ **Ureaバッファー**：20 mM HEPES-KOH，pH 7.5，2 M Urea
- ☐ **D-PBS（-）**
- ☐ **SDSサンプルバッファーwithビオチン**：0.375 M Tris-HCl，pH 6.8，6.3% SDS，30%スクロース，0.01%ブロモフェノールブルー，2 mM ビオチン
- ☐ **トリプシンバッファー**：1%デオキシコール酸ナトリウム，1 M urea（サーモフィッシャーサイエンティフィック社，#ZU10001），50 mM NH_4CO_3，0.25 μg トリプシン（プロメガ社，#V5113）
- ☐ **ギ酸**

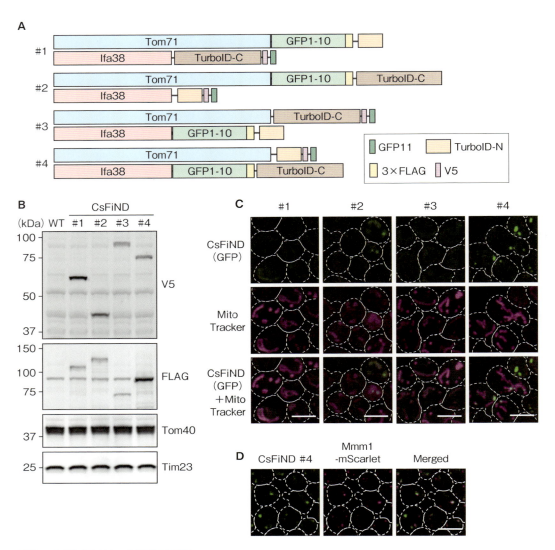

図2 CsFiND タンパク質の選定

A) 小胞体-ミトコンドリア間MCS用のCsFiNDタンパク質. Ifa38が小胞体膜, Tom71がミトコンドリア外膜局在化シグナル. B) 出芽酵母にAの4種類のCsFiNDタンパク質を発現させ, その発現を各種抗体を用いたウエスタンブロッティングで確認した. Tom40, Tim23はローディングコントロール. C) 再構成したCsFiND由来のGFP蛍光をMitoTrackerで染色したミトコンドリアと同時に観察した. D) 小胞体-ミトコンドリア間MCSでCsFiNDタンパク質（Aの#4）が再構成しているかを, 既知のコンタクトサイトタンパク質であるERMES複合体の構成因子（Mmm1）と同時に観察した結果, シグナルが共局在していたためCsFiNDがMCS特異的に再構成していることがわかった. スケールバー＝5μm.（文献7より引用）

- ☐ 酢酸エチル
- ☐ メタノール
- ☐ B溶液：80％アセトニトリル，0.1％ギ酸
- ☐ A溶液：2％アセトニトリル，0.1％ギ酸

機器

- ☐ EASY nLC 1000 system（サーモフィッシャーサイエンティフィック社）
- ☐ 四重極orbitrap質量分析計（Q-Exactive，サーモフィッシャーサイエンティフィック社）

プロトコール

1. 細胞培養とビオチン化

❶ 野生型細胞とCsFiND発現細胞のコロニーを5 mLのYPD液体培地に懸濁し，30℃で一晩培養する．

❷ 60 mLのYPD液体培地に一晩培養した細胞（1.2 OD$_{600}$ units）を加え，30℃で約10時間培養する．

❸ OD$_{600}$＝0.8〜1.2のタイミングで60 μLの50 mMビオチンを加え，30℃で3時間培養する．

2. 小胞体とミトコンドリアを多く含む膜画分の単離[*1]

❶ 200 OD$_{600}$ unitsの細胞ペレットを20 mLのアルカリバッファーで懸濁し，30℃で10分間振盪する．

❷ 25 mLのソルビトールバッファーで細胞ペレットを洗浄した後，25 mLのスフェロプラストバッファーで懸濁し，30℃で30分間振盪する．

❸ スフェロプラスト化した細胞ペレットを氷冷した1 mLの破砕バッファーでピペッティングで懸濁し，500 μLのガラスビーズを加え，1分間ボルテックスする．

❹ 氷冷した5 mLの破砕バッファーを加え，4℃，2,000 × g，5分間の遠心を行い，ガラスビーズと未破砕細胞，核を除く．

❺ 上清を新しい遠心用チューブに移し，4℃，12,000 × g，10分間の遠心を行い，小胞体とミトコンドリアを多く含む膜画分を単離する．

❻ 膜画分を氷冷した1 mLのSEMバッファーで先端を切ったチップを用いてゆっくりとピペッティングすることで洗浄し，再度

[*1] 出芽酵母を用いた実験では，CsFiNDによってビオチン化されたタンパク質に比べ，内在性のビオチン化タンパク質が過剰に存在していたことから膜画分を精製して，バックグラウンドを低下させて実験を行った．HeLa細胞を用いた場合は膜画分を調製しなくても問題なかったため，サンプルに応じて適宜調整していただきたい．

4℃, 12,000×g, 10分間の遠心を行う.

3. ビオチン化タンパク質の精製

❶ 上清を除き, 膜画分（タンパク質2 mg）を250 μLのRIPA バッファーでピペッティングで懸濁し, 氷上で20分間静置する.

❷ 4℃, 12,000×g, 10分間の遠心を行い, 上清200 μLを 1.8 mLのRIPAバッファーと20 μLのストレプトアビジン磁気ビーズが入った2 mLチューブに移し, 4℃で4時間ローテートする.

❸ マグネティックラックでストレプトアビジン磁気ビーズを回収し, 1 mLの各種バッファー類（RIPAバッファー, 1 M KCl, 0.1 M Na_2CO_3, Ureaバッファー）で1回, 1 mLのRIPA バッファーで2回, 1 mLのD-PBS（−）で3回洗浄する（洗浄は記載した順に行う）.

❹ 精製物をウエスタンブロッティングで解析する場合は, 洗浄後のビーズに55 μLのSDSサンプルバッファーwithビオチンを加え懸濁し, 95℃で5分間インキュベートする（図3Aが精製物をウエスタンブロッティングで解析した結果である）.

❺ 精製物をLC-MS/MSで解析する場合は, ❶〜❸の操作をすべて4倍のスケールで行い, 以下の操作を行う.

4. トリプシン消化と質量分析によるタンパク質の同定

❶ 洗浄後のビーズを200 μLのトリプシンバッファーでピペッティングで懸濁し, 37℃で24時間振盪する.

❷ 40 μLの5％ギ酸を加えボルテックスで懸濁し, 25℃, 20,000 ×g, 10分間の遠心を行い, 上清200 μLを回収する.

❸ 200 μLの酢酸エチルを加えボルテックスで懸濁し, 25℃, 20,000×g, 10分間の遠心を行い, マイクロピペットで下層を回収する.

❹ 回収した下層を40℃の遠心濃縮器ですべて乾燥させた後, 20 μLの0.1％ギ酸でボルテックスで懸濁し, ペプチド溶液を調製する.

❺ ペプチド溶液から塩を除くため, C18カラム（日京テクノス社）に20 μLの各種バッファー類（メタノール, B溶液, A溶液, ペプチド溶液）を加え, バッファーごとに25℃, 800×g, 5 分間の遠心を行い, フロースルーを除去する.

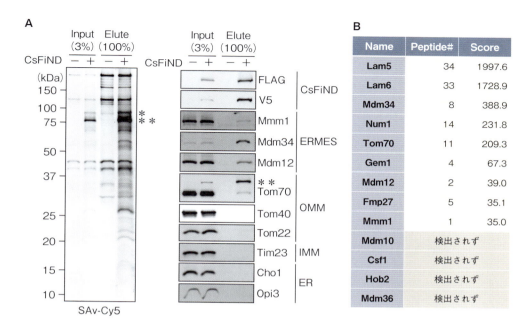

図3 CsFiNDによる小胞体−ミトコンドリア間MCS局在タンパク質の特異的ビオチン化
A) 野生型細胞とCsFiND発現細胞から精製したビオチン化タンパク質をストレプトアビジン−Cy5（SAv-Cy5）と各種抗体を用いたウエスタンブロッティングで確認した．SAv-Cy5のシグナルはビオチン化タンパク質である．*，**はCsFiNDタンパク質であり，使用したTom70抗体がTom71にも結合するため，Tom70抗体でCsFiNDタンパク質**（Tom71-TurboID-N-V5-GFP11）が検出された．ERMESは既知の小胞体−ミトコンドリア間MCS，OMMはミトコンドリア外膜，IMMはミトコンドリア内膜，ERは小胞体膜タンパク質である．B) 質量分析で同定された小胞体−ミトコンドリア間MCSタンパク質のリスト．（文献7より引用）

❻ 20μLのB溶液を加え，25℃，800×g，5分間の遠心でペプチドを溶出し，溶出液をLC-MS/MSで解析する．

❼ 質量分析のカラムやバッファー，パラメーターの詳細は省くが，EASY nLC 1000 systemをつないだ四重極orbitrap質量分析計（Q-Exactive）でm/zが380〜1,500の範囲をFull MS/Data Dependent MS/MSで解析する．

❽ 得られたデータをProteome Discoverer（サーモフィッシャーサイエンティフィック社）で開き，Mascot（Matrix Science社）でタンパク質を同定する（図3Bが質量分析でヒットした小胞体−ミトコンドリア間MCSタンパク質の結果である）．

おわりに

　本稿では出芽酵母の小胞体−ミトコンドリア間MCSを例にCsFiNDのプロトコールを紹介したが，CsFiNDタンパク質のオルガネラ局在化シグナルを変更することで他のオルガネラ間MCS，さらには細胞間MCSに応用することが可能である．またCsFiNDタンパク質を発現させることができれば，どのような生物種に対しても適用することができる．すでにわれわれの研究室ではヒト培養細胞でのCsFiNDを用いたMCS局在タンパク質を解析できていることから，本手法がMCS研究に非常に有用であると考えている．さらに本手法は比較的バイアスを抑えて網羅的にMCS局在タンパク質を探索できるため，同定されたMCS局在タンパク質のGene Ontology解析と組合わせることで，さまざまな細胞ストレス時のMCSの生理的機能の解析への応用が期待される．本稿がオルガネラ間や細胞間MCS研究の一助となれば幸いである．

◆ 文献

1) Prinz WA, et al：Nat Rev Mol Cell Biol, 21：7-24, doi:10.1038/s41580-019-0180-9（2020）
2) Kornmann B, et al：Science, 325：477-481, doi:10.1126/science.1175088（2009）
3) Wilson EL & Metzakopian E：Cell Death Differ, 28：1804-1821, doi:10.1038/s41418-020-00705-8（2021）
4) Kakimoto Y, et al：Sci Rep, 8：6175, doi:10.1038/s41598-018-24466-0（2018）
5) Shai N, et al：Nat Commun, 9：1761, doi:10.1038/s41467-018-03957-8（2018）
6) Cho KF, et al：Proc Natl Acad Sci U S A, 117：12143-12154, doi:10.1073/pnas.1919528117（2020）
7) Fujimoto S, et al：Contact（Thousand Oaks）, 6：25152564231153621, doi:10.1177/25152564231153621（2023）
8) Tashiro S, et al：Front Cell Dev Biol, 8：571388, doi:10.3389/fcell.2020.571388（2020）

第6章 オルガネラコンタクト

4 電子顕微鏡によるER-ミトコンドリアコンタクトの定量的解析

青山幸恵子，齊藤知恵子，窪田芳之，平林祐介

はじめに

　ER-ミトコンドリアコンタクトはER膜とミトコンドリア外膜が10〜30 nm程度に物理的に近接した場として定義される．このようなオルガネラ膜どうしの微細構造の定量的解析のためには従来の蛍光顕微鏡を用いた観察では解像度が足りず，高分解能をもつ電子顕微鏡法が必須となる．従来，組織や細胞内部の微細構造の観察には樹脂包埋試料を厚さ50〜100 nm程度に超薄切片化して透過型電子顕微鏡（transmission electron microscope：TEM）で観察する方法が主に用いられてきたが，近年の走査型電子顕微鏡（scanning electron microscope：SEM）の高感度化によりSEMを用いてもTEMに匹敵する組織像を得ることができるようになった．SEMの場合には照射電子を透過させる必要がないため，超薄切片のみならずブロック型の試料表面からも組織の微細構造を広域に取得できる．また，超薄切片を用いる場合でもTEM観察用グリッドではなくスライドガラスやシリコン基板などの平滑な基材に超薄切片を回収すればよいため，超薄切片が破れたり視野がグリッドによって遮られることなしに，きわめて広範囲の観察が可能となる．

　このようなSEM観察の利点を生かし，試料断面を連続的に観察して細胞・組織を三次元再構築するさまざまな手法が開発されてきた．集束イオンビーム（focused ion beam：FIB）を用いてブロック型試料の表面を切削しながら連続断面を観察するFIB-SEM法では，試料表面を数 nmの単位で削ることが可能でありz方向（深さ方向）にきわめて高い解像度を達成できるという利点がある（図1）．一方，超薄切片を連続的に切り出して基板上に回収し，電界放出形走査電子顕微鏡（field emission scanning electron microscope：FE-SEM）を用いて観察するアレイトモグラフィー法では，FIB-SEM法に比べてz方向の解像度は劣るが，広範囲を観察可能であり，さらに基板上の切片を何度も再撮影可能であるという利点がある（図1）．こうした三次元的解析手法を用いることで，二次元（1枚の断層像のみ）の画像からでは追跡困難であったER構造の三次元的なネットワークやミトコンドリアの複雑な立体構造を可視化でき，二次元観察に比べてER-ミトコンドリアコンタクト形成の実態をより正確に捉えて定量的に評価することが可能となる．本稿ではSEMによるER-ミトコンドリアコンタクトの三次元的解析のために必要となる細胞の固定化法，電子染色法および樹脂包埋試料作製法のプロトコールを紹介し，実際に三次元的な画像解析を施してER-ミトコンドリアコンタクトを定量的に解析した例を示す．

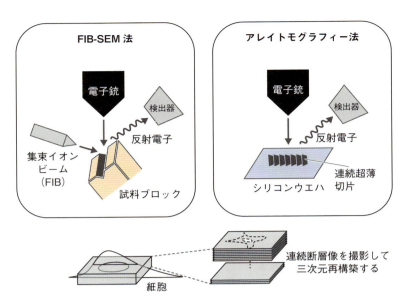

図1 FIB-SEM法およびアレイトモグラフィー法による細胞の三次元観察
細胞内構造の三次元解析のためには細胞試料の連続断層像を取得し，目的の構造を三次元再構築する．FIB-SEM法では集束イオンビーム（FIB）を用いてブロック型試料の表面を数 nmの単位で切削しながら連続断面を観察する．これによりz方向にきわめて高い解像度での撮影が可能だが，切削した試料は失われてしまうので再撮影できない．一方，アレイトモグラフィー法では基板上に回収した50〜100 nm程度の厚さの連続超薄切片をFE-SEMを用いて観察する．FIB-SEMに比べてz方向の解像度は劣るが，基板上に試料があるため再撮影可能である．

試料作製法の原理

　細胞や組織は水分を多量に含む非常に軟らかい試料であり，これらを数nm〜数十nmという厚さで切削するためには細胞内微細構造を保持するための固定操作および樹脂包埋によって十分な硬さをもつ試料に変形することが求められる．試料作製の最初のステップである固定操作は，アルデヒド系固定剤や重金属系固定剤を用いる化学固定法と試料を急速凍結により固定する物理固定法の2つに大別できる．代表的なアルデヒド系固定剤であるパラホルムアルデヒドやグルタルアルデヒドはタンパク質のもつアミノ基，SH基を架橋して固定する．また重金属系固定剤としてよく用いられる四酸化オスミウム（OsO_4）は，主に生体膜を構成しているリン脂質などの不飽和脂肪酸に対して炭素二重結合（C＝C）を酸化させる効果をもち，オスミウム（Os）と炭素（C）が結合することで脂質同士の架橋に働くと考えられている．化学固定法では固定まで数分単位の時間がかかるうえにアーティファクトを生じるリスクがある．一方，物理固定法では生きた細胞・組織を瞬時に凍結することで生理的状態により近い微細構造の保持が可能となる．しかしながら，その後の適切な温度管理が必須で特殊な機器や試薬が必要となることがネックである．本稿では比較的導

入のハードルが低く，汎用性も高い化学固定法のプロトコールを紹介する．

　SEM観察では試料から発生する電子を信号とすることで試料内部の原子組成の分布を反映した組成コントラスト像を得ることができるが，細胞や組織といった生物試料は電子線が通りやすい元素から構成されていることから，電子線の散乱を生じさせてコントラストのある画像を得るために重元素を用いた電子染色を行う必要がある．固定剤として用いられる四酸化オスミウムは，重金属であるOsが脂質膜の二重結合部分と結合することで電子線の散乱を引き起こし，膜のコントラストを上げる効果をもつとされる．また酢酸ウラニルや鉛塩も染色剤としてよく用いられ，膜やタンパク質のコントラストを高める作用をもつ．

　試料の包埋には，エポキシ系樹脂やアクリル系樹脂が広く用いられている．これらの樹脂の多くは疎水性のため包埋前に細胞や組織試料を脱水させる必要がある．エポキシ系樹脂はアクリル系樹脂に比べて重合時の収縮が少ないが，組織への浸透はしにくい．一方，アクリル系樹脂は熱重合以外にも低温下で紫外線重合させることができるが，その場合には四酸化オスミウムが紫外線を阻害する作用をもつためオスミウム酸染色との併用はできないという特徴をもつ．本稿ではエポキシ樹脂による包埋法を後述する．脱水剤としてはエタノールが最もよく用いられ，低濃度のエタノールから徐々に濃度を上昇させる上昇系列により行う．エポキシ系樹脂はエタノールに溶解しにくいため，樹脂に移行する前に酸化プロピレンやn-ブチルグリシジルエーテル（QY-1）などの置換剤を用いたり，樹脂とエタノールの混合液に試料を浸して樹脂への移行を促進したりするとよい．エポキシ系樹脂は主剤と，硬さの調節に用いる2種類の硬化剤，および重合硬化の速度を調節するための加速剤で構成され，これらの混合比率を変えることで硬さを調節できる．60℃前後の熱をかけて重合させた後，観察手法に合わせてブロック試料もしくは超薄切片試料へと加工する．

　固定法，電子染色法および樹脂包埋法の原理・種類について，また超薄切片やブロック試料への加工法など，電子顕微鏡観察のためのさまざまな手法を網羅的にまとめた優れた文献が出版されている（**参考図書**）．詳しくはそちらを参照されたい．

細胞内構造の三次元的定量に必要不可欠な画像解析手法

　電子顕微鏡観察は半世紀以上前から生命科学分野で利用され，その間も細胞や組織の微細構造の変化を捉えるために画像を定量解析する必要性は認識されていたが，蛍光顕微鏡画像に比べるとその実行は困難であった．これはSEM観察で得られる組成コントラスト像では，細胞・組織試料内の脂質膜やタンパク質構造などが無差別にグレースケールで可視化されるため，画像中から目的の構造のみを抽出（セグメンテーション）するには多大な労力と専門知識が必要となるからである．そのため，手動でのセグメンテーションに頼らざるをえなかった時代には定量解析したとしても少数の二次元画像に限られており，特に三次元解析のためには膨大なデータ量となるためそれらを解析することは事実上困難であった．しかしながら近年，このセグメンテーション作業を自動化する画像解析手法の開発が

進み，大量のデータを比較的短時間で処理することが可能となってきた[1]．これにより，細胞や組織の立体構造を容易に解析できるようになったほか，広視野のデータや多数のサンプルデータを迅速に解析できるため，これまで発見できなかった微細な生体構造変化を統計的に解析できるようになった．一方，既存のセグメンテーションツールは生物学者にとって使いやすい形となっておらず，また十分な精度が得られないなどの問題点があった．最近，われわれのグループは超高効率なセグメンテーションのために，深層学習を用いた生物学者フレンドリーな独自のプラットホームを開発し，ミトコンドリアを非常に高い精度で自動セグメンテーションすることに成功した[1][2]．画像解析の際にはぜひこのような最新のツールを活用していただきたい．

準　備

試薬と装置

試薬および器具類

- [ ] NaH$_2$PO$_4$（富士フイルム和光純薬社，#197-09705）
- [ ] Na$_2$HPO$_4$（富士フイルム和光純薬社，#197-02865）
- [ ] 16％パラホルムアルデヒド（PFA）水溶液（Electron Microscopy Sciences社，#15710）
- [ ] 25％グルタルアルデヒド（GA）水溶液（Electron Microscopy Sciences社，#16220-P）
- [ ] フェロシアン化カリウム（関東化学社，#32338-30）
- [ ] チオカルボヒドラジド（メルク社，#223220-5G）
- [ ] 4％四酸化オスミウム水溶液（OsO$_4$）（Electron Microscopy Sciences社，#19150）
- [ ] アスパラギン酸（メルク社，#A9256）
- [ ] 硝酸鉛（メルク社，#203580）
- [ ] 水酸化カリウム（pH調整用）（富士フイルム和光純薬社，#168-21815）
- [ ] エタノール（富士フイルム和光純薬社，#058-08421）
- [ ] n-ブチルグリシジルエーテル（QY-1）（関東化学社，#04663-01）
- [ ] 樹脂（LX-112）（Ladd Research社，#21210）
- [ ] ウシ血清アルブミン（BSA）（オリエンタル酵母工業社，#47408903）
- [ ] ローメルティングアガロース（MP Biomedicals社，#AGAL0050）
- [ ] ダイヤモンドナイフ（日新EM社，#ultra jumbo 45°2.0 mm）
- [ ] ガラス瓶（日電理化硝子社，#202009）

276　疾患研究につながる　オルガネラ実験必携プロトコール

- [ ] ACLARフィルム（Ted Pella社, #10501-25）
- [ ] 包埋モールド（メルク社, #E6032-1CS）
- [ ] 平底型チューブ（Ted Pella社, #133）
- [ ] シリコン製モールド（Ted Pella社, #10505）

装置

- [ ] 電子顕微鏡（FIB-SEMまたはFE-SEM）
- [ ] ウルトラミクロトーム（Leica UC7）
- [ ] ビブラトーム（Leica VT1000S）
- [ ] 高真空コーティング装置（Leica EM ACE600）
- [ ] 恒温槽またはオーブン（60℃まで達することができるもの）
- [ ] ドラフトチャンバー
- [ ] その他一般的な細胞培養用製品および機器類（細胞培養用ディッシュ，クリーンベンチなど）

試薬調製

試薬はすべて用時調製する.

- [ ] **0.1 M PB溶液**

0.2 M Na_2HPO_4 溶液と0.2 M NaH_2PO_4 溶液を4：1で混合して0.2 M PB（pH 7.4）を作製し，さらに純水を等量加えて0.1 M PBとする. ストックとして0.2 M Na_2HPO_4 溶液と0.2 M NaH_2PO_4 溶液を作製して室温保存しておくとよい.

- [ ] **0.2％BSA含有PB溶液（バルク細胞の場合）**

10 mL調製する場合：20 mgのBSAを10 mLの0.1 M PB溶液に溶解する.

- [ ] **2％ローメルティングアガロース含有PB溶液（バルク細胞，脳組織の場合）**

10 mL調製する場合：200 mgのローメルティングアガロース粉末を10 mLの0.1 M PB溶液に溶解する. 吹きこぼれないように注意しつつ電子レンジで温めてアガロースを溶解させ，50℃の恒温槽にて保持する.

- [ ] **2％PFAおよび2.5％GA含有PB溶液（脳組織の場合）**

100 mL調製する場合：12.5 mLの16％パラホルムアルデヒド水溶液，10 mLの25％グルタルアルデヒド水溶液，50 mLの0.2 M PB，29.5 mLの純水を混合する.

- [ ] **2.5％GA含有PB溶液（脳組織，単層培養細胞の場合）**

10 mL調製する場合：1 mLの25％グルタルアルデヒド水溶液，5 mLの0.2 M PB，4 mLの純水を混合する.

- [ ] **3％フェロシアン化カリウム溶液**

4 mL調製する場合：フェロシアン化カリウム120 mgに純水を4 mL加えて混合する.

□ **1％チオカルボヒドラジド（TCH）溶液**

3 mL調製する場合：30 mgのTCHに3 mLの純水を加えて60℃に温めて0.5～1時間かけて溶解した後，0.45 μmフィルターで濾過して使用する.

□ **1％還元オスミウム酸溶液**

8 mL調製する場合：2 mLの4％ OsO_4 水溶液，4 mLの3％フェロシアン化カリウム溶液，2 mLの0.2 M PBを混合する. 最終濃度は1％ OsO_4，1.5％フェロシアン化カリウム，0.05 M PBとなる.

□ **1％オスミウム酸溶液**

8 mL調製する場合：2 mLの4％ OsO_4 水溶液，6 mLの純水を混合する.

□ **アスパラギン酸鉛溶液（ウォルトン染色液）**

160 mgのアスパラギン酸に純水40 mLを加え，60℃で溶解する. その後，254 mgの硝酸鉛を加えて撹拌し，水酸化カリウム溶液を加えてpH 5.2になるように調整する.

□ **エタノール溶液**

50％，70％，90％，95％のエタノール溶液を，純水とエタノールをそれぞれの割合で混合して作製しておく. 使用前に氷温に冷却する.

□ **樹脂（LX-112）**

主剤のLX-112を7.8 g，硬化剤のDDSAを2.35 g，NMAを4.85 g計りとり，1時間以上振盪して混合する. その後，加速剤のBDMAを0.3 g加えて，さらに1時間以上振盪して混合する[*1].

> [*1] 加速剤の量は多すぎると樹脂がもろくなり，少なすぎると樹脂の硬化時間が長くなって固まりにくくなるので，必ず正確な量を加える.

プロトコール

1. 細胞・組織の樹脂包埋 （図2）

1） バルクの培養細胞を用いる場合

60 mmディッシュや100 mmディッシュ上に細胞を培養しておく. 最低でも60 mmディッシュ上で80％コンフルエンシー程度の細胞数を確保する.

❶ 細胞培養中のディッシュにGAを最終濃度2.5％で直接加え，37℃に1時間静置して細胞を固定する[*2].

❷ ディッシュから溶液を除き，0.1 M PB溶液で3回洗浄した後，500 μLの0.2％BSA含有PB溶液を加えてセルスクレーパー

> [*2] 培養上清は取り除かずにGA溶液を直接加え，さらに37℃で固定することで，培地除去操作や温度変化により細胞内構造が変化してしまうのを防ぐ.

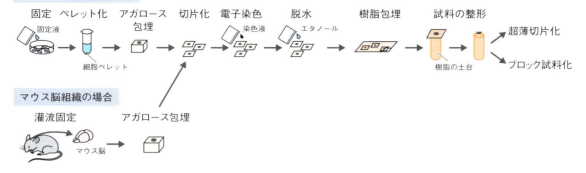

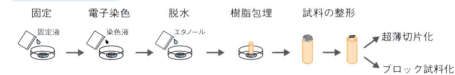

図2 細胞および組織の樹脂包埋法の概要

で細胞を剥がし，1.5 mLチューブに集める．BSAは細胞がチューブの壁面に張り付いてしまうのを防ぐ．

❸ 細胞を4℃下で820×g，15分遠心する．

❹ 上清を除去して500 μLの0.1 M PB溶液を加える．ペレットを壊す必要はない．

❺ 細胞を4℃下で820×g，15分遠心する．

❻ 細胞ペレットを2％ローメルティングアガロース含有PB溶液に埋め込んで固める[*3]．

❼ ビブラトームで厚さ150 μmの切片に切り出す．切片はガラス瓶の中に回収する．

❽ 切り出した細胞切片を1％還元オスミウム酸溶液に浸して遮光し，30分室温で静置する[*4]．

❾ 純水で3回洗浄し，細胞切片を1％TCH溶液に浸し，遮光して5分間室温で静置する．

❿ 純水で3回洗浄し，細胞切片を1％オスミウム酸溶液に浸して遮光し，30分室温で静置する[*4]．

⓫ 純水で2回洗浄した後，細胞を50℃に到達させるため，切片を50℃の純水でさらに3回洗浄する．

⓬ 細胞切片にアスパラギン酸鉛溶液を加えて50℃で20分静置す

[*3] 細胞ペレットはなるべく上清を除いておく．1.5 mLチューブの先に溜まったペレットをチューブごと剃刀で切り落とし，ナイフなど先端のとがったものでペレットをすくいあげるとよい．包埋モールドに流しこんだ2％ローメルティングアガロース含有PB溶液が冷えて固まる前にペレットを埋め込む．

[*4] 四酸化オスミウムは揮発性のある毒性が高い試薬なのでドラフトチャンバー内で扱う．溶液を吸い上げる際に精密なピペッターを使用すると機器が傷む可能性があるので，簡易的な使い捨てピペットを用いるのがよい．

る.

⑬ 純水で3回洗浄した後，脱水操作を行う．50％エタノールに置換して10分間氷上に静置，次に70％エタノールに置換して10分間氷上に静置，90％エタノールに置換して10分間氷上に静置，95％エタノールに置換して10分間氷上に静置する．その後さらに100％エタノールに浸して10分間室温に静置する操作を4回くり返す*5.

⑭ 溶液を除去した後，QY-1に置換して10分静置する操作を2回くり返す．その後，QY-1と樹脂を1：1で混合した溶液に細胞切片を浸して一晩静置する.

⑮ 翌朝，切片から溶液を除去して新しい樹脂溶液（100％樹脂溶液）を加え，最低2時間静置する.

⑯ 樹脂が付着した切片をACLARフィルムで挟む.

⑰ 60℃で72時間以上重合させる．このとき同時にシリコン製モールドに樹脂を流して土台用の樹脂も重合しておく.

2）単層培養細胞を用いる場合

カーボンコートしたガラスボトムディッシュ上に細胞を培養しておく*6.

❶ 細胞培養中のディッシュにPFAを最終濃度2％，GAを最終濃度0.5％で加え，37℃に1時間静置して細胞を固定する*2*7.

❷ ディッシュから溶液を除き，0.1 M PB溶液で3回洗浄した後，2.5％GA含有PB溶液に置換して，4℃に一晩静置する.

❸ ディッシュから溶液を取り除き，0.1 M PB溶液で3回洗浄した後，「1）バルクの培養細胞を用いる場合」の❽〜⑬の操作を行う.

❹ 平底型チューブの蓋を切り落とし，樹脂を満たした状態でディッシュ上にひっくり返して（開口部を下にして）乗せる.

❺ 42℃に12時間ほど置いて残ったエタノールを蒸発させた後，60℃で72時間ほど重合する.

❻ 重合後の樹脂をチューブごとディッシュから剥がし，チューブをハサミで切って樹脂から取り外す．その後，「2. アレイトモグラフィー法のための超薄切片作製」の❹からスタートする.

3）マウス脳組織を用いる場合

❶ マウスを麻酔下でPBSにより10秒間灌流した後，2％PFAおよび2.5％GA含有PB溶液を40 mL程度灌流して固定する．全脳を取り出して，2％PFAおよび2％GA含有PB溶液に浸して6時間〜一晩静置する.

*5 低濃度のエタノールでは氷温で操作した方が脱水によるタンパク質や脂質の抽出を抑制できる.

*6 細胞培養前に，高真空コーティング装置を用いてカーボンをディッシュに8 nm前後の厚さで吹きつける．その後，ディッシュをUVで滅菌してから細胞を培養する.

*7 光-電子相関顕微鏡法（CLEM）を行う場合，この固定操作後に蛍光観察を行う．CLEMのためにはグリッド付きディッシュ（凹凸が細胞側にあるもの）で細胞培養しておく（CLEM法については4章-4も参照）．蛍光観察を行う必要がない場合にはこの固定操作をスキップしてもよい.

❷ 脳組織を２～３％のローメルティングアガロース含有ＰＢ溶液に埋め込んで固めた後，ビブラトームで厚さ１００μmの組織切片として切り出す．切片はガラス瓶の中に回収する．

❸ 組織切片を2.5％ＧＡ含有ＰＢ溶液に浸して一晩静置する．

❹ 組織切片を0.1 M ＰＢで３回洗浄した後，「1）バルクの培養細胞を用いる場合」の❽～⓱までの操作を行う．それぞれの溶液との反応時間は，１％還元オスミウム酸溶液は９０分，１％ＴＣＨ溶液は４５分，１％オスミウム酸溶液は９０分，アスパラギン酸鉛溶液は２０分で行う．

2. アレイトモグラフィー法のための超薄切片作製

❶ ヤスリで土台用樹脂の上面を平らにする．

❷ ＡＣＬＡＲフィルムに挟まれた樹脂包埋後の細胞・組織試料切片をハサミで切り出し，剃刀を用いてＡＣＬＡＲフィルムを剥がす．

❸ 綿棒で土台用樹脂の上面に接着剤を塗り，試料切片を乗せて貼り付ける．接着剤が固まるまで２時間以上静置する．

❹ 試料ブロック上面の細胞もしくは組織が埋め込まれている辺りを0.5 mm四方以上１mm四方以下の大きさに整形する（トリミング）*8*9．

❺ トリミング後のブロックをウルトラミクロトームに取り付けたガラスナイフを用いて切削し，ブロックの前面を平滑にする（面出し）．この際，ガラスナイフとブロック表面がなるべく平行になるようにセットし，まずは１μm程の厚さで切削していき，切片内に細胞または組織が現れるまで進める*10．

❻ ダイヤモンドナイフをウルトラミクロトームにセットし，刃先の親水化のためにボート（水受け）内に純水を満たして３０分静置する．面出し後の樹脂包埋試料は触らずにそのままにしておく．

❼ 切片回収用のシリコンウエハを用意する．１cm幅くらいの短冊型に切り出しておくと扱いやすい．純水と１００％エタノールに順に浸してゴミを落としておき，使用する前には乾かしておく．

❽ 親水化が終わったらボートから水を少し抜き，ウルトラミクロトームを覗いてダイヤモンドナイフを見たときに水面がちょうど光を反射して白く光る程度の水量に調節する．

❾ ダイヤモンドナイフを試料の面にギリギリまで近づけ，ナイフに対して面が平行になるように調節する．

❿ 50 nmの厚さに切片を切り出す．はじめは１００～２００nm程度で切り進め，ナイフがサンプルに当たりはじめたら50 nm間隔にする．切り出された切片はダイヤモンドナイフのボート内で

*8 まずは剃刀や電動ナイフを用いて周辺の余分な樹脂を切り落とす．ある程度切り落としたらウルトラミクロトームにセットして，トリミング用のガラスナイフで四辺を削る．このとき，上下の二辺が並行になるようにする．左右の辺はあえて斜めにしておくと切り出した切片の上下がわかりやすくなる．

*9 単層培養細胞でCLEMを行う場合には，蛍光観察した細胞をグリッド番号を頼りに探して該当箇所を整形する．

*10 単層培養細胞の場合には細胞がすでに樹脂表面にあるため，この操作はスキップする．

水に浮いた状態になる.

⓫ シリコンウエハをピンセットでつまみ，ボート内の水中に沈めて切片の下まで潜らせたら，ゆっくり引き上げてウエハの上に切片を乗せる．その後，自然乾燥で水分を飛ばす.

3. FIB-SEM 法のためのブロック試料作製

❶ アレイトモグラフィー法の場合と同様に細胞・組織を樹脂包埋し，面出しする（「**2. アレイトモグラフィー法のための超薄切片作製**」の❺まで行う）．樹脂には導電性の優れたDurcupan（メルク社）を用いるのがよいとされている[3].

❷ 実際にFIB-SEMで観察する視野は30～40 μm四方程度と狭いため，バルク細胞観察の場合は細胞密度の高い箇所を先に同定しておく必要がある．面出ししたところを200 nm程度の厚さで切り出し，その切片をFE-SEMにより先に観察して細胞密度の高い箇所を探しておく.

❸ 面出し後のブロック表面を白金や金を用いて導電コーティングする．導電コーティングは試料ブロックへの帯電を防止する.

実験結果

1. FIB-SEM 法によるER-ミトコンドリアコンタクトの三次元定量解析

ヒト子宮頸がん由来細胞株HeLaをバルクで樹脂包埋し，FIB-SEMを用いて三次元的に観察した結果を示す[4]．得られた画像（図3A，B）からミトコンドリアとERをセグメンテーションし（図3A'，B'），ERのうちミトコンドリア外膜と25 nm以内に近接したところ，すなわちER-ミトコンドリアコンタクトをミトコンドリアとともに三次元再構築した（図3C，D）．野生型のHeLa細胞においては，ミトコンドリア表面のうちERとコンタクト形成している割合は約12％であったが，ER-ミトコンドリアコンタクトの形成に必須のER膜局在タンパク質PDZD8をノックアウトした細胞では，野生型と比べて8割ほどコンタクト形成が減少することが示された（図3E）.

2. アレイトモグラフィー法によるER-ミトコンドリアコンタクトの三次元的再構築

単層培養したHeLa細胞を樹脂包埋した後，厚さ50 nmの連続切片をシリコンウエハ上に回収してFE-SEMにて撮影し，得られた画像からミトコンドリアおよびミトコンドリア外膜から25 nm以内に存在するER膜をセグメンテーションして三次元再構築した例を示す（図4A）[5]．アレイトモグラフィー法の場合にはz方向の解像度すなわち切片の厚さをせいぜい30～50 nm程度までしか薄くできないため，FIB-SEM法と比較してER構造をz方向

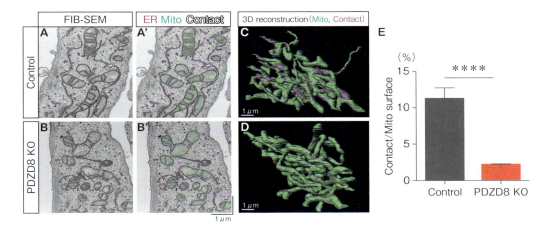

図3 FIB-SEMでの解析例：ER膜タンパク質PDZD8はER-ミトコンドリアコンタクトの形成に必須である

野生型のHeLa細胞（Control）とPDZD8遺伝子をノックアウトしたHeLa細胞（PDZD8 KO）をFIB-SEM（Helios Nanolab 650，日本エフイー・アイ社）を用いて観察した．A，B）得られたSEM画像を示す．A'，B'）SEM画像からミトコンドリア（緑）およびER（マゼンダ）をセグメンテーションした．C，D）ミトコンドリア（緑）とER-ミトコンドリアコンタクト（ER膜とミトコンドリア外膜が25 nm以内に近接したところ，マゼンダで示す）を三次元再構築した．E）ミトコンドリア表面のうちコンタクトが占める割合を示す．Control：n＝10，PDZD8 KO：n＝11，Mann-Whitney U test，＊＊＊＊p＜0.0001．（文献4より引用）

に追跡することは困難である．ただし，個々の断層像からER構造を推定しそれら断層像を重ね合わせて三次元再構築することでER-ミトコンドリアコンタクトの形態を大まかに把握することは可能であり，観察の目的によってはアレイトモグラフィー法でも十分な情報を得ることができる．また，単層培養細胞を用いる場合，ディッシュ上の細胞を蛍光顕微鏡で観察した後に電子顕微鏡観察用に試料作製することで，光-電子相関顕微鏡法（correlative light and electron microscopy：CLEM）を行うことも可能となる[5) 6)]．CLEMにおいては，蛍光顕微鏡の光学的断面（optical section）の厚さが電子顕微鏡に比べてかなり大きいことから，1枚の蛍光顕微鏡画像に含まれる構造を網羅するためには三次元での電子顕微鏡観察が必要となる（図4B）．

おわりに

オルガネラ研究ではその微細な膜構造を解析するために数nmレベルの高分解能をもつ電子顕微鏡観察法が必要不可欠であり，最近では大規模な三次元的解析や蛍光観察と組合せての解析（CLEM法）といった高度な観察技術がスタンダードとなりつつある．FIB-SEM法およびアレイトモグラフィー法による細胞内三次元観察法はER-ミトコンドリアコンタクトの解析に留まらずさまざまなオルガネラ解析に応用可能であり，また本稿では細胞観察への応用例を示したがさまざまな組織観察にも実際に適用されている．実験を始める際にはここに記したように特殊な機器類を複数使用する必要があるため，それらを使用可能

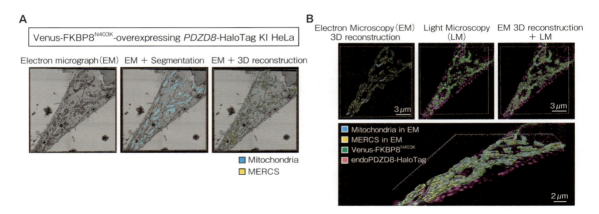

図4　アレイトモグラフィー法での解析例：ミトコンドリア外膜タンパク質FKBP8の過剰発現細胞におけるCLEM解析

PDZD8と直接結合するミトコンドリア外膜タンパク質FKBP8の過剰発現によりPDZD8がER-ミトコンドリアコンタクトに集積するかを検証するためアレイトモグラフィー法を用いた三次元CLEMを行った．A）FKBP8過剰発現HeLa細胞を共焦点顕微鏡で観察した後，同一細胞をFE-SEM（JSM-IT800，日本電子社）で観察した．得られたSEM画像から，ミトコンドリア（シアン）およびER膜とミトコンドリア外膜が25 nm以内に近接したER-ミトコンドリアコンタクト（MERCSと示す，黄色）をセグメンテーションし，三次元再構築した．B）三次元再構築像と蛍光画像（マゼンダ：内在性のPDZD8タンパク質，緑：過剰発現FKBP8）との重ね合わせを示す．FKBP8の蛍光シグナルと三次元再構築したミトコンドリアがほぼ一致することが確認され，このときPDZD8がER-ミトコンドリアコンタクトに集積する様子がみられた．（文献5より引用）

かどうか共通機器室などに相談するのがよいだろう．観察したい対象物や用いる生物試料の違いにより固定法や電子染色法を都度工夫する必要があるが，本プロトコールがオルガネラ研究進展の一助となれば幸いである．

謝辞
単層培養細胞でのCLEM法についてご助力いただきました東京大学大学院医学系研究科の水島昇教授，本田郁子准教授，髙橋暁博士，石田陽子氏に厚く御礼申し上げます．

◆ 文献
1）菅 翔吾，他：実験医学，41：854-860（2023）
2）Suga S, et al：PLoS Biol, 21：e3002246, doi:10.1371/journal.pbio.3002246（2023）
3）Xu CS, et al：eLife, 6：e25916, doi:10.7554/eLife.25916（2017）
4）Hirabayashi Y, et al：Science, 358：623-630, doi:10.1126/science.aan6009（2017）
5）Nakamura K, et al：bioRxiv, doi:10.1101/2023.08.22.554218（2024）
6）Takahashi S, et al：Cell Struct Funct, 47：89-99, doi:10.1247/csf.22071（2022）

◆ 参考図書
・「新・電顕入門ガイドブック（電顕入門ガイドブック 改訂第3版）」（日本顕微鏡学会 電子顕微鏡技術認定委員会／編），国際文献社，2022

第6章 オルガネラコンタクト

5 ER-ミトコンドリアコンタクトサイト画分の単離

椎葉一心

はじめに

　カナダのVanceは小胞体−ミトコンドリア間のリン脂質輸送の解析過程で，ER局在性リン脂質合成酵素によって合成されるリン脂質が粗ミトコンドリア画分でも合成されること，また粗ミトコンドリア画分から分離した高純度なミトコンドリア画分ではその合成活性が低いことに気がついた．さらに粗ミトコンドリア画分から単離される高純度ミトコンドリア画分以外の分画（fraction X）で高いリン脂質合成活性が確認されたことから，このfraction X を「mitochondria-associated membrane（MAM）」と名付け，生化学的にミトコンドリアに会合するER膜（MAM）を分画する手法の礎を築いた[1]．このプロトコールでは細胞破砕溶液を $10,300 \times g$ で10分間遠心分離するという古典的な方法で粗ミトコンドリアをペレット化した後，密度勾配用試薬パーコール存在下で $95,000 \times g$ で30分間遠心しMAMを分離している．さらにVanceはMAM分画をパーコール勾配溶液中から回収し，$100,000 \times g$ で1時間遠心分離することでMAMをペレット化し実験に供した．このMAM分画分取のプロトコールはVance本人および複数の研究者らによって改良され今日に至る[2][3]．本稿では培養細胞（HeLa細胞）を用いた最も一般的なMAM画分の単離法について図や細かなテクニカルチップとともに解説する．

原理

　MAM分画の単離は大きく分けて，「細胞破砕」，「粗ミトコンドリアの単離」，「粗ミトコンドリアからのMAM単離」のステップからなる．細胞破砕のステップでは，27Gの細針とシリンジを用い吸引と排出をくり返すことで物理的に細胞を破砕する．その後，細胞破砕溶液から粗ミトコンドリアを分画遠心法により単離する．ペレット化された粗ミトコンドリアを再懸濁し，その溶液をパーコールを含む単離溶液（密度勾配溶液）に重層した後，超遠心（$100,000 \times g$）により複数層に分離する．分離された層のなかで最も白く濁った層（F2）がMAM画分である．MAM画分の分取の過程では，さまざまなオルガネラも単離可能であるためそれらの分画方法も併せて紹介する．

準　備

溶液

- ☐ 細胞破砕液（homogenization buffer：HB）
  10 mM HEPES-KOH（pH 7.4），1 mM EDTA（pH 8.0），250 mM スクロース，1×プロテアーゼ阻害剤カクテル
- ☐ I-M
  5 mM HEPES-KOH（pH 7.4），0.5 mM EDTA（pH 8.0），250 mM D-マンニトール
- ☐ I-M2
  25 mM HEPES-KOH（pH 7.4），1 mM EDTA（pH 8.0），225 mM D-マンニトール

試薬

- ☐ スクロース（ナカライテスク社，#30404-45）
- ☐ HEPES（ナカライテスク社，#17514-15）
- ☐ EDTA（ナカライテスク社，#15111-45）
- ☐ D-マンニトール（ナカライテスク社，#21303-45）
- ☐ パーコール（メルク社，#P1644）
- ☐ Protease Inhibitor Cocktail for General Use（100×）（ナカライテスク社，#04080-24）

抗体

- ☐ Anti-calnexin，BioLegend社，#699401，rat
- ☐ Anti-TOM20，Proteintech社，#11802-1-AP，rabbit
- ☐ Anti-NDUFA9，アブカム社，#ab14713，mouse
- ☐ Anti-UQCRC2，アブカム社，#ab14745，mouse
- ☐ Anti-α-tubulin，メルク社，#T-9026，mouse
- ☐ Anti-PDZD8，Proteintech社，#25512-1-AP，rabbit
- ☐ Anti-IP3R3，日本ベクトン・ディッキンソン社，#610312，mouse
- ☐ Anti-VAPB，Proteintech社，#14477-1-AP，rabbit
- ☐ Anti-MFN2，Santa Cruz社，#sc-100560，mouse
- ☐ Anti-FACL4，GeneTex社，#GTX100260，rabbit
- ☐ Anti-RMDN3，Atlas Antibodies社，#HPA009975，rabbit

実験器具・機器

- ☐ 15 cmディッシュ（AGCテクノグラス社，#3030-150）

- [ ] DMEM 高グルコース（ナカライテスク社，#08458-16）
- [ ] D-PBS（－）（ナカライテスク社，#14249-24）
- [ ] スクレーパー（コーニングインターナショナル社，#3008）
- [ ] 1.5 mL チューブ（Sarstedt社，#A.150.01）
- [ ] 15 mL チューブ（アズワン社，#1-3500-21）
- [ ] 1 mL シリンジ（テルモ社，#SS-01T）
- [ ] 27G ニードル（テルモ社，#NN-2738R）
- [ ] パスツールピペット（AGCテクノグラス社，#IK-PAS-9P）
- [ ] 微量冷却高速遠心機（HITACHI，himac CF15RN）
  - ・アングルローター（T15A43）1.5mL チューブ遠心用
  - ・アングルローター（T15A43）15mL チューブ遠心用
- [ ] 超遠心機（HITACHI，himac CS 100GXL）
  - ・アングルローター（S55A2）
  - ・スイングローター（S52ST）
- [ ] 超遠心機用チューブ
  - ・アングルローター用 1.5 mL チューブ（HITACHI，#S308892A）
  - ・スイングローター用 3PC チューブ（実用量 3.4 mL）（HITACHI，#S301599A）

プロトコール

1.～**3.** 途中の工程のフローチャートを図2に，以降の工程のフローチャートを図3に示す．

1. 細胞の回収

❶ 80～90％コンフルエントのHeLa細胞が播種された15 cmディッシュ（5枚）からDMEM培地を除去する．

❷ スクレーパーで細胞を掻き集め，15 mL チューブに移す．

❸ 1×PBSで2回細胞を洗浄し（4℃ 1,000×g 3分遠心），細胞をペレット化後，上清を除去する．

❹ 氷冷したHBを1 mL加える．

❺ 10回程度ピペッティングし細胞塊を完全にほぐす．

❻ 20分，氷上に静置後，1.5 mL チューブに細胞懸濁液を1 mLずつ分注する（計10本）．

2. 細胞の破砕と粗ミトコンドリアの単離

タンパク質の分解を防ぐため原則的に操作は氷上で行うこと．サ

ンプルのチューブは常に氷上で保管する．また遠心操作は4℃で行う．

❼ 27Gニードルを接続した1 mLシリンジを用いて，細胞懸濁液の吸引と排出を7回くり返す（できる限り泡立てない）*1*2*3.

培養顕微鏡
〔OLYMPUS（現 EVIDENT）CKX53〕

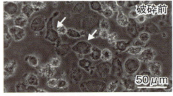
矢印：破砕前の細胞

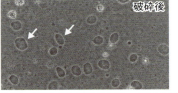
矢印：破砕され核のみになっている様子

図1　細胞破砕の確認

*1 図1のように細胞破砕後の溶液をスライドガラスに垂らし顕微鏡で観察すると破砕の具合がわかる．7～8割の細胞が破砕されていればよい．破砕が甘い場合には吸引と排出を追加で行う．過度な吸引と排出はミトコンドリアやミトコンドリア会合膜（MAM）の破壊につながるので避ける．
*2 組織・細胞からのMAM単離では細胞破砕にポッター型のホモジナイザーを用いるプロトコールもある[2]．
*3 ウエスタンブロッティングなどに使用する場合，細胞破砕液から新しい1.5 mLチューブに一部（50 μL程度）分取しておく（**細胞全体溶液**）．

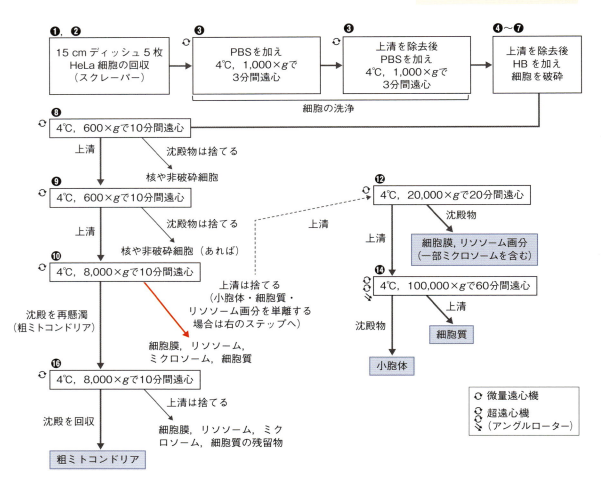

図2　フローチャート1

❽ 細胞破砕液を600×g，10分遠心し，各チューブの上清850 μLを15 mLチューブに移す（1.5 mLチューブ10本に移してもよい）．ペレット（核や非破砕細胞等を含む）は捨てる．

❾ 再度600×g，10分遠心し，上清8 mLを新しい15 mLチューブに移す（1.5 mLチューブの場合は上清800 μLを移す）．ペレット（あれば）は捨てる[*4]．

❿ 8,000×g，10分遠心する．
- 上清はリソソームやミクロソームを含む細胞質画分．
- ペレットは**粗ミトコンドリア画分**．

⓫ 小胞体やリソソーム分画を分取する場合は❿の上清500 μLを新しい1.5 mLチューブに移す（チューブA）．上清を除去後（ペレットのみにする），ペレットをやさしくHB 1 mLで再懸濁する（チューブB）．
- リソソーム，小胞体画分を単離する場合の**チューブA**の操作は⓬に続く．
- 粗ミトコンドリアを含む**チューブB**の操作は⓰に続く．

*4 沈殿物には核や非破砕細胞等が含まれるため，コンタミネーションを防ぐ目的でペレット付近の溶液は吸わない．

3. リソソーム・小胞体・細胞質画分の単離

⓬ チューブAの上清500 μLを20,000×g，20分遠心する．

⓭ 上清（小胞体，細胞質を含む）400 μLを新しい2 mLの超遠心用チューブに移す．
- ペレットは**細胞膜・粗リソソーム画分**．

⓮ 100,000×g，60分遠心する．

⓯ 上清は**細胞質画分**，上清除去後に残るペレットは**小胞体画分**となる．

4. MAM・高純度ミトコンドリア画分の単離

⓰ チューブBの粗ミトコンドリアを含む懸濁液1 mLを再度8,000×g，10分遠心する．

⓱ 上清を丁寧に除き（ペレットのみにする），I-M溶液250 μLに再懸濁する（懸濁液A）．また，超遠心チューブ（実用量3.4 mL）に3 mLの30％パーコール–I-M2溶液を入れる．

⓲ 超遠心チューブに入れた3 mLの30％パーコール–I-M2溶液の上部に懸濁液Aをやさしく重層する．

⓳ 95,000×g 30分，遠心する．

⓴ 図3にある，F2の層をパスツールピペットにより分取し新しい1.5 mLチューブに移し，10倍量のI-M溶液で希釈する．（㉒へ進む）

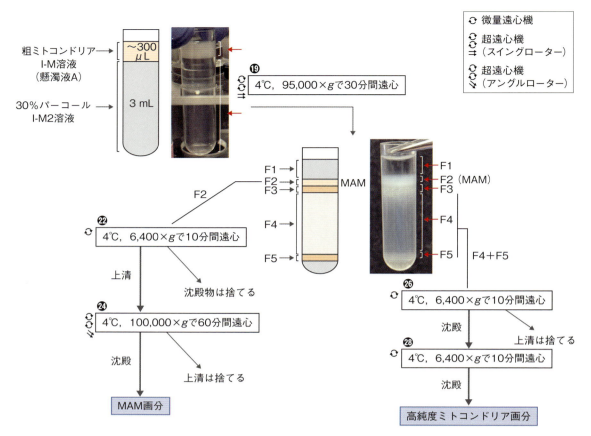

図3 フローチャート2

㉑ 高純度ミトコンドリアを分取する場合は，F4，F5層をパスツールピペットにより15 mLチューブに移し，10倍量のI-M溶液で希釈する[*5][*6]．(㉖へ進む)

5. MAM画分の単離

㉒ $6,400 \times g$ 10分，遠心する．

㉓ 上清を超遠心チューブに移す．ペレットは捨てる．

㉔ $10,000 \times g$ 60分，遠心する．

㉕ 上清を除去し，残ったペレットがMAM画分となる．

6. 高純度ミトコンドリア画分の単離

㉖ $6,400 \times g$ 10分，遠心する．

㉗ 上清を除去し，1 mLのI-M溶液で再懸濁する．

*5 パスツールピペットでF4，F5層を分取する際，F5層下の最下層には細胞質成分が含まれる．「F4＋F5（上層部）」を分取すると細胞質成分のコンタミネーションが少ない．

*6 F3を高純度ミトコンドリア画分の単離に使用しているプロトコールもある[12]．

㉓ 6,400×g 10分,遠心し上清を除去.残ったペレットが<u>高純度ミトコンドリア画分</u>となる.

実験例

1. F1～F5層のオルガネラタンパク質の検出（図4A）

HeLa細胞から本稿に示すプロトコールに沿って密度勾配遠心を行い⓳の工程後,F1～F5の層を1層ずつ分画し各ライセートのタンパク質量を揃えSDS-PAGE,ウエスタンブロッティングに供し,各オルガネラに局在するタンパク質をそれぞれの特異的抗体を用いて検出した.

2. MAMをはじめとする各分画のタンパク質の検出（図4B）

HeLa細胞から本稿に示すプロトコールに沿って細胞質,小胞体,高純度ミトコンドリア,MAMを分画し各ライセートのタンパク質量を揃えSDS-PAGE,ウエスタンブロッティングに供し,各オルガネラに局在するタンパク質をそれぞれの特異的抗体を用いて検出した.

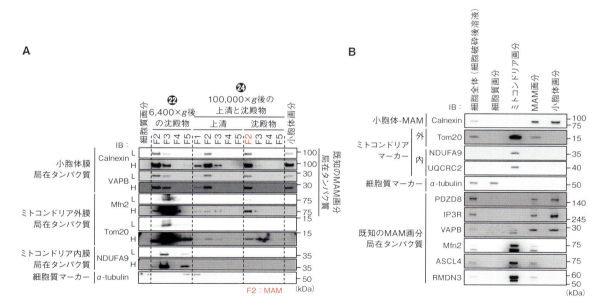

図4 各オルガネラ画分における特異的タンパク質の検出例
A) F1～F5層,B) MAMをはじめとする各分画について,ウエスタンブロッティングで各分画に特異的なタンパク質を検出した.

おわりに

　小胞体とミトコンドリアが接触する様子は古くから観察されていたが[4][5]，当時これらの研究は形態学的なデータしか提供しなかったため，しばしば恣意的なものとして否定された．その後，遠心分離により小胞体とミトコンドリアが会合した分画が得られることがわかり[6]~[11]，VanceのMAM画分の単離法開発へとつながった[1]．徐々にMAM分画に検出されるタンパク質の機能解析が行われるようになり，ミトコンドリアと小胞体の接触領域（mitochondria ER contact sites：MERCs）でリン脂質やカルシウムの輸送が媒介されること，さらにはミトコンドリア-小胞体間を繋留する因子が発見され，MERCsが制御されうる機能的な領域であることが明確になった．近年ではAIを用いた微細構造の三次元構築やPPI（protein-protein interaction）を簡便に計測・可視化できるツールが応用され，より高深度なMERCsの情報が得られるようになってきた．このように時代が進展するなか，今回紹介したMAM画分の分取法は古典的ではあるが，現代的解析手法と組合わせることでより強靭なデータへと昇華する可能性を秘めていると考える．事実，プロテオミクス解析やリピドミクス解析による網羅的な解析が一般化されつつある今，MAM画分の網羅的解析が可能になってきた．実際にわれわれも取り組んでいるが，MAM画分のプロテオミクス解析により数百を超える機能未知のタンパク質が検出された．このことはMERCsに未知の機能が隠されていることを暗示しており，今後の解析に期待がかかる．最後に，今回記したMAM分画の分取法が「小胞体・ミトコンドリア」研究に取り組んでいる，もしくは取り組もうとしている人々の一助となれば幸いである．

◆ 文献

1）Vance JE：J Biol Chem, 265：7248-7256（1990）
2）Wieckowski MR, et al：Nat Protoc, 4：1582-1590, doi:10.1038/nprot.2009.151（2009）
3）Vance JE：Biochim Biophys Acta, 1841：595-609, doi:10.1016/j.bbalip.2013.11.014（2014）
4）Franke WW & Kartenbeck J：Protoplasma, 73：35-41, doi:10.1007/BF01286409（1971）
5）Morré DJ, et al：Protoplasma, 73：43-49, doi:10.1007/BF01286410（1971）
6）Drochmans P, et al：J Cell Biol, 66：1-22, doi:10.1083/jcb.66.1.1（1975）
7）Shore GC & Tata JR：J Cell Biol, 72：714-725, doi:10.1083/jcb.72.3.714（1977）
8）Lewis JA & Tata JR：J Cell Sci, 13：447-459, doi:10.1242/jcs.13.2.447（1973）
9）Meier PJ, et al：Biochim Biophys Acta, 646：283-297, doi:10.1016/0005-2736(81)90335-7（1981）
10）Katz J, et al：Biochem J, 214：795-813, doi:10.1042/bj2140795（1983）
11）Pickett CB, et al：Exp Cell Res, 128：343-352, doi:10.1016/0014-4827(80)90070-1（1980）
12）Horner SM, et al：PLoS One, 10：e0117963, doi:10.1371/journal.pone.0117963（2015）

第6章 オルガネラコンタクト

6 小胞体・ミトコンドリア内腔カルシウム動態の経時可視化解析

鈴木純二，金丸和典，飯野正光

はじめに

さまざまな細胞機能を制御する細胞内カルシウムイオン濃度変化（Ca^{2+}シグナル）の形成には，オルガネラ（細胞小器官）である小胞体とミトコンドリアが重要な役割を果たす[1)2)]．小胞体の内腔には高濃度のCa^{2+}が蓄えられており，細胞外からの刺激に応じて小胞体膜上のCa^{2+}放出チャネルからCa^{2+}が放出され，細胞質Ca^{2+}シグナルが引き起こされる（図1）．一方で，ミトコンドリアマトリクスのCa^{2+}濃度は細胞質Ca^{2+}シグナルに応じて変動し，細胞質Ca^{2+}の上昇を緩衝する（図1）．小胞体やミトコンドリアは細胞質Ca^{2+}シグナル形成を制御するだけでなく，それぞれの小器官内のCa^{2+}濃度変化をシグナルとして用いることで，タンパク質の合成・品質管理などの小胞体機能や，ATP産生や細胞死の誘導といったミトコンドリア機能をCa^{2+}濃度依存的に制御する．加えて，近年の研究では，小胞体とミトコンドリアは細胞内で近接構造を形成することで，小胞体からミトコンドリアへ効率的にCa^{2+}を供給する経路が存在する可能性が示唆されている．このように，細胞内においてCa^{2+}シグナルは複雑な時空間動態を形成しているため，シグナルの全容を理解するには，複数の細胞内領域のCa^{2+}シグナルを並行して観察する手法が不可欠である．そこで

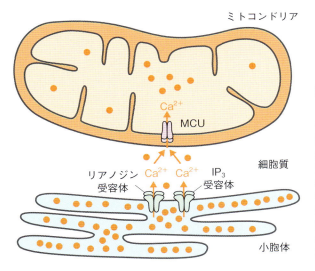

図1 小胞体およびミトコンドリアによる細胞内Ca^{2+}シグナル形成・制御機構の概略図

小胞体は，ATP依存性Ca^{2+}ポンプの活性によって内腔に高濃度のCa^{2+}を貯留する．小胞体膜にはIP$_3$ (inositol tris-phosphate) 受容体やリアノジン受容体のようなCa^{2+}放出チャネルが存在しており，細胞外刺激に応じてこれらのチャネルからCa^{2+}が放出され，細胞質Ca^{2+}シグナルが引き起こされる．ミトコンドリア内膜にはMCU (mitochondrial Ca^{2+} uniporter) とよばれるCa^{2+}チャネルが存在しており，細胞質Ca^{2+}の変動に応じてミトコンドリアマトリクス内にCa^{2+}が流入し，細胞質Ca^{2+}上昇を緩衝すると同時に，ミトコンドリアCa^{2+}シグナルを形成する．

本稿では，小胞体・ミトコンドリアCa^{2+}シグナルと細胞質Ca^{2+}シグナルを単一細胞で同時に可視化する手法について，原理および実験例を紹介する.

原理

小胞体やミトコンドリアのCa^{2+}シグナルを可視化するためには，まず，それぞれのオルガネラ内のCa^{2+}濃度域に合うCa^{2+}親和性を有するインジケーターを標的オルガネラ特異的に局在させる必要がある．加えて，相互に併用可能な励起・蛍光波長特性を有する複数のCa^{2+}インジケーターを同時に発現させて細胞内領域を"色分け"することで，複数の細胞内領域のCa^{2+}シグナルを単一細胞で同時にイメージングできる.

Ca^{2+}インジケーターは化合物型とタンパク質型に大別できる．化合物型Ca^{2+}インジケーターを用いたオルガネラCa^{2+}イメージング法も存在するものの，細胞膜を部分的に破壊するなどの侵襲を加える必要があるとともに，条件検討や操作が難しく熟練を要するため，簡便かつ低侵襲，さらには標的のオルガネラに特異的に導入できるタンパク質型Ca^{2+}インジケーターを用いた方法が主流となっている.

タンパク質型Ca^{2+}インジケーターは，つまりは遺伝子コード型と同義であることから，近年はGenetically Encoded Ca^{2+} Indicatorsの頭文字をとって"GECI"（gekkiあるいはgekiなどと発音）とよばれることが多いため，本稿でもこれを使用する．GECIは，GFP（green fluorescent protein）などの蛍光タンパク質とカルモジュリンなどのCa^{2+}結合タンパク質を融合したキメラタンパク質である．Ca^{2+}結合タンパク質が周囲のCa^{2+}濃度に依存して構造変化を起こし，その結果生じる分子内相互作用による蛍光タンパク質の構造変化が蛍光強度の変化を引き起こすため，Ca^{2+}センサーとして機能する（図2）．さらに，GECIの重要な特性として，細胞内のタンパク質輸送経路を用いることで細胞内局在を自在に制御できる．小胞体やミトコンドリアに集積するタンパク質には，それぞれのオルガネラにタンパク質を移行および貯留するための特有のシグナル配列が存在しており，これをGECIに付与することで任意のオルガネラに局在させることが可能である．例えば，小胞体に局在させたい場合は，GECIのアミノ末端（N末端）に小胞体局在タンパク質由来のシグナルペプチドとカルボキシ末端（C末端）に小胞体貯留シグナル（KDEL）を，ミトコンドリアマトリクスに局在させたい場合には，N末端にミトコンドリア移行シグナル配列を付加する．このような遺伝子を発現するプラスミド／ウイルスベクターなどを観察対象となる細胞に導入し，その細胞のタンパク質発現系を利用してGECIをつくらせることで，標的オルガネラにインジケーターを特異的に局在させることができる.

GECIはFRET（Förster resonance energy transfer）型と単色蛍光タンパク質型に分類される．FRET型はCFP（cyan fluorescent protein）とYFP（yellow fluorescent protein）などの励起・蛍光波長の異なる2種類の蛍光タンパク質間のエネルギー共鳴移動すなわちFRETを利用してCa^{2+}濃度を検知する．インジケーター分子内に共存するCFPとYFPが発する2つの蛍光強度の比を算出するため，観察対象の動きなどに起因するノイズを軽減す

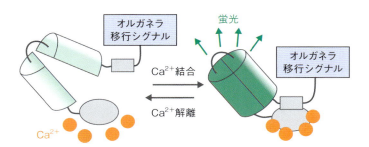

図2 オルガネラ型GECIの構造模式図
オルガネラ型GECIは，細胞質型GECIと同様にCa²⁺濃度に応じて蛍光タンパク質の構造が変化し，蛍光強度が変化する特性を有する．オルガネラ型GECIにはオルガネラ移行シグナルが付与されており，細胞内のタンパク質輸送経路によって目的のオルガネラに特異的に局在する．さらに，オルガネラ型GECIは測定対象のオルガネラ内Ca²⁺濃度域に最適化されたCa²⁺親和性を有する．単一細胞内の複数のオルガネラおよび細胞質のCa²⁺シグナルを同時観察するために，オルガネラ型GECIにはGFPやRFPのような単波長型の蛍光タンパク質が用いられる．

る特性が高いなどのメリットがあるものの，シアンから黄色までの広い波長領域を占有するため，ミトコンドリア・小胞体・細胞質の同時イメージングのような複数の色分けを必要とする観察には制限が多く使いづらい．一方，単色蛍光タンパク質型インジケーター（図2）は蛍光タンパク質1つ分の波長域でシグナルを計測できるため，色分けが比較的容易である．これまでに非常に多くの単色蛍光タンパク質型GECIが開発されているが，ほとんどはGFPもしくはRFP（red fluorescent protein）をベースに構築されており，これらをそれぞれ小胞体あるいはミトコンドリアに発現させることにより色分けできる．さらに，細胞質用の化合物型Ca²⁺インジケーターとして広く用いられるfura-2や，BFP（blue fluorescent protein）などをベースにつくられたGECIは，紫外領域に励起波長ピークをもつためGFPやRFPとの色分けが可能であり，細胞質・小胞体・ミトコンドリアのような細胞内3領域のCa²⁺シグナルを同時イメージングできる．実験の流れを図3に示す．

　GECIは，元来は細胞質Ca²⁺シグナルの観察を目的として開発されたものである．小胞体内のCa²⁺濃度は細胞質よりも3〜4桁も高い濃度域にあるため（表），これを小胞体に発現させたとしても応答可能なCa²⁺濃度域が合わず常に最大蛍光強度に振り切った状態となる．そこで，小胞体内の高濃度Ca²⁺に合わせてCa²⁺親和性を大幅に低下させるための遺伝子工学的な細工が必要となる．また，ミトコンドリアマトリクスの場合は，定常状態では細胞質と同程度のCa²⁺濃度域であるが，細胞刺激時には細胞質よりも高い濃度域まで上昇しうる（表）．細胞質用Ca²⁺インジケーターでも応答可能な濃度範囲ではあるものの，感度をやや低下させたインジケーターの方がシグナルを見逃さずに検出できる場合がある．このような条件を満たすため，Ca²⁺結合領域をコードする遺伝子に複数の点変異を導入したGECIが開発されている（表）[3)4)]．このように最適化されたオルガネラ型GECIを用いることで，細胞内の複数領域のCa²⁺シグナルを単一細胞で同時に可視化できる．

表　各種細胞内領域のCa^{2+}シグナル測定に用いられるGECIの特性

細胞内領域	Ca^{2+}濃度域（μM）		インジケーター名	Addgene番号	励起波長（nm）	蛍光波長（nm）	Ca^{2+}親和性（μM）
	刺激状態	静止状態					
小胞体	$500\sim1,000$	$100\sim300$	G-CEPIA1er	58215	499	511	672
			R-CEPIA1er	58216	561	561	565
			GEM-CEPIA1er	58217	390	462, 510	558
ミトコンドリアマトリクス	~0.1	$0.1\sim100$	CEPIA2mt	58218	488	509	0.16
			CEPIA3mt	58219	488	509	11
			CEPIA4mt	58220	488	509	56
			R-GECO1mt	46021	565	576	0.19
			R-CEPIA3mt	140464	565	576	3.7
			R-CEPIA4mt	140463	565	576	27
細胞質	~0.1	~1	GEM-GECO1	32442	390	455, 511	0.34

準　備

GECIを細胞に発現させるためのプラスミド

　GECIをコードする遺伝子の多くは，米国のプラスミドバンクAddgene（https://www.addgene.org/）を介して入手できる．観察対象の細胞と相性の良いプロモーターをもつプラスミドを選択するか構築する．特殊な細胞への導入や，ヘテロな細胞集団中の特定の細胞種に特異的に遺伝子導入したい場合などを除けば，CMVあるいはCAGGSプロモーターのような，細胞種を問わず高発現が可能なプロモーターを選ぶとよい．

蛍光イメージングのための培養ディッシュ

　蛍光イメージングを行ううえで，蛍光の透過性が低く自家蛍光の強いプラスチック培養ディッシュでの観察は特殊な場合を除き避けることが好ましい．自家蛍光が小さいガラス底の培養ディッシュや培養プレートに細胞を播種する．一般に，ガラス底はプラスチック底よりも細胞の生着が悪いため，適宜，細胞外基質となる物質でコーティングするなどの工夫が必要となる（**プロトコール**参照）．

イメージングシステム

　Ca^{2+}シグナルの蛍光経時イメージングには**図4**のような蛍光顕微鏡システムが必須である．顕微鏡の筐体部分は通常，培養細胞のイメージング実験には倒立顕微鏡，単離臓器・組織や生体内組織のイ

メージング実験には正立顕微鏡を組み込んだシステムが用いられる.小胞体やミトコンドリアの細胞内局在の観察,さらにこれらのオルガネラ内腔におけるCa^{2+}シグナルとオルガネラ微細構造の同時イメージングには,共焦点蛍光顕微鏡や多光子励起顕微鏡の使用が好ましい.近年急速に発展した超解像顕微鏡を用いたイメージングも可能である.ただし,励起光照射による細胞毒性が引き起こす「人工的Ca^{2+}シグナル」とでもよぶべきアーティファクトやCa^{2+}インジケーターの蛍光退色は,解像度を高めるほど単位面積当たりの励起光強度が高まるために発生しやすくなる傾向があり,細心の注意を払う必要がある.同様の問題は過度の励起光照射によっても発生するため,シグナルを測定している間のみ励起光が細胞に照射されるように制御する,あるいは経時測定の頻度を減らすなど,励起光の照射時間を最小限に抑える計測システムが必要である.また,タイムラプス測定中に生じる対物レンズと焦点面のズレ(フォーカス

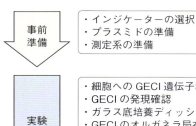

図3 オルガネラCa^{2+}シグナルイメージング実験の手順

事前準備として,測定対象とするオルガネラに応じたGECIをコードするプラスミドを準備し,GECIの励起・蛍光波長特性に応じた測定系を準備する.次に,オルガネラ型GECIをリポフェクションやウイルスを用いて目的の細胞に発現させる.発現を確認した後,ガラス底培養ディッシュに細胞を播種し,オルガネラ型GECIの細胞内局在を蛍光顕微鏡で観察する.細胞内局在が確認できた後,オルガネラCa^{2+}シグナルのタイムラプス測定を行う.必要に応じて細胞質用Ca^{2+}インジケーターを導入し,複数の細胞領域のCa^{2+}シグナルを同時測定する.

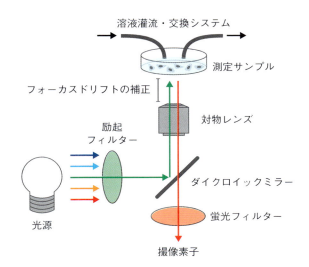

図4 培養細胞のオルガネラCa^{2+}イメージング実験システムの模式図

培養細胞のオルガネラCa^{2+}イメージング実験は倒立顕微鏡が用いられることが多い.オルガネラ微細構造の観察には共焦点蛍光顕微鏡や多光子励起顕微鏡を用いることが好ましい.使用するインジケーターの特性に応じて,励起光および蛍光を高速もしくは同時に励起・検出可能なシステムを構築する必要がある.タイムラプス測定中のアーティファクトを軽減するために,フォーカスドリフトを補正するシステムや測定溶液の灌流・交換システムがあると好ましい.

ドリフト）を最小限に抑えるため，培養ディッシュのガラス面と対物レンズの距離を常に一定に保つ機能を備えた顕微鏡システムの使用が望ましい．

　使用するCa^{2+}インジケーターの波長特性に応じて励起および蛍光の検出ができる光学系を準備する必要がある．タイムラプス測定中に励起光や測定光の波長を切り替える方法は，さまざまな種類のものが存在する．代表的なものとしては，①フィルターチェンジャーやグレーティングミラーを用いて高速に切り替える方式，②ダイクロイックミラーやフィルターキューブを切り替える方式，③プリズム分光により蛍光を分離する方式などがあげられる．切り替えによるノイズが少ないことはもちろんであるが，絶えず運動しているオルガネラが観察対象であるため高速もしくは同時に励起・検出できるシステムが望ましく，①もしくは③を使用できるとよい．蛍光の検出と撮像には高感度な検出系（CCDおよびCMOSカメラ，フォトマルチプライヤー等）が必要である．用いる装置の特性によって，測定の最終的な感度および時空間解像度が規定される．また，画像情報は，測定する画像の枚数によってはギガバイト（GB）オーダーの膨大なデータ量になる場合がある．顕微鏡システムを安定して駆動し，取得したタイムラプス画像をプールするのに十分な容量とスペックのコンピューターも必要である．

　測定したタイムラプス画像は専用の画像解析ソフトウェアで解析する．多機能かつ高価なものからオープンソースで無料のものまでさまざま存在するが，われわれは主にオープンソースのImageJやImageJ Fijiを用いることが多い．顕微鏡システムを駆動させるためのソフトウェアには画像解析機能をもたせていることも多く，これも利用可能である．

プロトコール

1. 細胞へのGECI遺伝子導入

　オルガネラ型GECIをコードする遺伝子を，プラスミドリポフェクションもしくはウイルスベクター感染などを用いて標的細胞に導入する．リポフェクションであれば16〜24時間後にGECIが発現していることを蛍光顕微鏡で確認した後，細胞をガラス底培養ディッシュ（MatTek社，#P35G1.510Cなど）に播種する．細胞がガラス面に完全に接着するまで，さらに一晩培養する．接着しづらい細胞の場合は，事前にコラーゲンやポリリジンなどの，その細胞の接着

に適した基質分子でガラス表面をコートする．細胞によっては事前
にガラス底培養ディッシュに播種した後に遺伝子導入を行う方法が
好ましい場合もあるため，適宜，条件検討する．

　リポフェクションなどの一過性発現は，細胞ごとの発現量に大き
な差が出やすく，昼間に太陽が明るすぎるために周囲の星が見えな
い現象と同じく，複数細胞を同一視野に入れた経時測定の際に解析
困難な発現量の細胞が観察されることが多々ある．また，あまりに
も高濃度のインジケーターを発現し強い蛍光を発する細胞は，本来
の細胞機能が損なわれCa^{2+}シグナル関連経路に異常をきたしている
ことが多いため，測定対象から外すほうが無難である．これらの問
題は，レンチウイルスベクター等を用いてGECIを安定かつ細胞集
団に均等に発現させることで大幅に軽減可能である．実践にあたっ
ては，手軽なプラスミド導入実験でGECIのオルガネラ局在とCa^{2+}
濃度範囲が適切であるかを確認した後に，ウイルスベクターを用い
た発現法に移行できれば，質の高いデータを得ることができる．さ
らに，GECI遺伝子があらかじめ組込まれた遺伝子改変マウスの作
出と利用もきわめて有効である[5) 6)]．

2. GECIのオルガネラ局在確認

　GECIが目的のオルガネラに局在していることを確認する．一般
的には60～100倍程度の高倍率の対物レンズを用いた観察が望まし
い．GECIの種類や発現量にもよるが，長時間の観察，すなわち励
起光への長時間曝露は蛍光退色や細胞傷害を引き起こすので注意す
る．オルガネラ局在が妥当であるかは，小胞体については
ER-Tracker，ミトコンドリアについてはMitoTracker，TMRM，
TMREなど（いずれもサーモフィッシャーサイエンティフィック社
やBiotium社などから入手可能）の特異的な蛍光マーカー化合物と
の共局在の検証が有効である（図5）．

3. （任意であるが推奨）細胞質Ca^{2+}指示薬の導入

　細胞種や状況によって程度に多少の差があるものの，オルガネラ
は絶えず細胞内で運動や移動をしている．測定の空間解像度を上げ
れば運動によるブレは大きくなるのが必然であるし，時間解像度を
上げて正確にトラッキングしようとすればするほど蛍光毒性や蛍光
退色が強くなってしまう．このような理由からオルガネラのみの
Ca^{2+}イメージングではシグナルの信頼性が低いため，測定系や解析
のハードルがやや上がるが，可能であれば細胞質Ca^{2+}シグナルを同
時にイメージングして情報量を増やすことが望ましい．主に，①細

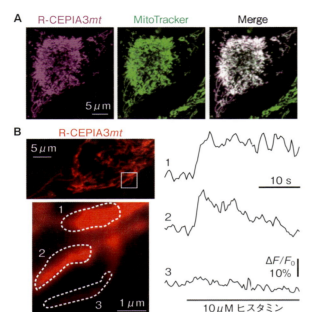

図5 ミトコンドリア局在型GECIの発現確認とミトコンドリア Ca²⁺シグナルの例

A) ミトコンドリア局在型GECIであるR-CEPIA3mtの細胞内蛍光局在を共焦点蛍光顕微鏡を用いて観察した．ミトコンドリアに特徴的な糸状の蛍光局在が観察され（左），ミトコンドリア標識薬であるMitoTracker Green（中央）による染色像とよく一致した．B) R-CEPIA3mtを発現させたHeLa細胞に小胞体からのCa²⁺放出を誘発するIP₃産生アゴニスト（ヒスタミン）を投与すると，領域1および領域2で示したミトコンドリアにおいてCa²⁺上昇がみられる一方で，領域3のミトコンドリアではCa²⁺上昇は観察されなかった．（文献8より引用）

胞質用Ca²⁺インジケーター化合物を用いる方法と，②細胞質型GECIを用いる方法の2種類が存在する．①ではオルガネラ型GECIの発現が確認できた細胞に対して，励起波長がGFPやRFPの励起波長と重ならない細胞質用Ca²⁺インジケーター化合物であるfura-2などを導入する．細胞培養用の培地に5 μM fura-2, AM（fura-2, acetoxymethyl ester form；細胞膜透過型fura2，サーモフィッシャーサイエンティフィック社，#F1221）を懸濁し，これで培地を完全置換して37℃で20〜30分培養する．その後，細胞種や実験目的に応じたリンガー等の測定溶液（後述）で軽く細胞を洗い，培地成分やfura-2を除去する．細胞質に導入されたfura-2は徐々に細胞外に排出されるため，導入後短時間のうちにイメージング実験を行う．37℃などに加温が必要な場合はfura-2の排出が顕著に加速されるため，②の方法をとることが望ましい．排出トランスポーターの阻害薬物を添加する方法も存在するが副作用に注意が必要である．②ではG-CaMPやR-GECO，GEM-GECOなどの細胞質型GECI遺伝子を，前述のオルガネラ型GECIと同様に細胞に導入して発現させた後にイメージングする（図6）．

測定溶液については，①のfura-2を併用した短時間かつ室温でのイメージングであれば必要最小限の塩類およびpHバッファーからなる生理的リンガー液〔例：150 NaCl, 4 KCl, 2 CaCl₂, 1 MgCl₂, 5.6 グルコース, 25 HEPES（数字はいずれも mM）；測定直前にpH

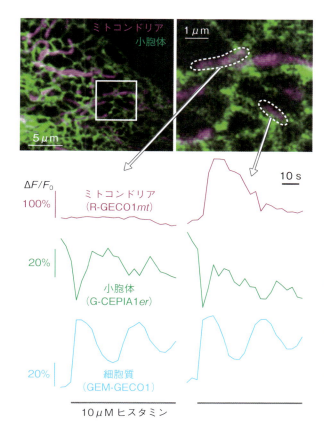

図6 GECIで色分けした小胞体・ミトコンドリア・細胞質の同時Ca²⁺イメージング

R-GECO1mt（ミトコンドリア），G-CEPIA1er（小胞体），GEM-GECO1（細胞質）を用いて，単一細胞で小胞体・ミトコンドリア・細胞質Ca²⁺シグナルの観察を行った．小胞体Ca²⁺放出アゴニスト（ヒスタミン）を投与すると，小胞体からのCa²⁺放出および細胞質Ca²⁺濃度上昇が細胞全体で均一に起こる様子が観察された．一方でミトコンドリアCa²⁺シグナルについては，図5と同様に単一細胞内で著しく不均一だった．（文献4より引用）

7.4に調整〕などで実験するのが望ましい．複雑な組成になると，それらに起因する蛍光がイメージングの妨げとなる場合がある．タンパク質やアミノ酸などの有機物はもちろんのこと，とりわけFBS（ウシ胎仔由来血清）やpH指示薬であるフェノールレッドなどは強力な蛍光を発するため注意が必要である．②のようなGECIのみを用いたイメージングの場合は，顕微鏡ステージに搭載可能な加温チャンバーなどを使うことで恒温動物の体温を模した温度，かつさまざまな栄養因子などを含む培地等での，より生理的な条件下でのイメージング解析が可能であるが，フェノールレッド不含培地などを用いるべきである．

4. 蛍光顕微鏡を用いたシグナルのタイムラプス観察

はじめにベースラインとなる定常状態でのCa²⁺シグナルを一定時間計測した後，計測を続けながら試薬等を投与してCa²⁺シグナルを誘発する．一定時間測定してシグナルの減衰や細胞反応の脱活性化を待った後にイメージングセッションを終了する．それぞれのイン

ジケーターのシグナル変化を専用ソフトウェアで解析する．試薬等の投与は，測定液にマイクロピペッターなどを用いて視野を動かさないように静穏に投与するか，電磁弁などを用いた液交換ショックの少ない灌流・液交換システムなどで行う．サクションポンプなどで持続的にオーバーフローする溶液を吸い出すシステムを構築し，細胞に試薬溶液が十分に行き渡る工夫も必要である．溶液投与による細胞刺激以外にも，光活性化型Gタンパク質受容体などを用いたオプトジェネティクスも細胞刺激ツールとして非常に有効である[7)8)]．この場合も，光活性化に使用する波長とオルガネラ型GECIの励起・蛍光波長の重複を十分に考慮して実験をデザインする必要がある．

実験例

ミトコンドリア局在型GECIをコードするプラスミドpCMV R-CEPIA3*mt*をLipofect-amine 3000（サーモフィッシャーサイエンティフィック社，#L3000001）を用いて培養HeLa細胞にリポフェクションし，R-CEPIA3*mt*を一過性に発現させた．R-CEPIA3*mt*の発現誘導から2日後，ミトコンドリアマーカーであるMitoTracker Green（サーモフィッシャーサイエンティフィック社，#M7514）で細胞を染色し，共焦点蛍光顕微鏡システムLeica TCS-SP8を用いて両者の蛍光が共局在する様子を確認した（図5A）．続いて，R-CEPIA3*mt*発現HeLa細胞に対してIP$_3$産生アゴニストであるヒスタミン（メルク社，#H7250）を投与し，小胞体からCa^{2+}放出を誘発させたときのミトコンドリアCa^{2+}シグナルを観察した．興味深いことに，刺激に応じてCa^{2+}シグナルが発生するミトコンドリアがある一方で，そのきわめて近傍のミトコンドリアではCa^{2+}シグナルは観察されなかった（図5B）．このような局所ミトコンドリアCa^{2+}シグナルが生じたときの細胞内Ca^{2+}シグナル動態の全体像を理解するために，単一細胞における小胞体・ミトコンドリア・細胞質Ca^{2+}シグナルの同時イメージングを試みた．培養HeLa細胞にミトコンドリア型GECI（R-GECO1*mt*），小胞体型GECI（G-CEPIA1*er*），細胞質型GECI（GEM-GECO1）を発現させた後，ヒスタミン投与によりCa^{2+}シグナルを誘発した（図6）．図5Bと同様にミトコンドリアCa^{2+}シグナルは単一細胞内で局所シグナルを形成する一方で，小胞体からのCa^{2+}放出および細胞質Ca^{2+}濃度上昇については細胞全体で均一であった．これらの結果は，ミトコンドリアのCa^{2+}シグナル形成には細胞質・小胞体Ca^{2+}シグナル以外の未知の制御機構が存在することを示唆する．

おわりに

化合物型Ca^{2+}インジケーターしか利用できない時代のオルガネラCa^{2+}シグナルイメージングはきわめて困難であり，その道の達人のみが成せる業であったが，GECIの開発とその応用により，蛍光顕微鏡とカメラがあれば誰でも観察可能な時代となった．近年ではゲノ

ム編集などの遺伝子改変動物の作出技術も飛躍的に進化し，オルガネラ型GECIを生まれながらに標的細胞に発現させることが可能な遺伝子改変マウスも開発されている[6]．オルガネラのCa²⁺動態には依然として未解明な生命現象が多く，その解明にはオルガネラ型GECIを用いたCa²⁺イメージング解析が今後も主力の一つとなるであろう．われわれが行っているオルガネラ型GECIを用いたイメージング研究においても，実験例に示したミトコンドリアCa²⁺シグナルの局所制御機構などの意外かつ興味深い現象が次々と見えてきて，まさに宝の山のような印象を受ける．オルガネラCa²⁺シグナルは種々の細胞機能に重要であると考えられるため，多くの研究者にオルガネラ型GECIを使ったイメージング研究に携わってもらいたい．観察対象や現象に合わせた適切なCa²⁺濃度範囲のGECIの選定や，アーティファクトを抑えた精度の高いイメージングデータの取得に，本稿が少しでも貢献できると幸いである．

◆ 文献

1) Iino M：Proc Jpn Acad Ser B Phys Biol Sci, 86：244-256, doi:10.2183/pjab.86.244（2010）
2) Clapham DE：Cell, 131：1047-1058, doi:10.1016/j.cell.2007.11.028（2007）
3) Miyawaki A & Niino Y：Mol Cell, 58：632-643, doi:10.1016/j.molcel.2015.03.002（2015）
4) Suzuki J, et al：Nat Commun, 5：4153, doi:10.1038/ncomms5153（2014）
5) Suzuki J, et al：Biophys J, 111：1119-1131, doi:10.1016/j.bpj.2016.04.054（2016）
6) Kanemaru K, et al：Cell Rep, 8：311-318, doi:10.1016/j.celrep.2014.05.056（2014）
7) Redolfi N, et al：Function（Oxf）, 2：zqab012, doi:10.1093/function/zqab012（2021）
8) Kanemaru K, et al：Sci Rep, 10：2835, doi:10.1038/s41598-020-59707-8（2020）
9) Airan RD, et al：Nature, 458：1025-1029, doi:10.1038/nature07926（2009）

◆ 参考図書

・実験医学 Vol.31 No.11「グリア細胞が心を動かす！」（和氣弘明／企画），羊土社，2013

第6章 オルガネラコンタクト

7 ER-ミトコンドリア間脂質輸送反応の解析

田村　康

はじめに

リン脂質の多くは小胞体（ER）膜上で合成された後，さまざまな生体膜へと分配される[1]．例えば出芽酵母では，図1に示した通り，ER膜に局在するCDP-ジアシルグリセロール（DAG）合成酵素Cds1が，ホスファチジン酸（PA）とCTPから，高エネルギー中間リン脂質であるCDP-DAGを合成する．その後，CDP-DAGを基質として，ERに局在するホスファチジルセリン（PS）合成酵素Cho1とホスファチジルイノシトール（PI）合成酵素Pis1がそれぞれPSとPIを合成する．PSはERからミトコンドリアに輸送され，ミトコンドリア内膜に局在するPS脱炭酸酵素Psd1によってホスファチジルエタノールアミン（PE）に変換される．さらにミトコンドリアで合成されたPEはERに輸送され，ERに存在する2つのメチル基転移酵素Cho2とOpi3によってメチル化されてホスファチジルコリン（PC）に変換される．ミトコンドリアに特徴的なリン脂質であるカルジオリピン（CL）を合成するためにもPAが，ミトコンドリアCDP-DAG合成酵素Tam41が存在するミトコンドリア内膜の内葉に移動しなければならない（図1）．このように，ERとミトコンドリア間のリン脂質輸送反応がリン脂質生合成に必須であることは明らかであるが，これらのオルガネラ

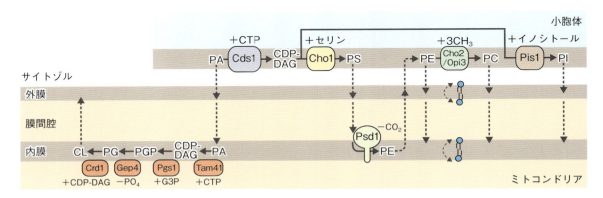

図1　ER-ミトコンドリア間のリン脂質輸送を介したリン脂質合成
破線はリン脂質の動きを示す．PA：ホスファチジン酸，CDP-DAG：CDP-ジアシルグリセロール，PS：ホスファチジルセリン，PE：ホスファチジルエタノールアミン，PC：ホスファチジルコリン，PI：ホスファチジルイノシトール，PGP：ホスファチジルグリセロールリン酸，PG：ホスファチジルグリセロールリン酸，CL：カルジオリピン．（文献7をもとに作成）

間をリン脂質がどのように移動するのかは，これらの過程を解析する有用なin vitroアッセイ系がないために，これまで広く研究されてこなかった．この状況を克服するためにわれわれはERからミトコンドリアへのPSの輸送と，ミトコンドリアからERへのPEの輸送を評価できるin vitroアッセイ系を開発し，出芽酵母のERとミトコンドリア外膜を直接結びつけるERMES（ER-mitochondria encounter structure）複合体が，ERからミトコンドリアへのリン脂質の輸送を促進することを示した[2][3]．本稿ではこのER-ミトコンドリア間リン脂質輸送を評価するin vitro実験のプロトコールを，出芽酵母を例に解説するが，同様の実験系は培養細胞や動物組織から単離した膜画分を用いた実験系にも応用可能である．

準　備

材料

酵母培地

- [ ] **SCD**：0.67 % yeast nitrogen base without amino acids，0.5 %カザミノ酸，2 %グルコース，20 μg/mL アデニン，ウラシル，トリプトファン，ヒスチジン，30 μg/mL ロイシン，リジン

膜調製用ストック溶液，試薬

- [ ] 1 M Tris-HCl, pH 9.5
- [ ] 1M Tris-HCl, pH 7.5
- [ ] 2.4 M ソルビトール
- [ ] 1.2 M マンニトール
- [ ] 0.5 M EDTA
- [ ] 1 M phenylmethylsulfonyl fluoride（PMSF）in DMSO（PMSF：ナカライテスク社，#27327-81）
- [ ] 2 M スクロース
- [ ] 1 M MOPS-KOH, pH 7.2
- [ ] 1 M dithiothreitol（DTT）
- [ ] Zymolyase 20T（ナカライテスク社，#07663-91）

膜調製用溶液

- [ ] **アルカリバッファー**：0.1 M Tris-HCl, pH 9.5，10 mM DTT
- [ ] **スフェロプラストバッファー**：20 mM Tris-HCl, pH 7.5，1.2 M ソルビトール
- [ ] **破砕バッファー**：20 mM Tris-HCl, pH 7.5，0.6 M マンニトール，1 mM EDTA，1 mM PMSF
- [ ] **SEM バッファー**：250 mM スクロース，10 mM MOPS-KOH, pH 7.2，1 mM EDTA

第6章 オルガネラコンタクト

脂質輸送解析用ストック溶液，試薬

- ☐ 1 M Tris-HCl, pH 7.5
- ☐ 2 M スクロース
- ☐ 1 M KCl
- ☐ 100 mM CTP（Jena Bioscience 社，#NU-1011）
- ☐ 1 M $MgCl_2$
- ☐ 100 mM $MnCl_2$
- ☐ 32 mM S-アデノシルメチオニン（SAM）（ニュー・イングランド・バイオラボ社，#B9003S）
- ☐ 100 μCi/mL $[^{14}C(U)]$-L-セリンもしくは 50 μCi/mL L-$[3-^{14}C]$-セリン（Moravek 社，#MC-265）

薄層クロマトグラフィー（TLC）用試薬

- ☐ 1.8％ホウ酸エタノール溶液
- ☐ 展開溶媒：クロロホルム／エタノール／水／トリエチルアミン（30：30：7：35，v/v）
- ☐ サンプル濃縮機
- ☐ TLC 展開槽
- ☐ TLC プレート（Pre-coated TLC-plates SILGUR-25-C/UV254，MACHEREY-NAGEL 社）
- ☐ オーブンインキュベーター
- ☐ イメージングプレート，カセット
- ☐ スキャナータイプ画像解析装置

╏╏╏╏ プロトコール ╏╏╏╏

1. ERとミトコンドリアを含んだ膜画分の単離

❶ 500 μL のオーバーナイトプレカルチャー酵母培養液を 1 L の SCD 培地[*1]に植菌し，30℃で 15 時間撹拌培養する（〜180 rpm）．最終的な OD_{600} は 1.5 程度になる．

❷ 培養液を 5,000 × g で 10 分間遠心し，細胞を回収する．

❸ 細胞の湿重量を測定する．

❹ 細胞をスフェロプラストバッファーにボルテックスで懸濁し，50 mL のコニカルチューブに移し，2,000 × g で 5 分間遠心して細胞を回収する．

❺ 細胞を 40 mL のアルカリバッファーに懸濁し，30℃で 15 分間，ゆっくり撹拌する．

❻ サンプルを 2,000 × g で 5 分間遠心し，回収した細胞を 40 mL

*1 酵母の実験の場合，リン脂質合成酵素の発現が培地に含まれるイノシトールによって抑制されるため，イノシトールを多量に含む YPD などの富栄養培地は使わない．また炭素源としてグルコースを用いた場合に，ER とミトコンドリアの両方が 12,000 × g 沈殿として回収できる〔非発酵性の炭素源（グリセロール，乳酸など）を用いると，ER 膜が 12,000 × g 沈殿として回収されにくくなる[2]〕．

のスフェロプラストバッファーで先端を切った5 mLチップなどを用いて懸濁し，もう一度2,000×gで5分間の遠心で細胞を回収する．

❼ 細胞をZymolyase 20T（1 gの酵母湿重量に対し5 mg）を加えた40 mLのスフェロプラストバッファーで先端を切った5 mLチップなどを用いて懸濁し，30分間30℃でゆっくり撹拌する（Zymolyase 20Tは使用直前にいれる）．

❽ （これ以降の操作はすべて氷上で行う）サンプルを2,000×gで5分間遠心し，回収した細胞を氷冷した破砕バッファーでボルテックスで懸濁し，再度2,000×gで5分間の遠心を行い，細胞を回収する．

❾ 細胞を氷冷した40 mLの破砕バッファーで軽く懸濁し，ダウンスホモジナイザーで20回ホモジナイズすることで細胞を破砕する．

❿ サンプルを2,000×gで5分間遠心することで，未破砕の細胞と核画分を沈殿させる．

⓫ 上清を新しい50 mLのコニカルチューブに移す．

⓬ サンプルを12,000×gで10分間遠心することで，ERとミトコンドリア膜を含む膜画分を沈殿させる．

⓭ 沈殿を40 mLのSEMバッファーでピペッティングで懸濁し12,000×gで10分間遠心する．

⓮ 沈殿を1 mLのSEMバッファーでピペッティングで懸濁し，膜懸濁液とする．

⓯ 10 μLの膜懸濁液を990 μLの0.6％SDSに懸濁し，95℃で5分間インキュベートする．

⓰ Abs_{280}を測定する（Abs_{280}＝0.21を10 mg/mLタンパク質サンプルとする）．

⓱ 膜懸濁液をタンパク質濃度が10 mg/mLになるように調製し，小分けに分注して，液体窒素で凍結させる（われわれは2 mgタンパク質分を1つのチューブに分注して保存している）．

⓲ −80℃で保存する．

2. リン脂質輸送実験

❶ アッセイバッファーの調製（10反応分）．下の表の通り試薬を懸濁する．

（終濃度）	11反応分
1M Tris-HCl pH 7.5 （final 20 mM）	22 μL

2 M スクロース溶液（final 300 mM）	165 μL
1 M KCl（final 40 mM）	44 μL
100 mM CTP（final 2 mM）	22 μL
32 mM SAM（final 1 mM）	34.4 μL
5 mM MnCl$_2$（final 0.1 mM）	22 μL
100 mM MgCl$_2$（final 2 mM）	22 μL
H$_2$O	746.6 μL
Total	1,078 μL

❷ 2 mg タンパク質分の凍結した膜画分を流水を用いるなどしてすばやく解凍し，4℃，12,000×*g* で 5 分間遠心を行う．

❸ 上清を捨て，沈殿を 980 μL のアッセイバッファーでピペッティングにより懸濁する．

❹ 98 μL ずつ 2 mL のセーフロックチューブに分注する[*2]．

❺ 分注した懸濁液を 30℃の水浴で 2 分間プレインキュベートする．

❻ 2 μL の ^{14}C-セリンを加えて，一定時間 30℃の水浴でインキュベートする．

❼ 900 μL のクロロホルム/メタノール（2：1 v/v）をサンプルに添加し，ボルテックスすることで反応を止める．

❽ すべてのサンプルの反応が終わったら，サンプルをさらに 15 分間，室温でボルテックスする．

❾ サンプルをスピンダウンし，200 μL の 0.1 N HCl/0.1 M KCl を加えて 5 分間ボルテックスで撹拌する．

❿ 1,000×*g* で 5 分間室温で遠心する．

⓫ 上層の水層と膜画分由来のデブリをアスピレーターで除去する．

⓬ 60℃のヒートブロック上で窒素ガスを吹きかけ有機溶媒を蒸発させる[*3]（図 2）．

[*2] 放射性同位体汚染を防ぐため，セーフロックチューブの使用が必須となる．

[*3] 複数のサンプルの有機溶媒を同時に効率よく蒸発させるために，ヒートブロックと複数のガス供給ニードルを備えたサンプル濃縮装置をドラフト内で使用している（図 2）．遠心エバポレーターを使用してもよい．

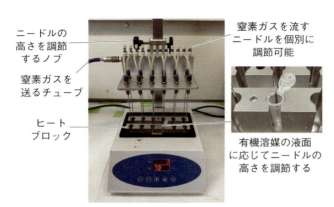

図 2　脂質濃縮装置

⓭ 乾燥した脂質を20μLのクロロホルムに溶かす（サンプルは－20℃〜－80℃で保存可能）．

3. TLC解析

1）TLCプレートの準備

❶ TLCプレートを1.8％ホウ酸エタノール溶液に浸す．

❷ TLCプレートをドラフト内で乾燥させる（5分間程度）．

❸ TLCプレートを100℃に設定したオーブンに入れ15分間置くことで完全に乾燥させる．

2）TLC展開槽の準備

❹ TLC展開槽の大きさに合わせたろ紙を2枚用意し，展開槽に立てる（図3）．

❺ 展開液を0.5〜1cmほどの高さまで展開槽に注ぎ蓋をする．

❻ 2時間程度放置し，展開槽内部を展開溶媒の蒸気で飽和させる．

3）TLCとオートラジオグラフィー

❼ 準備したサンプル全量（20μL）を準備したTLCプレートにスポットする[*4]（図3）．

❽ TLCプレートをTLC展開槽に静置する．

❾ 2時間程度展開する．

❿ TLCプレートを取り出しドラフト内で乾燥させる．

⓫ ラップでTLCプレートを包み，イメージングプレートにはさみ，15時間以上露光する．

⓬ イメージングプレートを画像解析装置で読みとる．

*4 試料の濃縮ゾーン付きの独立したレーンがあるTLCプレートを使用している．濃縮ゾーンの真ん中に鉛筆で線を引き，その線上に通常のピペットを使用してサンプルをスポットする．

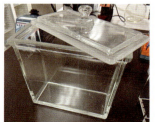
空のTLC展開槽

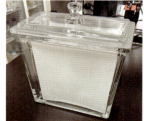
ろ紙を立てたTLC展開槽

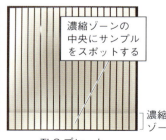
TLCプレート

濃縮ゾーンの中央にサンプルをスポットする

濃縮ゾーン

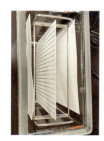
展開槽を上から見た状態

図3　TLCプレートと展開槽

4）定量

⓭ 図4に示した通り酵母の膜画分を用いた場合はPS, PE, PCおよびホスファチジルジメチルエタノールアミン（PDME）[*5]が検出されるはずである.

⓮ ImageJなどを使用しそれぞれの脂質のバンド強度を定量する[*6].

⓯ ラベルされた全リン脂質のシグナルに対するPS, PE, PDME＋PCの相対値を求める[*7]（図4）. PS/totalはERからミトコンドリアへのPS輸送速度を示し, ミトコンドリアからERへのPE輸送速度はPE/total,（PDME＋PC）/totalまたは（PDME＋PC）/PEに基づいて評価する.

[*5] PDMEはPEに2つメチル基が結合した脂質であり, ERで合成される.

[*6] 基質として［^{14}C(U)］-L-セリンを使用する場合, PSの脱炭酸に伴い3個の放射活性炭素のうち1個が除去されるため, PS以外のリン脂質のシグナル強度を1.5倍する必要がある. L-［3-^{14}C］-セリンを用いる場合は, 脱炭酸によるシグナルの減少を考慮する必要はない.

[*7] Psd1, Cho2, Opi3などのリン脂質合成酵素を過剰発現させてPS, PE, PDME＋PCの脂質の合成量を増やして

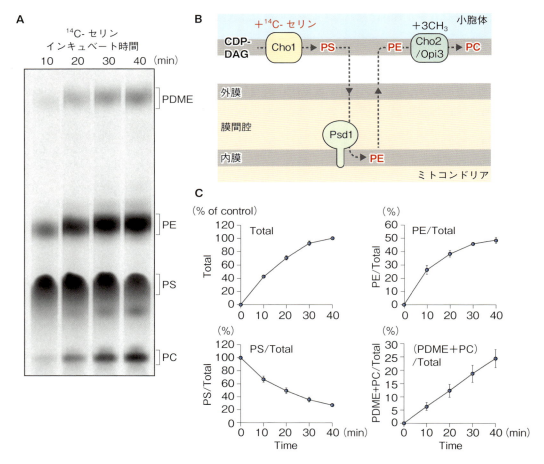

図4　野生型酵母細胞から単離した膜画分を用いたER-ミトコンドリア間リン脂質輸送実験の実例
A）オートラジオグラフィーによって検出したTLCプレート. B）本実験で検出しているリン脂質合成, 輸送反応. C）各リン脂質の全リン脂質に対する割合を定量した.（CC BY 4.0 Licenceのもとで文献2より転載）

も，基質の^{14}C-セリンの量を減少させて合成するPS量を抑制しても，PS→PE→PCの変換に影響がなかったことから，PS→PE→PCの変換がリン脂質の輸送に依存し，合成量には依存しないことを確認済みである[2]．これらの知見は，ERとミトコンドリア間のリン脂質輸送は，PS→PEの変換とPE→PCの変換で評価できることを示している．

おわりに

　本稿では出芽酵母を例にER-ミトコンドリア間のリン脂質輸送を評価するin vitro実験手法を解説したが，同様の実験系を培養細胞や動物組織から調製した膜画分に適応することも可能である．実際筆者は，PS→PEの変換（ERからミトコンドリアへのPS輸送）に関して，ヒト培養細胞から単離した膜画分を用いて解析可能であることを確認している．しかしながら，哺乳類培養細胞や動物組織から単離した膜画分を使用してPEのメチル化活性（PCの合成）を本プロトコールで測定するのは難しい．これは肝細胞や脂肪細胞といった一部の細胞を除き，PEメチル化酵素の発現が非常に低いことや，PEのメチル化酵素の適正pHが極端に高いことが原因である[4]．動物細胞由来の膜画分を用いる場合には，PS→PEとPE→PCの変換でpH条件を変えて実験するなどの工夫が必要だと考えられる．また今回はRIを利用した実験系を紹介したが，設備の問題等でRIの使用が難しいこともあるかもしれない．その場合，蛍光リン脂質（PS）を組み込んだリポソームからミトコンドリアへのリン脂質輸送を評価する実験系や[5]，精製脂質輸送タンパク質を用いたリポソーム間における脂質輸送反応を計測する実験系も行われている[6]．目的や実際の状況に応じてこれらのプロトコールをうまく使い分けることが重要だろう．いずれの実験方法を使用する際にも脂質の抽出やTLC解析などは共通する実験手法であるため，本稿が読者の実験の助けになれば幸いである．

◆ 文献

1） Tamura Y, et al：J Biochem, 165：115-123, doi:10.1093/jb/mvy088（2019）
2） Kojima R, et al：Sci Rep, 6：30777, doi:10.1038/srep30777（2016）
3） Kawano S, et al：J Cell Biol, 217：959-974, doi:10.1083/jcb.201704119（2018）
4） Vance DE：Biochim Biophys Acta, 1838：1477-1487, doi:10.1016/j.bbamem.2013.10.018（2014）
5） Tamura Y, et al：J Biol Chem, 287：43961-43971, doi:10.1074/jbc.M112.390997（2012）
6） Watanabe Y, et al：Nat Commun, 6：7922, doi:10.1038/ncomms8922（2015）
7） 田村　康，他：実験医学，37：37-44（2019）

索引 INDEX

数字

2-アミノピリジン	124
^{14}C標識	245
^{35}Sラベル	95

欧文

A〜C

ABCD3	223
ALPアッセイ	176
ARF4	152
ATF6	62, 78
Bafilomycin A1	194
BenzylGalNAc	151
β酸化	9
β酸化活性	243
BODIPY (boron-dipyr-romethene)	233
brefeldin A	85
Ca^{2+}インジケーター	294
Ca^{2+}シグナル	293
Ca^{2+}輸送	251
CCCP	24
CDP-DAG	304
CLEM (correlative light and electron microscopy)	181, 187, 283
COX/SDH染色	47

D〜F

CREB3経路	152
CsFiND	266
CTP	304
CY-RL7er	75
DALGreen	136
DAPGreen	136
DAPRed	136
ddGFP	258
Drp1	14, 25, 230
DTT (dithiothreitol)	74, 85
ERAD	62, 93
ERGIC	112
ERLAD	62
ERMES複合体	251
ER-phagy	62
ERpQC	61
ER-ミトコンドリアコンタクト	273
ESCRT	155
Exo V (Exonuclease V)	42
FFATモチーフ	253
FIB-SEM法	273
Ficollステップ勾配遠心	170
FLAD (FLIP-based autopha-gy-detecting technique)	134
FRET (Förster resonance energy transfer)	69, 294
fura-2	300

G〜I

GA	182
GALAXYデータベース	127
GASE	141
GCaMP	69
G-CEPIA1er	302
GECI (genetically encoded calcium indicator)	69, 294
GEM-CEPIA1er	69
GEM-GECO1	302
GFP-LC3-RFP reporter assay	192
GOMED	109, 130
GPIアンカー	107
HaloTag processing assay	192
HeLa細胞	195
HPLC	121
HSP47経路	151
ImageJ	230
In-gel	200
IRE1	62, 78
iRFP	114

K〜L

Keima	206
KikGR	29
LC3/ATG8 flux assay	192
LC-MS/MS	271
Lowry法	21

M〜O

MAM (mitochondria-associated membrane)	285
MAMtracker	255
MCS	250, 265
MERCs (mitochondria ER contact sites)	292
Mfn (mitofusin)	13
Mfn2	252
MGSE	150
MitoTracker Green	302
monensin	143

INDEX

MSP ドメイン ... 253
MT-CO2 ... 206
mtDNA ... 12, 25, 38
mtDNA コピー数 ... 38
Neuro2a ... 255
NHK ... 95
N 型糖鎖 ... 121
ODS カラム ... 126
OPA1 ... 13
Optiprep 密度勾配遠心 ... 170
Organelle Autoregulation ... 108
OSBP ... 148
OSW-1 ... 149
O 型糖鎖 ... 129

P ～ R

p62/SQSTM1 ... 192
PAGFP（photoactivatable GFP） ... 29
Parkin ... 205
PDZD8 ... 252
PERK ... 62, 78
PEX5 ... 226
PEX14 ... 223
PEX19 ... 226
PEX 遺伝子 ... 216, 223
PFA ... 182
PGSE ... 149
Phos-tag 電気泳動 ... 79
photo-bleaching ... 134
pH 感受性 ... 114
PI4P 経路 ... 148
PicoGreen ... 26
PINK1 ... 205
PMP70 ... 223
PTS1 ... 220, 231, 248

PTS2 ... 231
qRT-PCR ... 147
R-CEPIA3mt ... 302
R-GECO1mt ... 302
RIDD ... 61
roGFP（redox-sensitive green fluorescent 9rotein） ... 74
RT-qPCR ... 86

S ～ U

SCLIM ... 106, 117
SERCA ... 72
σ1受容体 ... 258
SKL ... 231
SMP ドメイン ... 251
split-GFP ... 265
split-TurboID ... 265
StayGold ... 114
STED 顕微鏡 ... 51
SYBR Green I ... 26
TCA 回路 ... 9
TFE3 経路 ... 141
TGN ... 112
thapsigargin（Tg） ... 69, 85
tunicamycin ... 85
Ulk1 ... 138

V ～ X

VAP ファミリー ... 252
VDAC ... 252
Xbp1 ... 63
XBP-1 ... 79
xyloside ... 150

和文

あ行

アミドカラム ... 127
アレイトモグラフィー法 ... 273
アンチマイシン A ... 211
陰イオン交換クロマトグラフィー ... 125
ウイルスベクター ... 298
ウエスタンブロッティング ... 144
栄養吸収 ... 161
液体シンチレーションカウンター ... 247
液胞 ... 170
エクソソーム ... 156
エトポシド ... 131
エポン樹脂 ... 183
エンドサイトーシス ... 160
エンドソーム ... 154, 160
オートファゴソーム様構造体 ... 130
オートファジー ... 154
オートファジックボディ ... 169
オスミウム浸軟法 ... 105
オリゴマイシン ... 211
オルガネラ間接触 ... 218
オルガネラ膜間コンタクトサイト ... 250

か行

界面活性剤 ... 32
界面活性剤フリー ... 16
化学固定法 ... 274
核移行 ... 144
核様体 ... 14, 25
隔離膜 ... 130

313

過酸化水素	218
画像解析	275
カタラーゼ	224, 240
可溶性マトリクスタンパク質	220
ガラスボトムディッシュ	188
カルシウムイオン環境	68
カルシウムイオン（Ca^{2+}）ストア	11
カルジオリピン	304
がん	156
還元オスミウム法	181
飢餓条件	262
機能ゾーン	106
吸光測定	257
共焦点顕微鏡	167, 209
共焦点レーザー顕微鏡	116, 189
筋萎縮性側索硬化症	258
グラジエント・マスター	174
クリステ	51
クリステ構造	13
グリッド付きガラスカバースリップ	188
グルタチオン	73
グルタルアルデヒド	182
蛍光顕微鏡	261
蛍光抗体染色	166
蛍光寿命	55
蛍光タンパク質	113
蛍光デキストラン	161
形態制御	221
抗 KDEL 抗体	83
後固定	182, 184
光 - 電子相関顕微鏡法	181, 187, 283
呼吸活性	47
呼吸鎖複合体	12

ゴルジ体	105, 141
ゴルジ体ストレス応答	108, 141

さ行

細胞死	11, 152
細胞内物質輸送	111
細胞破砕	285
細胞分画法	234
細胞遊走	156
酸化還元電位（レドックスポテンシャル）	73
酸化ストレス	10
酸化的リン酸化	8
三次元再構築	273
ジギトニン	234
シグナル伝達	78
シグナル配列	294
シクロヘキシミドチェイス法	93
自己標識化タンパク質タグ	52
四酸化オスミウム（OsO_4）	182
脂質交換	156
脂質輸送	251
自然免疫応答	11
質量分析	121
シトクロム c	242
脂肪酸 β 酸化	216
シャペロン	61, 67
シャペロン介在性オートファジー	158
重合	186
樹脂包埋	274
小腸組織	163
小胞体ストレス	61
神経芽腫	255
神経変性疾患	67, 140, 156, 265
新鮮凍結組織切片	47

深層学習	276
スクリーニング	92, 197, 264
ストークスシフト	56
ストレプトアビジン	270
スフェロプラスト	170
生細胞	197
成長因子受容体	154
セグメンテーション	275
赤血球成熟	130
セラミド	107
選択的オートファジー	158, 205
粗ミトコンドリア画分	285

た行

代謝	10
タイムラプス観察	55
タイムラプス測定	297
脱リン酸化	145
タプシガルジン	69
タンデム蛍光タンパク質	133
タンパク質分解速度	93
タンパク質輸送	221
単離	285
チェイス	165
超解像顕微鏡	51, 116
超薄切片	183, 186
超薄切片試料	275
ディープシークエンス	41
定量 PCR	38
デコンボリューション	56
電気化学ポテンシャル	8
電子顕微鏡	132, 181
電子染色	183, 187, 275
凍結切片	227
糖鎖構造	121
糖鎖修飾	106, 111

INDEX

糖鎖プロファイリング　127
糖タンパク質　123
糖尿病　67, 140
突然変異　38
トランスゴルジ　130
トランスフェクション試薬　264

は行

パーコール勾配溶液　285
発光測定　257
パラフィン切片　227
パラホルムアルデヒド　182
バリノマイシン　211
パルスチェイス　200
パルスチェイス法　93
ビオチン　266
ヒスタミン　302
ファゴサイトーシス　167
フォルムバール支持膜　190
フッ化水素　187
物質輸送　155
物理固定法　274
フラクショネーター　173
フラクションコレクター　173
プラスマローゲン　216
フローサイトメーター　45
フローサイトメトリー　200, 207
ブロック試料　275
プロテオグリカン　106
プロテオグリカン経路　149
プロテオスタシス　67
分裂　13
ヘキサン　246
ペルオキシソーム　216
ペルオキシソーム病　218

ペルオキシソーム膜タンパク質
　221
ペルオキシン　216
変異含有率　41
ホスファチジルエタノールアミン
　304
ホスファチジルコリン　304
ホスファチジルセリン　304
翻訳後修飾　64

ま行

マイトファジー　205
膜脂質　65
膜電位　9, 45
膜透過処理　33
マクロオートファジー　157
マトリクス　29
マトリグリカン　106
ミクロオートファジー　158
ミスマッチプライマー　41
ミトコンドリア　8
ミトコンドリア画分　16
ミトコンドリア蛍光染色剤　52
ミトコンドリア染色試薬　26
ミトコンドリアネットワーク　29
ミトコンドリア病　11, 38
ミトコンドリア膜透過性遷移孔
　58
ムチン　106
ムチン経路　150
免疫蛍光染色　32, 223
免疫沈降法　79

や行

融合　13
融合反応計測　29

輸送アッセイ　21
ユビキチン　64, 154
ユビキチンリガーゼ　205

ら行

ライブイメージング
　51, 111, 166, 231
ライブセルイメージング　26
ラパマイシン　171
リグノセリン酸　243
リソソーム　132, 154, 160
リソソーム阻害剤　192
リソソーム病　156
リパーゼ　170
リポフェクション　114, 298
ルシフェラーゼ　146
ルシフェラーゼ再構成システム
　255
レドックス環境　73
レドックスセンサー　74
レトロウイルス　210
レトロトランスロコン　64
レポーター細胞　90

315

執筆者一覧

◆編 集

田村 康	山形大学理学部理学科
山野晃史	東京科学大学総合研究院難治疾患研究所機能分子病態学

◆執筆者［五十音順］

青山幸恵子	東京大学大学院工学系研究科化学生命工学専攻
飯野正光	日本大学医学部生理学分野
石川 香	筑波大学生命環境系
石原孝也	島根大学医学部生命科学講座／大阪大学大学院理学研究科生物科学専攻
石原直忠	大阪大学大学院理学研究科生物科学専攻
石原玲子	島根大学医学部生命科学講座
潮田 亮	京都産業大学生命科学部／京都産業大学タンパク質動態研究所
大隅良典	東京科学大学総合研究院細胞制御工学研究センター
岡 敏彦	立教大学理学部生命理学科
小笠原絵美	大阪大学大学院理学研究科生物科学専攻
奥本寛治	九州大学大学院理学研究院生物科学部門
親泊政一	徳島大学先端酵素学研究所生体機能学分野／藤井節郎記念医科学センター
門脇寿枝	宮崎大学医学部機能生化学
金丸和典	日本大学医学部生理学分野
窪田芳之	生理学研究所脳機能・計測支援センター電子顕微鏡室／総合研究大学院大学先端学術院／理化学研究所－CBS電子顕微鏡技術支援ユニット
齊藤知恵子	東京大学大学院医学系研究科分子細胞生物学専攻細胞生物学・解剖学講座／クライオ電子顕微鏡法社会連携講座
酒井昭平	名古屋大学環境医学研究所病態神経科学分野
桜井 一	兵庫県立大学大学院理学研究科
佐々木桂奈江	兵庫県立大学大学院理学研究科
佐々木美智子	東京科学大学総合研究院細胞制御工学研究センター
椎葉一心	学習院大学理学部
清水重臣	東京科学大学総合研究院高等研究府
白川麻耶	日本医科大学先端医学研究所遺伝子制御学部門
白濱－野田佳苗	同志社女子大学薬学部生化学教室
杉浦 歩	順天堂大学大学院医学研究科

鈴木純二	セントルイスワシントン大学医学部生化学生物物理学分野
孫-和田戈虹	同志社女子大学薬学部生化学教室
多喜正泰	岐阜大学糖鎖生命コア研究所
田代晋也	山形大学理学部理学科
玉城大敬	筑波大学大学院理工情報生命学術院生命地球科学研究群生物学学位プログラム
田村直輝	福島県立医科大学医学部
田村　康	山形大学理学部理学科
戸島拓郎	理化学研究所光量子工学研究センター生細胞超解像イメージング研究チーム
中田和人	筑波大学生命環境系
中野明彦	理化学研究所光量子工学研究センター生細胞超解像イメージング研究チーム
西頭英起	宮崎大学医学部機能生化学
花田有希	立教大学理学部生命理学科
濱田良真	徳島大学先端酵素学研究所生体機能学分野/藤井節郎記念医科学センター
平林祐介	東京大学大学院工学系研究科化学生命工学専攻
藤本慎太郎	山形大学大学院理工学研究科地球共生圏科学専攻
堀江-川俣朋子	東京科学大学総合研究院細胞制御工学研究センター
前田真希	大阪大学大学院理学研究科生物科学専攻
松井貴英	日本医科大学先端医学研究所遺伝子制御学部門
三宅雅人	徳島大学先端酵素学研究所生体機能学分野/藤井節郎記念医科学センター
矢木宏和	名古屋市立大学大学院薬学研究科/自然科学研究機構生命創成探究センター
山中宏二	名古屋大学環境医学研究所病態神経科学分野
山野晃史	東京科学大学総合研究院難治疾患研究所機能分子病態学
山本　林	日本医科大学先端医学研究所遺伝子制御学部門
吉田秀郎	兵庫県立大学大学院理学研究科
和栗　聡	福島県立医科大学医学部
和田　洋	大阪大学産業科学研究所生体分子反応化学分野
渡邊征爾	名古屋大学環境医学研究所病態神経科学分野

◆ 編者プロフィール ◆

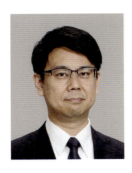

田村　康（たむら　やすし）

1978年群馬県生まれ．2007年名古屋大学大学院理学研究科物質理学専攻（化学系）博士後期課程修了（指導教員：遠藤斗志也教授．日本学術振興会特別研究員DC1）．'07年ジョンズホプキンス大学医学部博士研究員（上原記念生命科学財団ポストドクトラルフェローシップ，日本学術振興会海外特別研究員）．'12年名古屋大学高等研究院助教．'13年同大学物質科学国際研究センター准教授．'15年山形大学理学部物質生命化学科准教授．'19年12月より現職（山形大学理学部理学科教授）．オルガネラ膜コンタクトサイトの視点からオルガネラを構成する脂質，タンパク質の輸送，品質管理機構を解明し，オルガネラ膜の恒常性維持機構を明らかにしたい．

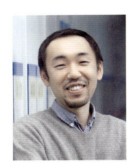

山野晃史（やまの　こうじ）

名古屋大学大学院理学研究科物質理学専攻（化学系）で博士号を取得（指導教員：遠藤斗志也教授．その間，日本学術振興会DC1研究員）．2011〜'14年，米国国立衛生研究所のRichard J. Youleの研究室でポスドク研究員（その間，日本学術振興会海外特別研究員）．'14年より東京都医学総合研究所主任研究員．'17年より同研究所主席研究員．'22年より東京医科歯科大学（'24年10月より東京科学大学に名称変更）難治疾患研究所機能分子病態学分野准教授．オルガネラ品質管理機構の解明をテーマに研究を行っている．

実験医学別冊

疾患研究につながる　オルガネラ実験必携プロトコール
各細胞小器官からオルガネラコンタクトまで、実験法のセオリーと熟練のノウハウ

2024年11月25日　第1刷発行

編　集	田村　康，山野晃史
発行人	一戸敦子
発行所	株式会社　羊　土　社
	〒101-0052
	東京都千代田区神田小川町2-5-1
	TEL　03（5282）1211
	FAX　03（5282）1212
	E-mail　eigyo@yodosha.co.jp
	URL　www.yodosha.co.jp/
装　幀	渡邉雄哉（LIKE A DESIGN）
印刷所	三美印刷株式会社

ⓒ YODOSHA CO., LTD. 2024
Printed in Japan

ISBN978-4-7581-2275-7

本書に掲載する著作物の複製権，上映権，譲渡権，公衆送信権（送信可能化権を含む）は（株）羊土社が保有します．
本書を無断で複製する行為（コピー，スキャン，デジタルデータ化など）は，著作権法上での限られた例外（「私的使用のための複製」など）を除き禁じられています．研究活動，診療を含み業務上使用する目的で上記の行為を行うことは大学，病院，企業などにおける内部的な利用であっても，私的使用には該当せず，違法です．また私的使用のためであっても，代行業者等の第三者に依頼して上記の行為を行うことは違法となります．

JCOPY ＜（社）出版者著作権管理機構 委託出版物＞
本書の無断複写は著作権法上での例外を除き禁じられています．複写される場合は，そのつど事前に，（社）出版者著作権管理機構（TEL 03-5244-5088，FAX 03-5244-5089，e-mail：info@jcopy.or.jp）の許諾を得てください．

乱丁，落丁，印刷の不具合はお取り替えいたします．小社までご連絡ください．

実験医学

生命を科学する 明日の医療を切り拓く

便利な WEB版 購読プラン 実施中！

最新の医学・生命科学のトピックから，研究生活をより豊かにする話題まで，確かな情報をお届けします

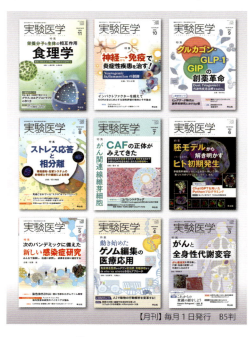

【月刊】毎月1日発行　B5判

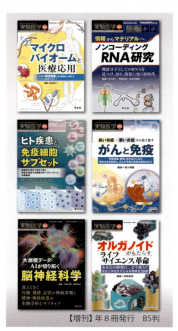

【増刊】年8冊発行　B5判

定期購読の❹つのメリット

1 注目の研究分野を幅広く網羅！
年間を通じて多彩なトピックを厳選してご紹介します

2 お買い忘れの心配がありません！
最新刊を発行次第いち早くお手元にお届けします

3 送料がかかりません！
国内送料は弊社が負担いたします

4 WEB版でいつでもお手元に
WEB版の購読プランでは，ブラウザからいつでも実験医学をご覧頂けます！

年間定期購読料　送料サービス

冊子のみ	通常号のみ	30,360円 (本体27,600円+税10%)
	通常号+増刊号	79,640円 (本体72,400円+税10%)
冊子+WEB版 (通常号のみ)	通常号	35,640円 (本体32,400円+税10%)
	通常号+増刊号	84,920円 (本体77,200円+税10%)

※ 海外からのご購読は送料実費となります
※ 価格は改定される場合があります
※ WEB版の閲覧期間は，冊子発行から2年間となります
※ 「実験医学 定期購読WEB版」は原則としてご契約いただいた羊土社会員の個人の方のみご利用いただけます

お申し込みは最寄りの書店，または小社営業部まで！

発行　羊土社
TEL 03 (5282) 1211
FAX 03 (5282) 1212
MAIL eigyo@yodosha.co.jp
WEB www.yodosha.co.jp/